Dr. med. Marina Marcovich
Theresia Maria de Jong

Frühgeborene –

zu klein zum Leben?

Dr. med. Marina Marcovich
Theresia Maria de Jong

Frühgeborene – zu klein zum Leben?

Geborgenheit und Liebe von Anfang an

Die Methode Marcovich

Kösel

FSC
Mix
Produktgruppe aus vorbildlich bewirtschafteten Wäldern und anderen kontrollierten Herkünften

Zert.-Nr. SGS-COC-1940
www.fsc.org

Verlagsgruppe Random House FSC-DEU-0100
Das für dieses Buch verwendete FSC-zertifizierte Papier *Munken Premium* liefert Arctic Paper Munkedals, Schweden.

Aktualisierte, überarbeitete Fassung der Erstausgabe, erschienen im Fischer Taschenbuch Verlag GmbH, Frankfurt 1999/2003

Umschlag: Elisabeth Petersen, München
Umschlagmotiv: Bilderberg, Hamburg / Nomi Baumgartl
Fotos im Innenteil: Nomi Baumgartl, München
Druck und Bindung: GGP Media GmbH, Pößneck
Printed in Germany
ISBN: 978-3-466-34520-5

www.koesel.de

Inhalt

Vorwort von Dr. med. Marina Marcovich 9
Vorwort von Theresia Maria de Jong 11

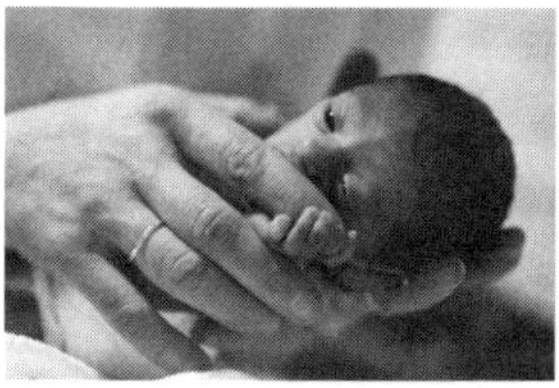

Teil I
von Theresia Maria de Jong

1 Zu früh geboren – was bedeutet die Frühgeburt für Mutter und Familie? 16

Die Auswirkungen der Frühgeburt auf die Mutter . . . 16
Die Rolle des Vaters 30
Die Geschwister leiden mit 32
Die Eltern-Kind-Beziehung oder »Jetzt hilft nur noch Vitamin L.« 36

2 Was bedeutet die Frühgeburt für das Kind? 42

Ist der Kaiserschnitt immer der richtige Weg? 43
Der Mensch ist Tragling 46

3 Ist die Intensivstation zu intensiv? 48

Schlaf- und Ruheunterbrechungen 50
Lärmbelastung 51
Lichtpegel 54
Schmerzen 56
Medikation 62

Physische Folgeschäden der Intensivtherapie 71

Bronchopulmonale Dysplasie (BPD) 74
Hirnblutungen (Intrakranielle Blutungen) 78
Augenschäden, Sehstörungen 79
Weitere medizinische Risiken 80

Psychische und soziale Folgen 80
Die Gehirnentwicklung zu früh geborener Kinder . . . 86

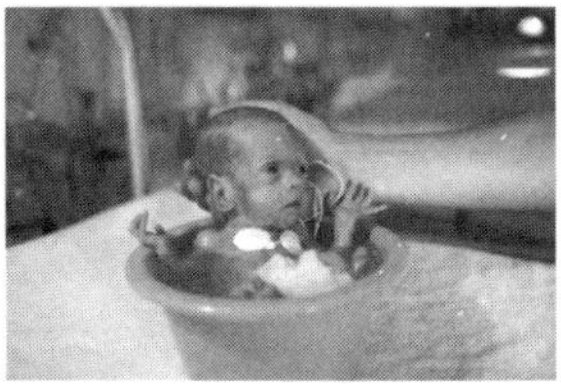

Teil II

von Dr. med. Marina Marcovich

1 Wie ich zu meiner »Methode« kam 94

2 Vom sanften Umgang mit Frühgeborenen 101

Die Entwicklung der Neonatologie 101
Die Zusammenarbeit Geburtshilfe und Neonatologie . 104
Die primäre Reanimation 109
Atmung und Beatmung 117
Die Ernährung 132
Die Diagnostik 138
Die Medikamente 145
Die Pflege 150

Die Lagerung 151
Die Fütterung 156
Die Ausscheidung 161
Das Bad 162
Die Stimulation 163
Die Ruhe 166
Der Eltern-Kind-Kontakt 167

3 Das Frühgeborene als empfindendes Wesen und Persönlichkeit 175

4 Vom Umgang mit Eltern 179

5 Die Heimkehr 187

6 Die Nachkontrollen 192

7 Die Ergebnisse 194

8 Die Kosten 202

9 Die Nachteile 204

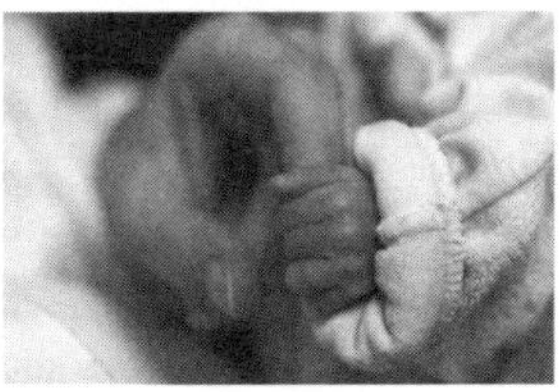

Teil III

von Theresia Maria de Jong

1 Endlich daheim: Die erste Zeit zu Hause 208

Frühgeborenen-Eltern-Gruppen 219
Psychologische Eltern-Interventionsprogramme 221

2 Beim nächsten Mal: Kann eine zu frühe Geburt verhindert werden? 226

Schlussbemerkungen 239
Anmerkungen 241
Glossar 247
Nützliche Adressen 249
Literaturempfehlungen 254

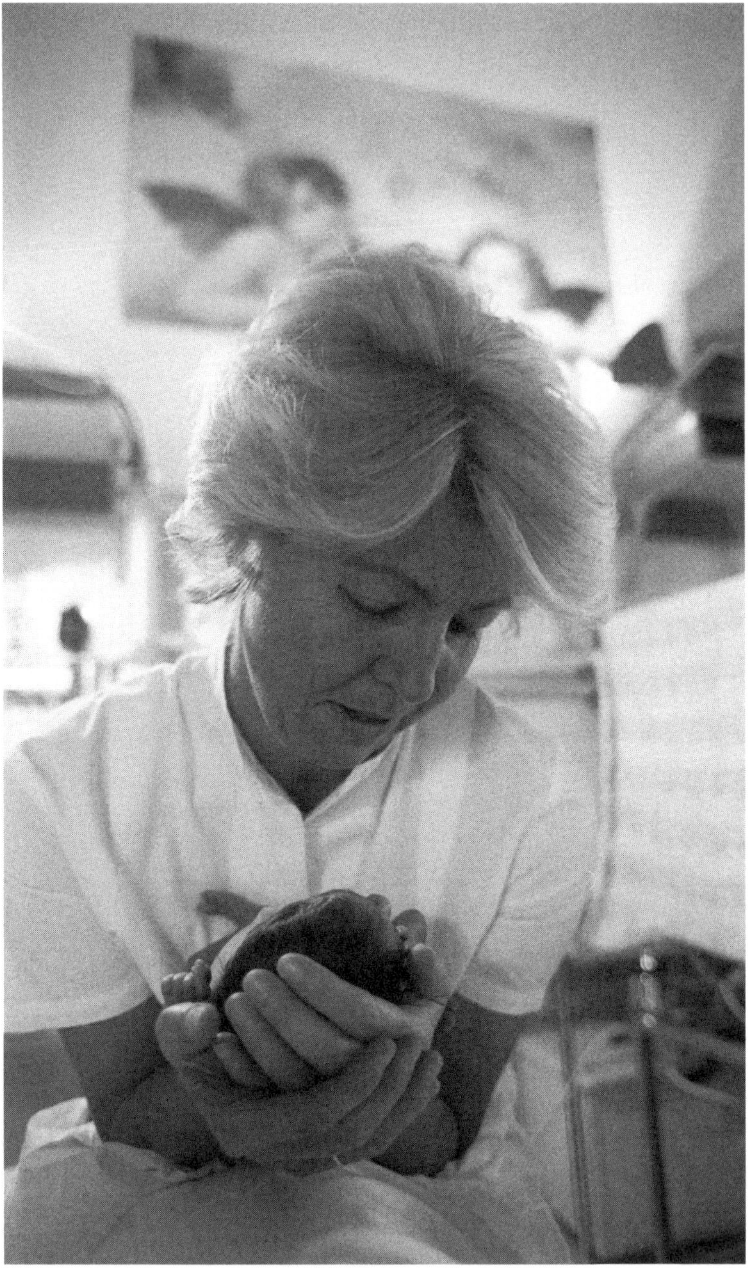

Vorwort

von Dr. med. Marina Marcovich

»Welche Kliniken arbeiten nach Ihrer Methode?«, werde ich oft von Eltern gefragt. Die Antwort darauf ist schwierig. Einerseits sind Dinge, die noch vor zwanzig Jahren große Aufregung bei den Neonatologen verursacht haben, mittlerweile selbstverständlich geworden. Keine Klinik, die nicht »sanfte Pflege« oder »individual care« betreibt. Niemand, der Frühgeborene nur deshalb künstlich beatmet, weil sie unter 1000 Gramm wiegen, oder Eltern den Zutritt zur Intensivstation verweigert. Im österreichischen Rundfunk berichtet man über neueste wissenschaftliche Erkenntnisse aus den USA, für die mich Kollegen vor fünfzehn Jahren noch vor Gericht schleppten. In vieler Hinsicht hat sich die Intensivstation für frühgeborene Kinder positiv verändert. Andererseits geht es hier nicht um »Methoden«, sondern um Fragen der inneren Einstellung, der prinzipiellen Haltung. Um Fragen des Vertrauens, der Sicherheit, der Einfühlsamkeit, des Zulassenkönnens. Und dies liegt nicht an den Kliniken, sondern an jedem einzelnen Menschen, der in einer Abteilung Dienst versieht.

Es sind nicht immer die großen Dinge, die die Weichen stellen. Oft genügt schon ein kühler Blick, eine schroffe Bemerkung, und es läuft in die falsche Richtung. Die Qualität einer Betreuung liegt nicht nur an den Vorgaben des Chefarztes – es ist die Summe aller Details, die entscheidet. Und es liegt nicht nur am technischen und medizinischen »Knowhow« – das muss man bei erfahrenen Neonatologen voraussetzen dürfen – es geht auch um Fragen der Herzensbildung.

Ob es in Zeiten zentralisierter Perinatalversorgung an großen Kliniken einfacher geworden ist, Frühgeborenen vertrauensvoll zu begegnen, wage ich zu bezweifeln. Der risikofokussierte Blick, der eine normale Schwangerschaft und ein natürliches Ablaufenlassen immer mehr aus den Augen verliert, eine hochtechnisierte Umgebung mit einem ausufernden Mess- und Dokumentenzwang: All dies ist eher Ausdruck des Misstrauens als der geeignete Boden für ein entspanntes und liebevolles Miteinander.

Ärzte stehen unter Druck und geben diesen Druck weiter – an das Pflegepersonal, an die Eltern, an die Kinder. Entscheidungen werden oft aus Angst getroffen, und Angst war noch nie ein guter Wegbegleiter. So unbelastet, so spontan, sicher und selbstverständlich: Was für ein schönes Arbeiten war das an unserer Wiener Station! Manchmal bedauere ich sehr, dass das Team damals so gewaltsam zerstört wurde. Aber wären wir heute noch dieselben?

Eine Station wie die unsere wäre wahrscheinlich ganz unspektakulär aufgrund des derzeit propagierten Zentralisierungsdrucks geschlossen worden. Begründung: zu klein, zu unwirtschaftlich, zu unsicher. Der Trend in der Neonatologie geht massiv in Richtung Perinatalzentren. Damit schwindet aber die Vielfalt (und damit eine Verbesserung des Niveaus) und die Wahlmöglichkeit für Eltern. Denn oft liegt das Zentrum hunderte Kilometer vom Heimatort entfernt. Die Neonatologie ist dabei, in den Elfenbeinturm der Universitätskliniken zurückzukehren. Man gibt sich gegenseitig Recht, für abweichende Meinungen ist kein Platz. Eine solchermaßen betriebene Medizin zieht ängstliche Menschen an. Dort, wo Misstrauen in natürliche Abläufe herrscht, hat Vertrauen keine Chance. Aber nur im Vertrauen können sich die Selbstheilungskräfte des Frühgeborenen entfalten. Ob die Neonatologie also in den letzten fünfzehn Jahren tatsächlich menschlicher geworden ist, möchte ich deshalb mit einem Fragezeichen versehen.

Wien, im Frühjahr 2008

Vorwort

von Theresia Maria de Jong

Nun sind tatsächlich schon neun Jahre vergangen, seit unser Buch über die Frühgeborenen zum ersten Mal erschienen ist. Es ist ein Buch geworden, das auf fast allen neonatologischen Stationen zur Basis-Lektüre gehört. Elternvereine haben es empfohlen, auch Ärzte und Krankenschwestern reichen es weiter. Der Ansatz von Dr. med. Marina Marcovich – der in den 1990er-Jahren für so viel Wirbel gesorgt hatte – zählt heute im Wesentlichen unwidersprochen zum Goldstandard für die Behandlung von zu früh geborenen Babys. Eine medizinische Revolution wurde – sogar von ihren ursprünglichen Kontrahenten – in den Alltag aufgenommen. Es ist fast rührend zu sehen, wie ehemalige Marcovich-»Gegner« heute genau das propagieren, was sie noch vor kurzem als gefährlich und »fahrlässig« ablehnten. In der Neonatologie hat sich in den letzten neun Jahren also Erhebliches getan. Die durchschnittliche Beatmungslänge ist gesunken, es wird Wert auf ein ruhigeres, frühchengerechteres Ambiente gelegt. Die Ruhezeiten der Babys werden nicht mehr so häufig unterbrochen – Pflege- und Behandlungsmaßnahmen werden zusammengefasst. Die Eltern werden in die Pflege ihrer Kinder mit einbezogen, es gibt auf fast allen Stationen Elternselbsthilfegruppen oder auch psychologische Beratung.

Das alles sind Dinge, die relativ einfach in ein Pflegemanagement integriert werden können – vorausgesetzt, es wird als sinnvoll erachtet. Offenbar ist das inzwischen der Fall. Im Übrigen gab es in den letzten Jahren auch eine Reihe von Studien, die die Nützlichkeit all dieser Maßnahmen deutlich unterstrichen haben. Was also ist noch das Besondere an der »Methode« Marcovich? Was kann sie heute noch beitragen?

Für mich liegt die Einzigartigkeit dieses Ansatzes genau in den Dingen, die sich nur schlecht kategorisieren lassen, die nicht wirklich durch ein konsequentes Pflegemanagement garantiert und festgeschrieben werden können: Es sind die Kräfte des Herzens, der Intuition, der Menschlichkeit. Und vor allem: Es ist die Kraft der Liebe. Einer Liebe für die kleinen Menschen und für ihre Eltern, die zunächst um ihre psychische Fassung ringen müssen, so wie ihre Kinder mit dem Leben ringen. Sie beide nicht allein zu lassen, sondern ihnen in liebevoller Begleitung Kraft, Vertrauen und Zuversicht zu geben. Sich immer wieder individuell (!) den betroffenen Menschen in empathischer Grundhaltung anzunehmen, immer wieder aufs Neue den richtigen Behandlungsweg zu suchen – dazu kann Mut gehören. Dieser Mut hat Marina Marcovich in ihrer Arbeit mit den Frühgeborenen ausgezeichnet. Inzwischen wurde sie längst für ihre Leistungen mit mehreren Preisen geehrt. Was sie aber am meisten auszeichnet ist Folgendes: Sie hat sich selbst als Expertin zurückgenommen und ist ganz auf die Botschaften eingegangen, die ihr die Kinder gaben. Ja, sie sagt immer wieder, dass es letztlich die Kinder selbst waren, die ihr den Weg gewiesen haben.

Das ist die Botschaft, die dieses Buch ausmacht und was es – zumindest im Bereich der Neonatologie – nach wie vor einzigartig sein lässt. Es geht – so denke ich – gar nicht darum, den Weg von Marina Marcovich in allen Einzelheiten eins zu eins umzusetzen. Es geht darum, den Mut zu fassen, sich auf die Kleinsten der Kleinen einzulassen, sie wirklich zu »sehen« und auf ihre Bedürfnisse zu achten. All dies sind Qualifikationen, die viele Ärzte und Pflegekräfte in ihren Herzen mitbringen. Ich habe viele davon in den letzten Jahren auf Tagungen und Kongressen getroffen. Ihnen soll dieses Buch weiterhin als Ermutigung dienen.

Gleichzeitig bestärkt es Eltern, an die Kraft der Liebe zu glauben und darin Vertrauen zu finden. Die Gegenwart der Mütter und Väter – am besten Haut an Haut – ist die wichtigste Ressource, die die kleinen Babys haben und die sie am dringlichsten brauchen. Jeder Tag, jede Stunde, die Eltern mit ihrem Kind verbringen, ist mehr wert als alle medizinischen Interventionen. Diese mögen manchmal notwendig sein. Aber um sie besser nutzen zu können, ist die Gegenwart der Mutter, des Vaters durch nichts zu ersetzen.

Zetel, im Frühjahr 2008

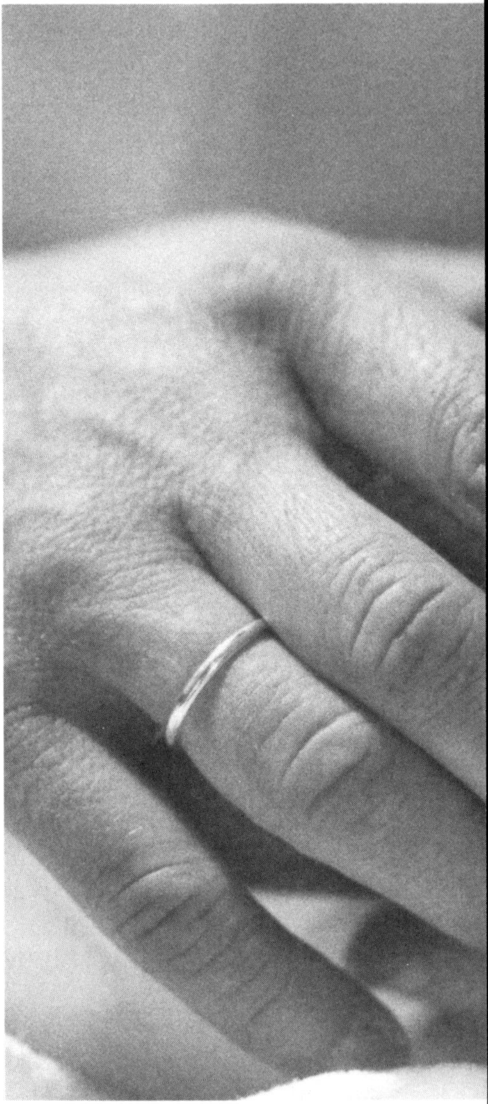

Teil I

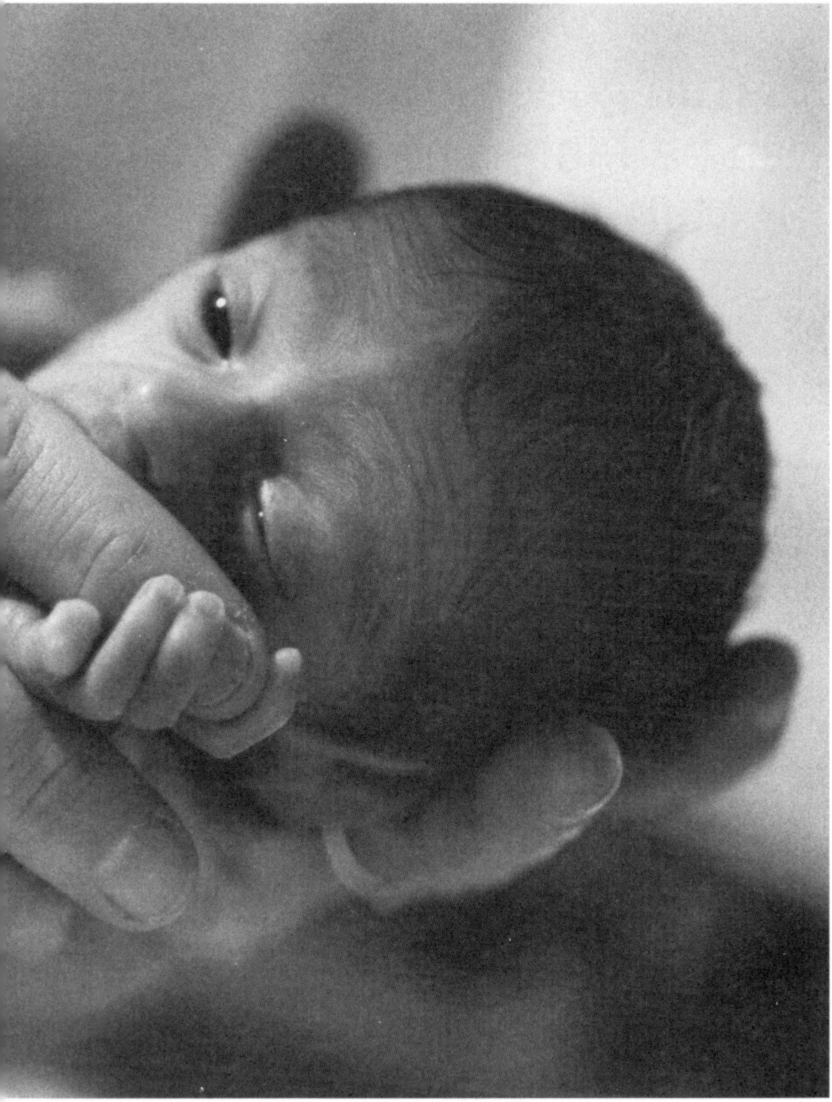

von Theresia Maria de Jong

1
Zu früh geboren – was bedeutet die Frühgeburt für Mutter und Familie?

Eine zu frühe Geburt, das heißt eine Geburt vor Ende der 37. Schwangerschaftswoche, ist für die Familie ein Schock und führt zu einer emotionalen Krise. Meist kommt das Ereignis schnell und unvorbereitet. Frauen stellen sich auf eine normale Schwangerschaft und die Geburt eines gesunden Kindes ein, sodass sie von der Frühgeburt negativ und unvorbereitet überrascht werden. Es bleibt häufig keine Zeit, sich über Konsequenzen oder verschiedene Behandlungsmethoden zu informieren. Dies ist besonders der Fall, wenn ein Unfall oder eine Erkrankung der Mutter (wie Schwangerschaftsvergiftung, Bluthochdruck, Plazentalösung) eine sofortige Kaiserschnittentbindung erforderlich machen, um das Leben von Kind und Mutter zu retten. Aus einer Routineuntersuchung kann so plötzlich und ohne Vorwarnung eine (viel zu frühe) Geburt werden.

Die Auswirkungen der Frühgeburt auf die Mutter

Mütter fühlen sich in dieser Situation völlig überrumpelt. Bei Amelie[1] wurde bei einer Routineuntersuchung eine Gestose (Schwangerschaftsvergiftung) festgestellt, die einen Notkaiserschnitt nach sich zog. Sie beschreibt, wie ihr zumute war:

»Ich stand einfach neben mir. Es war ein unglaublicher Schock. Von der Mitteilung meines Arztes bis zum Eingriff vergingen etwa zwei bis drei Stunden. Als meine Tochter vom Schleim befreit und abgesaugt war, wurde sie in ein OP-Tuch gewickelt und mir kurz vor das Gesicht gehalten. Es waren nur wenige Sekunden, die ich sie sehen konnte, da sie sofort weiterversorgt werden musste. Zurück im Vorwehenzimmer, bekam ich mein Kind gewaschen und angezogen kurz in den Arm gelegt. Ich war so schwach, dass ich Angst hatte, es fallen zu lassen. Aber da sie ein Atemnotsyndrom hatte, musste sie kurz darauf in eine Kinderklinik verlegt werden. In mir tobte ein Kampf der Gefühle. Kaum hatte ich angefangen, mich zu freuen, da wurde meine Tochter mir wieder weggenommen. Als sie weggebracht wurde, blutete mir das Herz. Ich konnte nur noch weinen – die ›Krönung‹ eines turbulenten Tages, der in einem Albtraum gipfelte.«

Amelie wusste wenigstens, wie ihre Tochter aussah. Sie hatte sie kurz halten dürfen, was ihre Gefühle sofort aktiviert hatte. Viele Mütter hingegen erwachen aus der Narkose und erfahren, dass ihr Kind bereits in die Kinderklinik verlegt wurde. Der einzige Existenzbeweis ist ein Polaroidfoto – wenn überhaupt. Diesen Frauen kommt es so vor, als hätte man ihnen das Kind »aus dem Bauch gestohlen«.

Eine Schwangerschaftsvergiftung war auch der Grund, weshalb Ilka plötzlich in der 28. Schwangerschaftswoche per Kaiserschnitt entbunden werden musste. Sie war durch ihre Krankheit sogar so benommen, dass sie nicht einmal mitbekam, dass die Entbindung bevorstand: »Unser Kind wurde jedenfalls per Kaiserschnitt geholt. Was in den drei Stunden vorher geschah, weiß der Himmel. Als ich wieder zu mir kam, erwachte ich auf der Intensivstation. Eine Schwester kam herein und sagte: ›Herzlichen Glückwunsch, Sie sind Mutter, Sie haben einen kleinen Sohn.‹ – ›Ja, danke‹, antwortete ich und fühlte meinen Bauch. Der war weg, aber Muttergefühle hatte ich nicht. Ich hatte überhaupt keine Beziehung zu dem Kind. Ich glaube, wenn eine Schwester gesagt hätte, ›Es regnet draußen‹, hätte ich das Gleiche empfunden. In mir war eine große Leere entstanden (...) Ich war Mutter. Mein Kind war nicht bei mir. Immer hatte ich mir gewünscht, zu entbinden und dann das zarte, blassrosa Baby in meine Arme zu schließen. Doch so war es leider nicht. Ein Vierteljahr zu früh wurde ich von der Mutterrolle überrumpelt.«

Eine zu frühe Geburt im letzten Schwangerschaftsdrittel ist psychisch traumatisch, weil sich die Mutter erst kurz nach der Hälfte der Schwangerschaft gedanklich damit zu beschäftigen beginnt, das Kind als ein von ihr getrenntes Individuum wahrzunehmen. In der Mutter-Kind-Beziehung während der Schwangerschaft unterscheidet die psychologische Fachliteratur drei Phasen.[2]

In der ersten Phase spürt die Mutter vorrangig die Auswirkungen der hormonalen Umstellung. Übelkeit, Geruchsempfindlichkeit, Erbrechen, schmerzende Brüste fallen in diese Zeit. Diese ersten körperlichen Merkmale der Schwangerschaft verlieren sich im Allgemeinen dann, wenn die Mutter die ersten Kindsbewegungen spürt. Jetzt, im zweiten Drittel, setzt eine tiefergehende emotionale und intellektuelle Auseinandersetzung mit dem Kind ein. Die Mutter beginnt das zunächst nur »im Kopf«, also in der Vorstellung existierende Kind »im Bauch« zu erfahren, zu erleben. Damit einher gehen erste konkrete Gedanken, die eine gemeinsame Zukunft betreffen. Diese verstärken sich in der dritten Phase. Die Mutter visualisiert ihr Kind »auf dem Arm«. Die Auswirkungen auf das eigene Leben, die Umstellung von berufstätiger, unabhängiger Frau zur Mutter, die Verantwortung für ein Kind trägt, werden jetzt ganz aktuell und sind in greifbare Nähe gerückt. Der Mutterschaftsurlaub steht bevor, die Lebensumstände werden neu geplant. Dies kann zu ambivalenten Gefühlen führen, selbst bei einem Wunschkind. Handelt es sich um ein ungeplantes Kind, kann sich diese Ambivalenz noch stärker ausdrücken und auswirken.

Wie bereits erwähnt, setzt sich die Frau im letzten Drittel auch mit der Tatsache auseinander, dass das Kind ein von ihr getrenntes und in Kürze körperlich unabhängiges Wesen ist. Diese geistige Trennung wird jedoch nicht in wenigen Tagen oder Wochen vollzogen, sondern ist ein Prozess, der bis zur termingerechten Geburt dauern kann. Erst wenn dieser Prozess abgeschlossen ist, kann die Mutter ihr Kind als eigenständiges Lebewesen wahrnehmen. Wird jedoch die körperliche Trennung durchgeführt, ehe die Mutter innerlich dazu bereit ist, hat sie Schwierigkeiten, sich der neuen Situation anzupassen.

Die Musiktherapeutin Monika Nöcker-Ribaupierre, selbst Mutter einer frühgeborenen Tochter, gibt einen psychoanalytischen Erklärungsansatz: »Im Gegensatz zur abgeschlossenen Schwangerschaft hat die Mutter eines um viele Wochen zu früh geborenen Kindes nicht genügend Zeit, ihr Kind wenigstens teilweise aus ihrer narzisstischen Liebe zu entlassen und mit dem notwendigen Maß an Objektliebe zu besetzen, die es erlaubt, dieses Kind als ein von ihr getrennt existierendes reales Wesen zu erleben. Sie erleidet durch die Geburt den Verlust eines Teils ihres Körpers, ihres Organismus – dieses Empfinden ist verbunden mit dem Gefühl der Unwirklichkeit, als sei das Kind kein reales Wesen, nicht vorstellbar, und als sei ihr etwas essentiell Wichtiges verloren gegangen oder geraubt worden. Dieses durch Mangel an Objektliebe geförderte Gefühl der Unwirklichkeit wird durch die Trennung weiter verstärkt.«[3]

Nach einer Frühgeburt fühlt sich die Mutter leer, und sie hat Angst um ihr Kind. Viele Mütter berichten, dass sie sogar die Befürchtung hegen, man hätte ihnen – aus Rücksichtnahme auf ihren Zustand – den Tod des Kindes verschwiegen. Auch das Mutterglück lässt – verständlicherweise – auf sich warten. Trotzdem sind Mütter oft erstaunt, wenn sie nicht glücklich sind. So wie Kerstin, deren Tochter mit 710 Gramm und 34 Zentimetern Körpergröße (»ein Kopf so groß wie ein Tennisball«) 12 Wochen zu früh auf die Welt kam.

»Es war noch nicht lange her, da habe ich mit Begeisterung ihre ersten liebevollen Tritte gespürt. In der Zeit habe ich eine Reportage im Fernsehen über Frühgeburten gesehen. Nun hatte ich meine Tochter zur Welt gebracht und hatte ebenfalls eine Frühgeburt. Nach der Entbindung galten die ersten Gedanken meinem Baby, doch sowohl mein Mann als auch meine Mutter, die nach der OP an meinem Bett saßen, sagten mir nicht, dass das Kind lebte. Sie hatten keinen Mut, es mir zu sagen, da niemand wusste, wie lange so ein kleines Kind überleben kann. Noch von der Narkose benommen, fragte ich auch nicht weiter nach. Kinderärzte gaben mir später zwei Polaroidfotos und berichteten mir von meiner Tochter. Erst jetzt wusste ich, dass sie lebte. In diesem Moment bekam sie auch ihren Namen. Auf den Fotos sah man ein vollkommenes Baby, etwas dunkler in der Hautfarbe, aber sonst fiel mir nichts Außergewöhnliches auf. Trotzdem hatte ich das ungute Gefühl, mein Kind sei – aus welchen Gründen auch immer – nicht gesund, und mir fehlte das Mutterglück. Wo war es? Dieses unbeschreibliche Glücklichsein, dass man sein Kind endlich sehen kann, man endlich weiß, welches Geschlecht es hat. Nichts dergleichen. Das Schlimmste war, dass ich meine Tochter noch nicht einmal hübsch fand. Tausendmal habe ich mir ihre Geburt vorgestellt, und nun war alles ganz anders. Auf der Entbindungsstation war es schrecklich, das Weinen von fremden Babys zu hören und sein eigenes Kind noch nicht einmal gesehen zu haben.«

In einer Studie berichten Dr. Hunziker und Prof. Dr. Remo Largo, dass die emotionale Haltung der Mutter in den ersten Tagen nach der Geburt, wenn sie noch von ihrem Kind getrennt ist, durch hauptsächlich drei Gefühlsempfindungen zu kategorisieren ist:[4]

1. Angstgefühle

Das Überleben des Kindes ist ihre größte Sorge. Leben und möglicher Tod des Kindes werden zu zentralen gedanklichen Inhalten. Diese Angst wird allerdings meist nur gegenüber dem Partner artikuliert. Manchmal sprechen die Frauen in dieser Zeit auch gar nicht darüber, sondern erst im Rückblick.

2. Niedergeschlagenheit

Hunziker und Largo zitieren eine Mutter: »Ich konnte nicht mehr reden. Ich wollte mein Zimmer nicht verlassen. Ich wollte schlafen, konnte aber nicht. Ich fühlte mich nachts sehr alleine. Ich war immer den Tränen nahe. Eigentlich wollte ich keinen Besuch.«[5] Die Stimmung der Frauen drückt sich aus in Schweigen, Müdigkeit und Energieverlust, Schlafstörungen und Essunlust.

3. Gefühle des Ungenügens

Eine Mutter hat das Bedürfnis, ihr Kind zu versorgen, bei ihm zu sein. Sie ist im Normalfall die wichtigste Bezugsperson für ein Neugeborenes. Ist es ihr unmöglich, bei ihrem Kind zu sein, und kann sie es nicht versorgen, fühlt sie sich nicht als »richtige« Frau und Mutter. »Weil ich das Kind nicht länger im Bauch weitertragen konnte, muss ich jetzt leiden. Mein Körper hat versagt. In unserer Familie hat es bisher noch keine Frühgeburt gegeben.«[6] Hinzu kommt, dass sie keine eigene Vorstellung von ihrem Kind hat, es also nicht »kennt«. Sie ist auf Schilderungen aus zweiter Hand angewiesen, also auf Erzählungen ihres Partners und Fotos.

Nach einer Frühgeburt müssen Mütter von vielen Wunschvorstellungen und Träumen Abschied nehmen, die sie sich in den letzten Monaten der Schwangerschaft gemacht haben. Das Wunschkind in ihrem Kopf, das perfekte Baby, das sie in

Gedanken schon so oft stolz im Verwandten- und Bekanntenkreis gezeigt haben, gibt es nun nicht. Stattdessen ist es viel zu klein, liegt in einem Inkubator (und ist damit in den ersten Tagen unerreichbar für operierte Mütter), und in vielen Fällen ist nicht einmal sicher, ob das Kind überhaupt überleben wird. Deshalb verzichten viele Eltern auch zunächst auf Geburtsanzeigen, die bei termingerecht geborenen Babys das elterliche Glück in die Öffentlichkeit tragen.

Die Freude »frühgeborener Eltern« über ihr Kind ist durch viele Dinge getrübt. Unsere Gesellschaft, die für sämtliche wichtigen Lebensabschnitte und -übergänge spezielle Riten und Gebräuche hat, kann Eltern frühgeborener Kinder nichts bieten. Sogar die Geschenke und Glückwunschkarten, mit denen Eltern und Kinder zur Geburt normalerweise überschüttet werden, treffen nur spärlich ein. Es scheint so, als laste – unausgesprochen, aber doch fühlbar – ein Makel auf Eltern und Kind. Mütter nach termingerechten Geburten erzählen gerne die Geschichte der Geburt in allen Einzelheiten. Frühgeborene Mütter schweigen oft. Sie sind nicht stolz auf sich. Im Gegenteil, viele machen sich Vorwürfe und suchen die »Schuld« für das jähe Ende der Schwangerschaft bei sich selbst. Manche haben das Gefühl, »es nicht geschafft« zu haben.

Die Situation ist vergleichbar mit der von Kaiserschnittmüttern, die ihr Kind zwar termingerecht, aber nicht auf »normale« Weise geboren haben und deshalb meinen, dem Leistungsanspruch der Gesellschaft nicht genügt zu haben.[7] Eine erfolgreiche Schwangerschaft und Geburt sind auch heute noch der Beweis einer funktionierenden Weiblichkeit. Die Verantwortung für das Gelingen liegt vermeintlich bei der Frau. Dabei wird in letzter Zeit jedoch immer häufiger aufgezeigt, wie viele gesellschaftliche, aber auch medizinische Faktoren es Frauen erschweren, »normal« und termingerecht zu gebären.[8] Dennoch haben sie das Nachsehen, wenn ihnen die »perfekte Geburt« – aus welchen Gründen auch immer – nicht gelingt. Ihnen bleiben dann die vielfältigen »Belohnungen«, die nach einer »guten« Geburt auf Mütter warten, versagt.

Diese Gedanken wird sich eine Mutter kurz nach der Frühgeburt (noch) nicht machen. Für sie stehen ganz konkret die Überlebenschancen ihres Kindes im Vordergrund. Sie selbst will so schnell wie möglich wieder auf die Beine kommen, um bei ihrem Kind zu sein. Einige Mütter haben auch Angst, sich zu sehr an ihr Kind zu binden. Sie fürchten – häufig unbewusst –, durch den möglichen Tod zu sehr verletzt zu werden. Insbesondere wenn sie ihr Kind noch nicht selbst gesehen oder berührt haben, verharren sie in einer »Abwartephase«, in der sie versuchen, die Gedanken an und die Gefühle für das Kind nicht zu stark werden zu lassen. So ging es Ilka:

»Wenn ich meinen Mann fragte, wie es Marvin ging, fragte ich immer nach ›dem Kind‹. Nie bezeichnete ich ihn als ›unseren Sohn‹ oder einfach als ›Marvin‹. Es war ein Kind, mein Kind, zu dem ich keine Beziehung aufbauen konnte. Regelmäßig kam morgens der Professor zur Visite. Jeden Tag brachte er die neuesten Nachrichten aus der Kinderklinik mit. Doch auch Äußerungen wie ›Ihr Sohn wird beatmet‹ oder ›Ihr Sohn nimmt an Gewicht ab‹ ließen mich eher kalt. Ich hörte und registrierte es, alles andere war mir egal. Heute glaube ich, dass die Gefühle, die ich damals hatte oder auch nicht hatte, eine Schutzreaktion meines Organismus waren. Denn wenn dieses Kind gestorben wäre, auch wenn es ein Wunschkind war, hätte mich der Tod in diesem Moment nicht so sehr belastet, als wenn ich eine ›ganz normale Mutter‹ gewesen wäre, die nach neun Monaten Schwangerschaft und einer normalen Entbindung ihr Kind verloren hätte.«

Dieses Verhalten kann in der Tat als psychische Schutzreaktion gesehen werden, denn de facto kann eine Mutter, fern von ihrem Kind und ans eigene Bett gefesselt, nichts für das

Kleine tun; sie ist hilflos. Um das Ausmaß dieses Schmerzes zu verstehen, müssen wir uns vor Augen halten, dass diese Situation zutiefst unnatürlich ist. Von der Natur vorgesehen und damit in unserem biologischen Bedürfnis fest verankert, gehört das Kind nach der Geburt an den Körper der Mutter. Im Falle einer Frühgeburt eigentlich noch in den mütterlichen Körper. Mutter und Kind sind im Hinblick auf ihr Wohlergehen voneinander abhängig. Ist diese Zweisamkeit nicht möglich, reagieren beide mit Entzugserscheinungen.

Das Kind über die Entfernung mit Nahrung zu versorgen ist das Einzige, was Mütter für ihr Kind tun können. Sibylle stillte ihre Frühchenzwillinge fünf Monate lang. Zunächst pumpte sie ihre Milch ab:

»Nach zwei Tagen war es endlich genug, um die Milch in die Klinik zu fahren. Auch wenn es ein seltsames Gefühl war, so konnte ich nur dies für unsere Mädchen tun. Mit den Polaroidfotos auf dem Nachttisch ging es ein bisschen leichter. Dennoch flossen die Tränen oft schneller als die Milch. Am vierten Tag durfte ich dann mit dem Taxi und meinen Milchflaschen in einer Kühlbox zu unseren Töchtern fahren. Obwohl ich mich sehr nach dieser Begegnung gesehnt habe, hatte ich große Angst davor. Deshalb war ich froh, dass mein Mann auf der Intensivstation auf mich wartete. Diese erste Begegnung war einfach wunderbar. All die Kabel und Schläuche störten nur wenig. Mein Mann, inzwischen gut informiert, erklärte mir, was wozu diente, aber ich hatte nur Augen für unsere wunderschönen und so furchtbar kleinen Kinder. Wieder im Krankenhaus, floss die Milch dann richtig gut. Deprimierend war aber die Tatsache, dass ich nicht mehr im Zimmer abpumpen konnte, sondern ins Stillzimmer musste, weil die vorhandenen Milchpumpen nicht für alle Mütter reichten. Dies war für mich sehr belastend, denn erst musste ich durch das Kinderzimmer, wo all die Babys lagen, die zum richtigen Zeitpunkt und ohne Probleme geboren waren. Außerdem saßen im Stillzimmer meist auch Mütter, die ihre Kinder gerade stillten. Das gab mir einen Stich ins Herz, und es brauchte viel Mut und Zuversicht, hier für unsere Mädchen abzupumpen.«[9]

Leider lassen sich viele Mütter durch diese und andere Anfangsschwierigkeiten davon abhalten, ihre Kinder zu stillen (was sie später häufig bereuen), bzw. hören früh mit dem Abpumpen auf. Eine spezielle Stillförderung in der Klinik ist deshalb wichtig und sollte zum Standardprogramm gehören.

Nicht für alle Mütter ist die erste Begegnung mit ihrem Kind so wunderbar wie für Sibylle. Für Ilka war es ein Desaster: »Am siebten Tag war es endlich so weit. Ich durfte mein Kind besuchen fahren. Endlich sollte ich den Moment erleben, den so viele andere direkt nach der Geburt erleben. Zum ersten Mal mein Kind ansehen und in die Arme nehmen. Ich war total aufgeregt und voller Vorfreude auf das, was mich erwarten würde. Die Schwestern hatten mir erzählt, dass es dort auf der Station sehr schön sei. Man bekäme die Kleinen zum Schmusen auf die Brust gelegt, damit sie die Wärme und den Geruch der Mutter wahrnehmen. Mit dem Kind würde man dann gut zugedeckt in einem bequemen Liegestuhl liegen. Die Stunden, bis mein Mann mich abholen kam, wollten nicht vergehen. Jetzt konnte ich es nicht mehr abwarten, mein Kind endlich auch sehen, fühlen und riechen zu dürfen. Gemeinsam fuhren wir mit dem Taxi ins Kinderkrankenhaus. Wie eine Intensivstation aussieht, wusste ich durch meinen Beruf. Am Arm meines Mannes ging ich die Stufen in den ersten Stock hinauf. An der undurchsichtigen Glastür stand: K8 – Kinderintensivstation. Klaus machte die Tür auf. Einfach so, ohne zu klingeln, ohne uns anzumelden, als wäre es unsere Haustür. In der Schleuse wuschen wir uns und zogen uns die sterilen Kittel über. Gleich, gleich, dachte ich, bist du endlich bei deinem Kind. Ich bekam feuchte Hände und fing vor Erwartung leicht an zu zittern. Dann gingen wir den Flur entlang, im letzten Zimmer lag unser Kind, das wusste ich aus den Erzählungen meines Mannes.

Wir betraten das Zimmer. Sechs Inkubatoren standen darin. Drei an jeder Wand, in der Mitte ein großer Tisch. Vor dem ersten Inkubator blieb mein Mann stehen. ›Das ist unser Marvin‹, sagte er, weiter nichts. Ich stand am Fuße des Inkubators und traute meinen Augen nicht. Das, was da lag, hatte nicht die geringste Ähnlichkeit mit einem Säugling, geschweige denn sah er meinem Mann oder mir ähnlich. Ich war völlig geschockt. Dass unser Kind nicht wie ein Sechs-Pfund-Säugling aussehen konnte, war mir klar, aber dass 660 Gramm Gewicht und 30 Zentimeter Länge so grässlich aussehen, hatte ich nicht gedacht. Plötzlich stand eine große, grauhaarige Frau in Weiß neben mir: ›Sie sind also die Mutter?‹, fragte sie mich. ›Wenn das Marvin ist, bin ich das wohl‹, konnte ich nur entgegnen. Es war für mich immer noch unfassbar, dass das kleine Etwas mein Fleisch und Blut war. ›Sie sollten sich mal überlegen, das Kind eventuell nottaufen zu lassen‹, sagte die Ärztin noch in einem ziemlich harten Ton und ging.

Ich nickte nur, machte auf dem Absatz kehrt und ging in Richtung Ausgang. Ich konnte meine Tränen gerade noch bis zur Ausgangstür zurückhalten. Kaum war die Tür ins Schloss gefallen, da heulte ich schon los. Hemmungslos liefen mir jetzt die Tränen übers Gesicht. Zwischendurch sagte ich nur zu meinem Mann: ›Da gehe ich nie wieder hin. Das Kind besuche ich nicht mehr. So etwas Hässliches kann nicht von mir stammen.‹ Mein Mann schweigsam, ich heulend, fuhren wir zurück in die Frauenklinik. Im Flur auf der Wöchnerinnenstation begegnete mir eine Schwester. Eigentlich war sie immer ganz nett gewesen. Doch in diesem Augenblick machte sie einen großen Fehler. Sie fragte: ›War es schön? Hatten Sie Ihr Kind im Arm?‹ Weiter kam sie nicht. Ich schnitt ihr das Wort ab: ›War es schön?‹, schrie ich mehrmals hintereinander. Ich war einem Zusammenbruch nahe. Eine andere Schwester und mein Mann brachten mich aufs Zimmer. Die Schwester maß meinen Blutdruck, rollte mit den Augen und verschwand. Kurze Zeit später kam sie mit ein paar Tabletten zurück: ›Der Arzt meint, es wäre besser, wenn Sie die nehmen.‹ Dann ging sie wieder.«

Eine Intensivstation ist ein denkbar schlechter Ort für die erste Beziehungsaufnahme. Die technische Umgebung, die ständigen Alarmpiepser sind eine deutliche Hemmschwelle. Das Kind, durch die Plastikwände des Inkubators von der Mutter getrennt, ist an verschiedene Schläuche angeschlossen, deren Sinn die Mutter noch nicht kennt. All dies unterstreicht den Ernst der Lage und fördert die Angst ums Kind. Außerdem sind die Mütter nicht darauf vorbereitet, dass ihr Kind so immens klein und zerbrechlich ist. Das Bild, das sie sich während der Schwangerschaft von ihrem Baby gemacht haben, stimmt nicht mit dem nun vor ihnen liegenden Frühchen überein. »Man sieht etwas, was normalerweise dem menschlichen Auge noch gar nicht zur Verfügung stehen sollte, weil es noch in den Bauch gehört. Es muss also eine Brücke geschlagen werden zwischen dem inneren Bild und dem, was die Frau da vor sich sieht«, erklärt die Bremer Krankenhaus-Psychologin Monika Busch. Die sogenannte Känguru-Methode ist für diesen Brückenschlag besonders gut geeignet.

Bei dieser Methode wird das Kind aus dem Brutkasten genommen und der Mutter oder dem Vater auf die nackte Brust gelegt und mit einem warmen Kissen oder einem Fellchen bedeckt. »Der Vorteil dabei ist, dass die Frau ihr Kind wieder auf dem Bauch oder der Brust trägt und mehr spürt als sieht. Dabei wird wieder Anschluss genommen an das ursprüngliche Fühlen. Dieses positive Gefühl überträgt sich dann auch auf das Sehen.«

Geradezu ins Schwärmen geraten häufig känguruende Väter, die zwar anfangs zunächst eher zögerlich dazu bereit sind,

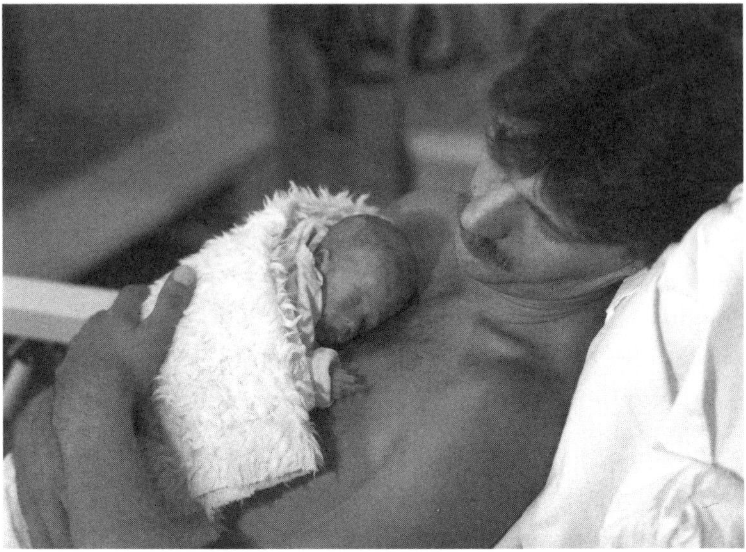

es dann aber nicht mehr missen wollen. Hans-Joachim: »Diese innere Verbundenheit, die sich einstellte, wenn ich unsere Tochter auf der Brust spüren konnte, versetzte mich immer in eine regelrechte Hochstimmung. Ich konnte leider nur an Wochenenden känguruen, weil wir weiter von der Klinik weg wohnen, aber das Hochgefühl hielt immer bis Mittwoch an, und dann freute ich mich schon wieder auf Samstag. Es war fast so, als könne ich etwas schwanger sein.«

Für Mütter ist der enge Hautkontakt so etwas wie eine Heimkehr. Fast alle sagen, dass sie sich erst in dem Moment, in dem sie ihr Kind zum ersten Mal nackt auf der Haut spüren, das erste Mal wirklich als Mutter fühlen.

Tanja: »Es dauert immer so an die 20 Minuten, bis sich die Kleine an die neue Situation gewöhnt hat. Aber dann ist sie ganz friedlich und braucht weniger Sauerstoffzufuhr als im Brutkasten. Sie kommt mir immer vor wie ein Vogel, der aus dem Nest gefallen ist. Aber wenn sie bei mir liegt, ist es so, als sei sie ein wenig in ihr Nestchen zurückgekommen.«

Was bleibt, ist die Angst um das Kind. Das Überleben und Wohlergehen des Kindes hängt von Ärzten und Schwestern ab. Dieses sogenannte *Whose Baby Syndrom* (W. Ernest Freud) – übersetzt bedeutet das so viel wie »Wem gehört das Baby eigentlich?« – wird ebenfalls durch die Känguru-Methode gemildert. Durch den Hautkontakt werden Mutter und Kind wieder vereint. Die Liebe der Mutter ist ein wesentlicher Faktor für das Wachstum und Gedeihen ihres Kindes. Sogar der kleinste Hautkontakt kann Wunder bewirken, wie Ilka feststellte, als sie am nächsten Morgen – diesmal allein – wieder zu ihrem Sohn ging:

»Ich war ganz allein in dem Zimmer und sah mir zum ersten Mal mein Kind in Ruhe an. Nun war der Anblick nicht mehr so erschreckend, weil ich wusste, was mich erwartete. Ich stand da und zählte seine Zehen und Finger. Winzig klein, doch es war alles dran. Dann sah ich mir das Gesicht an. So klein und doch perfekt mit Wimpern, Augenbrauen, einer kleinen zarten Nase, schmalen Lippen. Er hatte sogar einen Flaum blonder Haare auf dem Kopf, die mir erst beim zweiten Hinsehen aufgefallen waren. Wenn man es genau betrachtet, dachte ich, ist das eigentlich ein hübsches Gesicht. Und dann überkam mich das, was wohl Mutterliebe genannt wird. Mir liefen schon wieder die Tränen übers Gesicht. Ich hatte einen dicken Kloß im Hals und das Gefühl, mein Herz krampfe sich zusammen. Und in diesem Moment wusste ich, wie sehr ich dieses Kind liebte. So wie es war, oder gerade weil es so war.

Dann kam eine Schwester auf mich zu: ›Schön, dass Sie gekommen sind‹, meinte sie, nahm mich in den Arm und hielt mich einfach nur fest. Als ich mich wieder gefangen hatte, fragte ich sie wegen der Nottaufe. Sie erkundigte sich nur nach der Konfession und wollte sich darum kümmern. Bevor sie ging, holte sie mir einen Hocker. Ich setzte mich zu Marvin neben seinen Inkubator. Sie zeigte mir, wie man so ein kleines Türchen öffnet, und meinte, ich solle Marvin ruhig anfassen, streicheln und mit ihm reden. Dann ließ sie uns wieder allein. Vorsichtig öffnete ich eine Tür des Inkubators und tastete mich zu meinem Sohn vor. Sanft streichelte ich ihm über die Finger, immer und immer wieder. Nach einiger Zeit strich ich ihm über den Kopf. Er war so schön warm und weich. Ich glaubte in diesem Augenblick, meine Hände nie wieder von ihm nehmen zu können. Er fühlte sich an wie jeder normale Säugling. Mich überkam ein Gefühl von Stolz, und schon wieder kullerten die Tränen. Jetzt war es mein Sohn Marvin und nicht nur ›unser Kind‹.«

Die Rolle des Vaters

In dieser ersten Zeit nach der Geburt kommt dem Vater eine entscheidende Rolle zu. Es ist beruhigend, wenn die Frau weiß, dass wenigstens ihr Partner beim Kind ist. Er kann ihr von ihm erzählen. Jede noch so winzige Einzelheit im Verhalten oder im Gesundheitszustand ist ihr wichtig. Häufig übernimmt der Mann in dieser frühen Krisensituation sehr stark die »typisch männliche« Rolle. Von ihm wird – auch von Ärzten und Schwestern – ein aktives, rationales Bewältigungshandeln erwartet. Oftmals äußert er seine Trauer und Hilflosigkeit nicht. Auch seine Angst um das Überleben des Kindes kann er nur selten artikulieren. Darauf sind Männer gesellschaftlich auch meist nicht vorbereitet. Einen Mann, der in der Öffentlichkeit weint, gibt es nur selten. Diese Gefühle projiziert er vielmehr auf seine Partnerin, die diese in ihrer Rolle als Frau ausleben »darf« – auch stellvertretend für ihn.

Hinzu kommt allerdings noch ein Paradoxon. Wird auf der einen Seite von ihm erwartet, dass er seiner männlichen Rolle nachkommt (oder meint er zumindest, dass dies von ihm erwartet wird), soll er gleichzeitig auch Aufgaben übernehmen, die traditionell nur von Frauen verlangt werden: Die Pflege eines Neugeborenen ist für Männer immer noch Neuland. Besonders im ländlichen Bereich gibt es Männer, die ihre Kinder erst anfassen, wenn sie laufen können, aus Angst, »etwas kaputt zu machen«. (Vor diesem Hintergrund, der häufig allerdings eher unbewusst zum Tragen kommt, ist es für manche Männer eine große Hürde, wenn sie zur Babypflege herangezogen werden, obwohl sie nach Überwindung der ersten Hemmschwelle diesen Kontakt sehr genießen.)

Väter sind es meist auch, die ihre Frauen mit dem Kind bekannt machen und in die technischen Gegebenheiten auf der Intensivstation einweihen. Oft nehmen sie ihren Frauen die Angst vor der technischen Umgebung. Väter fühlen sich in der ersten Zeit besonders kompetent. Ihre Kompetenz wird von den Frauen anerkannt, oft bewundert, aber nicht selten auch beneidet. Rivalitäten in der Pflege des Kindes zwischen Mutter und Vater sind daher keine Seltenheit. Sie legen sich allerdings meist in ein paar Wochen, wenn der Vater wieder seiner Berufstätigkeit nachgeht und dementsprechend weniger Zeit für das Kind aufbringen kann, was dann von beiden bedauert wird. Dennoch haben Väter, die bereits in der Klinik bei der Pflege ihrer Kinder mithelfen, auch nach der Entlassung nach Hause mehr Kontakt zu den Kindern und nehmen dort häufiger an der Pflege teil. Frühgewordene Väter, so stellte eine Langzeitstudie fest, sind dabei aktiver als Väter von termingeborenen Kindern.[10] Verschiedene Studien zeigen außerdem, wie wichtig es ist, dass Väter frühgeborener Kinder später mit ihnen spielen – was sie auch meistens gern tun.[11]

In der ersten Zeit in der Klinik übernimmt der Vater Funktionen des Trösters, Organisators, Puffers, Unterstützers und Vermittlers. Er pendelt zwischen Frauenklinik und Kinderklinik hin und her. Der Vater hat eine Art »Botengänger«-Funktion übernommen. Häufig sogar ganz konkret, indem er die abgepumpte Muttermilch mit auf die Frühgeborenen-Intensivstation nimmt.

Die Geschwister leiden mit

Durch die Frühgeburt wird das Leben der Familie für viele Wochen und Monate, zum Teil sogar für Jahre verändert. Die Fragen nach der eigenen Lebensqualität und Zukunft stehen lange Zeit unlösbar im Raum. Die Eltern befinden sich in einem Schwebezustand zwischen Freude (über Fortschritte) und Depression (über Rückschläge), ja im Extremfall zwischen Leben und Tod. Sie wissen nicht, auf was sie sich einstellen sollen, und das ist die größte Belastung überhaupt.

Solange das Kind noch im Krankenhaus ist, wird sich die Mutter so häufig wie möglich dort aufhalten. Ist die Klinik weiter entfernt, wird sie vielleicht ein Mütterbegleitzimmer in Anspruch nehmen. Sind keine weiteren Kinder da, ist das noch relativ unproblematisch. Doch selbst dann ist die Mutter nicht in ihrem gewohnten Umfeld, und ihr fehlen die sozialen Kontakte.

Kerstin: »Mein Mann fuhr dann abends wieder nach Hause mit der Aufgabe für mich, gut auf unser Töchterchen aufzupassen, und ließ mich mit der ganzen Verantwortung allein. Immer wenn Janine in Bremen im Krankenhaus lag, führten wir eine Wochenendehe, da die Entfernung für öftere Heimfahrten für mich oder Besuche meines Mannes im Krankenhaus zu groß war. Für mich war der Aufenthalt dort eine regelrechte Strafe. Nicht nur, weil ich ein krankes Kind dort liegen hatte, sondern auch, weil ich so sehr an meinem Zuhause und meiner Familie hänge.«

In einer Krisensituation ist es natürlich besonders problematisch, so gänzlich auf sich selbst gestellt zu sein. Viele Frauen, gerade aus dem ländlichen Bereich, fühlen sich in einer Großstadtklinik verlassen und haben Heimweh. Auch für den Partner ist dies eine einsame Zeit. Haben sie in der ersten Zeit nach der Geburt meist Urlaub genommen und eine aktive Versorgerrolle übernommen, müssen sie doch bald wieder zurück in den Berufsalltag. Unbewusst leiden Männer darunter, in dieser Zeit nicht ihrer gesellschaftlichen Aufgabe – nämlich Frau und Kind zu beschützen – nachkommen zu können. Sie bekommen jegliche Nachricht vom Wohlergehen ihrer Kinder per Telefon und können nichts tun, um zu helfen. Lediglich am Wochenende können sie sich selbst ein Bild machen.

Besser ist es, wenn das Perinatalzentrum am Wohnort ist und die Frau abends nach Hause kann. So kann auch der Mann täglich nach der Arbeit Frau und Kind in der Klinik besuchen. Sind jedoch weitere Kinder da, wird die Situation deutlich komplizierter. Im besten Fall wohnen Opa und Oma am Ort und übernehmen die Versorgung der Geschwisterkinder. Schlimm ist es, wenn die Frau allein zuständig ist. Diese Situation läuft zwangsläufig auf eine Überforderung hinaus. Praktische und soziale Unterstützung (Kinderbetreuung, Haushaltshilfe) ist dringend erforderlich. Auch für die Geschwister ist die verfrühte Geburt eines Schwesterchens oder Brüderchens nicht einfach. Stellt schon die Geburt eines termingerechten Kindes hohe Anforderungen an die Adaptionsfähigkeit der kleinen Geschwister – schließlich muss es jetzt die Eltern mit einem anderen Kind »teilen« und hat kein Alleinverfügungsrecht über die Eltern mehr –, sind die Auswirkungen einer Frühgeburt noch schwieriger zu verkraften. Von einem Tag auf den anderen ändert sich das Leben. Auf einmal ist die Mutter nicht mehr greifbar. Sie widmet ihre Zeit und Aufmerksamkeit dem winzigen Eindringling.

Je jünger ein Kind in dieser Situation ist, desto weniger kann es verstehen, was vor sich geht. Eifersuchtsgefühle, Rivalität, Abneigung, Feindseligkeit, ja sogar schlimmstenfalls Hass auf das Geschwisterchen können die Folge sein. Kinder sollten sehen können, wo ihre Mutter ist. Sie können dann auch besser verstehen, weshalb ihre Mutter traurig ist, wenn sie nach Hause kommt. Sie begreifen dann, dass nicht etwa sie selbst der Grund für diese Trauer sind. Das baut Schuldgefühle ab beziehungsweise lässt solche erst gar nicht entstehen. Sehr begrüßenswert ist es deshalb, wenn auch Geschwisterkinder mit auf die Intensivstation dürfen, um den Familiennachwuchs persönlich kennenzulernen und eventuell sogar mit zu versorgen. Anke machte damit beste Erfahrungen:

»Viel früher, als wir uns das vorgestellt hatten, wurden wir zur Großfamilie. Unsere Zwillinge Marcus und Felix wurden in der 25. Schwangerschaftswoche durch einen Kaiserschnitt auf die Welt gebracht. Eine schwere, schier endlose Zeit lag vor uns bis zu ihrer Entlassung. Unsere beiden älteren Kinder Yasmin (drei Jahre) und Maximilian (sechs Jahre) mussten, ebenso wie wir, viel Geduld aufbringen. Das Team der Intensivstation der Kinderklinik Oldenburg bot uns an, die beiden Großen mitzubringen, um ihre Geschwister kennenzulernen. Ich hätte nie gedacht, dass dies so früh möglich wäre. Die Voraussetzung war natürlich, dass Maxi und Yasmin gesund waren. Beide fragten oft nach Marcus und Felix. Wir haben sie teilnehmen lassen an unseren Sorgen, und sie haben schließlich auch unsere schwankenden Gefühlsstimmungen mitbekommen. Am Anfang war alles offen: Leben und Tod, Freude über kleine Fortschritte und Tränen über Rückschläge – Maxi und Yasmin waren sehr sensibel dafür. Wir haben öfters zusammen geweint. Beide haben ihre kleinen Geschwister in ihr Nachtgebet eingeschlossen: ›Lieber Gott, mach mich fromm, dass ich in den Himmel komm, und mach, dass Marcus und Felix gesund werden und schnell nach Hause kommen. Amen!‹

Von ihrer Omi hatte Yasmin zu Weihnachten zwei kleine Puppen geschenkt bekommen. Sie wurden Marcus und Felix

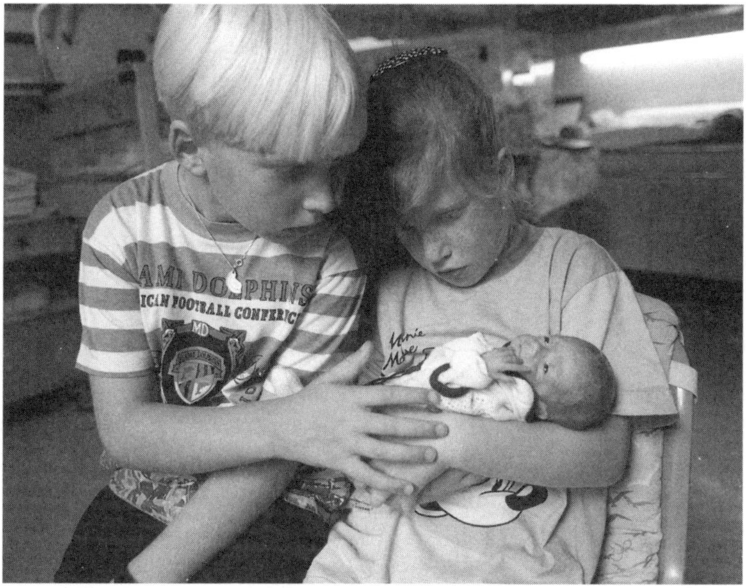

getauft. Papa musste ihnen im Bett zeigen, was wir im Krankenhaus bei den Zwillingen machten – nämlich das Känguruen. Wir konnten dann Maxi und Yasmin öfter mal mit in die Kinderklinik nehmen, wobei wir uns gut mit den Schwestern und anderen Angehörigen in unserem Zimmer absprachen. Maxi wollte schließlich auch mal känguruen, und es war ein wunderschönes Erlebnis für ihn und für mich. Wir lagen beide nebeneinander auf unseren Liegen, und jeder hatte ein eingekuscheltes, gut zugedecktes Baby auf dem Bauch. Ich las aus mitgebrachten Kinderbüchern vor, oder wir unterhielten uns einfach. Maxi hat fast zwei Stunden durchgehalten, was mich sehr beeindruckte. Yasmin wollte schließlich auch mit zum Känguruen, was wir gleich am Wochenende in die Tat umsetzten. Unsere beiden Großen haben mit den beiden Kleinen gekängurut. Maxi und Yasmin hatten zu keiner Zeit Angst vor den Geräten, dem Gepiepe oder den vielen Schläuchen. Es war toll, wie selbstverständlich alles für sie war.«[12]

Die Eltern-Kind-Beziehung oder »Jetzt hilft nur noch Vitamin L.«

Aufgrund der Belastungen, denen Familien durch die Geburt eines Frühchens ausgesetzt sind, ist eine professionelle psychologische Begleitung sehr sinnvoll. Wie sich das unsensible Verhalten einer Ärztin in Ilkas Fall ausgewirkt hat, ist ein deutliches Beispiel. In einer Situation, in der allen Beteiligten auf so vielfältige Weise der Boden unter den Füßen entzogen wird, ist jedoch noch etwas anderes wichtig: Liebe. Wie notwendig diese Liebe für die Frühchen ist, lässt sich leicht nachvollziehen. Doch auch die Eltern des Frühchens brauchen Liebe, ein Gefühl des Getragenseins und der Hilfe. Woher sollen sie sonst die Kraft nehmen, ihrem Kind die Liebe zu geben, die es so dringlich braucht?

Deshalb kann die Atmosphäre auf einer Frühgeborenen-Intensivstation von entscheidender Bedeutung sein. Haben Eltern dort das Gefühl, erwünscht zu sein und gebraucht zu werden? Wird ihnen mit echter Freundlichkeit und Herzlichkeit begegnet? Werden sie in ihrer Angst ernst- und angenommen? Wird ihnen die Möglichkeit und Zeit eingeräumt, ihre Ängste zu äußern? Oder wird ihnen das Gefühl gegeben, dass sie im Grunde auf der Station nur ein Störfaktor und notwendiges Übel sind? Diese Faktoren bestimmen zu einem großen Teil mit, wie sich die Beziehung und Bindung zwischen Eltern und Kind gestaltet. Und das ist etwas, was für das gesamte weitere Leben von Eltern und Kind entscheidend sein kann. Es sind eben nicht allein medizinische Fragen, die bestimmen, ob ein Kind überlebt oder nicht. Es ist auch eine Frage der Lebensqualität, wie Eltern und Kind ihre ersten Tage, Wochen und Monate miteinander verbringen. Eine Zeitspanne, die prägenden Einfluss auf den weiteren Verlauf der Beziehung haben kann.

Inwieweit solche atmosphärischen Faktoren konkreten Einfluss auf das gesundheitliche Befinden des Kindes haben, lässt sich anhand von Studien nur schlecht nachweisen. Das liegt auch daran, dass die Messmethoden diesen subtilen Vorgängen nur ungenügend gerecht werden (Liebe kann man nicht messen!). Trotzdem gibt es genügend Hinweise und Studien, die belegen, dass sich Interventionsprogramme mit Eltern positiv auf die Mutter-Kind-Beziehung auswirken.

Die Intensivstation ist – wie wir gesehen haben – kein Ort, der die Beziehung zwischen Eltern und Kind fördert. Im Gegenteil, der Kennenlernprozess ist durch viele Faktoren behindert. Diese hemmen die Entwicklung des intuitiven elterlichen Bereitschaftsverhaltens für die Kommunikation mit ihrem Baby.

Zahlreiche Studien fanden heraus, dass Mütter von frühgeborenen Kindern hohem Stress ausgesetzt sind und psychisch labil oder depressiv reagieren. Je kränker das Kind, je kleiner und gefährdeter, desto größer der Stressfaktor. Als stärkste Belastung wurde die künstliche Beatmung des Kindes ermittelt.[13] Auch das Alter der Mutter scheint eine Rolle zu spielen. Jüngere Mütter können den Stress, den die Geburt eines frühgeborenen Kindes bedeutet, offenbar schlechter verarbeiten als ältere Mütter. Mütter, deren Kinder auf der Frühgeborenen-Intensivstation liegen, sind dreimal mehr psychischem Stress ausgesetzt als Mütter von Termingeborenen.[14] Psychisch gestresste Mütter beteiligen sich weniger an Therapieentscheidungen, besuchen ihre Kinder seltener und sind schlechter vorbereitet und unsicherer, wenn ihr Kind nach Hause entlassen wird.

Der Psychologe Dr. Klaus Sarimski, Universität Heidelberg, listet die Belastungsaspekte für die frühe Interaktionsentwicklung mit frühgeborenen Kindern auf. Er unterscheidet dabei die Belastungen der Eltern und die der Kinder:[15]

Elterliche Belastungen:
- Trennung vom Kind
- Sorge um sein Überleben
- Sorge um die künftige Entwicklung
- eigener biografischer Hintergrund
- familiäre Überbelastung

Kindlicher Ausdruck der Belastung:
- hohe Irritabilität
- kurze Aufmerksamkeitsspanne
- geringe Reaktionsbereitschaft
- abnormes Schreien
- Ein- und Durchschlafprobleme

Diese Belastungsaspekte müssen natürlich nicht alle auftreten, schon gar nicht auf einmal. Es ist aber möglich, dass einige Verhaltensweisen einander bedingen oder sich auch gegenseitig verstärken. Eltern müssen lernen, die Signale ihres Kindes zu verstehen und darauf einzugehen. Das setzt jedoch voraus, dass Eltern dann auch wirklich darauf eingehen *dürfen*. Auch wenn sich auf den Neugeborenen-Intensivstationen in den letzten Jahren viel zum Positiven verändert hat, gibt es immer noch die Situation, dass Eltern der Wunsch, ihr Kind bei sich auf der Brust zu tragen, verwehrt wird – wenn auch immer seltener. Angeführt werden dafür vielfältige medizinische Gründe. Auch auf den Stationen, die sich die Känguru-Pflege auf die Fahnen geschrieben haben, bestehen häufig genaueste Richtlinien und Grenzwerte, die ein Kind zunächst alle erfüllen muss, ehe es zu den Eltern auf die Brust oder den Bauch darf. Daraus wird ersichtlich, dass die Känguru-Pflege noch vielfach als etwas Gefährliches eingestuft wird, das nur besonders stabile Frühchen überleben. Eine solche Anwendung der Methode schlägt sich natürlich auch auf die Eltern nieder. Sie, die sowieso schon Angst und Sorge um ihr

Kind haben, werden durch solche Einschränkungen in ihren Befürchtungen bestätigt. Sie empfinden sich – übertrieben formuliert – selbst als Gefahr für ihr Kind. Dass dies einer positiven Eltern-Kind-Bindung nicht förderlich ist, liegt auf der Hand.

Diese Erkenntnis scheint sich allmählich auch auf Frühgeborenen-Intensivstationen durchzusetzen. Im Barbara-Krankenhaus in Halle/Saale bezog seinerzeit beispielsweise Dr. med. Klaube die Eltern ganz selbstverständlich auch in die medizinische Arbeit mit ein. Er selbst lernte in Wien die Arbeitsweise von Dr. med. Marina Marcovich kennen und veränderte daraufhin sehr viel auf seiner eigenen Station. So hat er erkannt, dass ein Kind, das von der künstlichen Beatmung befreit (extubiert) wird, sich damit leichter tut, wenn es dabei auf der Brust der Mutter oder des Vaters liegt. Deshalb bekommen Eltern in Halle häufig zu hören: »Wir brauchen Sie jetzt bei Ihrem Kind.« Das Gefühl, dass Eltern für ihr Kind unersetzbar sind (und das sind sie auch wirklich!), ist für Eltern von Frühgeborenen eine wichtige Erfahrung.

Als Karin merkte, wie wichtig sie für das Wohlergehen ihrer Tochter Katharina war, sprach sie von einem Schlüsselerlebnis. Katharina hatte seit einiger Zeit starke Probleme mit der Atmung, was dazu führte, dass sie wieder intubiert werden musste:

»Nur ganz allmählich besserte sich ihr Zustand, und erst nach eineinhalb Wochen konnte sie wieder extubiert werden. Nun hatte sich in der Zwischenzeit bei der regelmäßigen Kontrolle der Netzhaut durch die Augenärzte herausgestellt, dass sich durch die Sauerstoffgaben unkontrolliert wachsende Äderchen gebildet hatten, die schlimmstenfalls durch Ablösung der Netzhaut zur Erblindung führen könnten. Es stand somit zwei Tage nach der Extubation die Laser-Behandlung ihrer Augen an, die unter Vollnarkose und daher erneuter Intubation erfolgte. Glücklicherweise konnte der Tubus aber bereits am gleichen Tag gezogen werden. Die Atmung bereitete Katharina aber erhebliche Probleme, und sie musste einen sogenannten C-PAP bekommen. Das ist ein Schlauch, der durch die Nase bis in den Rachen führt und ständig von Luft durchströmt wird. Katharina tolerierte dies jedoch nicht und regte sich mächtig auf. Sie zerrte an dem Schlauch und drehte ihren Kopf, soweit dies überhaupt möglich war. Am nächsten Tag hatte sie noch immer Probleme mit der Atmung, und den C-PAP wollte sie auch nicht. Die Schwester, die Katharina betreute, meinte: ›Da hilft nur noch Vitamin L.‹, womit sie die Kuscheleinheiten auf meiner Brust meinte.

So habe ich mich denn, wie gewohnt, auf den Liegestuhl gelegt und mein mit der Atmung kämpfendes Töchterchen auf die Brust gelegt bekommen – ohne Atemhilfe durch den C-PAP. Nachdem die Monitore anfangs noch den einen oder anderen Alarm von sich gegeben hatten, herrschte nach einigen Minuten Stille. Katharina war fest auf meiner Brust eingeschlafen und atmete regelmäßig ein und aus. Ich mochte mich gar nicht bewegen und bin insgesamt fünf Stunden so mit Katharina liegen geblieben. Danach ging es Katharina blendend – und mir, bis auf einen steifen Rücken, auch. Dies war für mich das Schlüsselerlebnis, das mir zeigte, wie wichtig das Schmusen für Mutter und Kind ist. Danach ging es mit Katharina wieder allmählich bergauf.«

Noch vor ein paar Jahren wäre Katharina in ihrem instabilen Zustand – und auf vielen Stationen ist es sicherlich auch heute noch so – nie und nimmer ihrer Mutter auf die Brust gelegt worden. Dass eine Schwester dies auf der Frühchenstation in Bremen »gewagt« hat, ist Anlass zu großer Freude. Das, was hier wie ein Wunder anmutet, ist jedoch nur eine Bestätigung dessen, was in Wien täglich praktiziert wurde. Eine Frage bleibt allerdings im Raum: Weshalb hat man nicht schon eher auf »Vitamin L.« gesetzt? Alle vorherigen medizinischen Maßnahmen konnten keinen durchgreifenden Erfolg bringen, erst durch den Körperkontakt und die damit fühlbare Liebe der Mutter konnte sich Katharina stabilisieren. In den folgenden Kapiteln wird gezeigt, welch ein Unterschied es ist, wenn sich ein Kind wohlfühlt (am Körper der Mutter, aber auch im Inkubator), wenn auf seine Bedürfnisse eingegangen wird, wenn es mit Liebe behandelt wird und wenn medizinische invasive Therapien auf das notwendige Minimum reduziert werden.

2
Was bedeutet die Frühgeburt für das Kind?

Die Geburt und die Veränderungen, die damit einhergehen, sind für jedes Neugeborene ungeheuerlich. Der Psychoanalytiker Ludwig Janus betont die oftmals traumatischen Aspekte der Geburt: »Wie auch immer die Relation zwischen starkem und milderem Stress bei der Geburt nun sein mag, so spricht doch vieles dafür, dass auf der psychologischen Ebene die Geburt für viele Neugeborene einen traumatischen Aspekt hat, also durch überwältigende Angst und Vernichtungsgefühle und eine allgemeine emotionale Erschütterung bestimmt ist.«[16] Janus folgert daraus ganz richtig, dass es offenbar einen großen Unterschied macht, wie das Kind begrüßt wird: »Dabei sprechen alle Befunde dafür, dass entscheidend für die Verarbeitungsmöglichkeit eines traumatischen Aspekts der Geburt die Art und Weise ist, wie das Kind in der Welt empfangen und aufgenommen wird.«[17]

Bei voll ausgetragenen Babys wird dieser Sicht inzwischen zumindest ansatzweise Rechnung getragen. Das grelle Neonlicht im Kreißsaal ist vielfach abgedunkelt, das Baby wird nicht mehr mit einem Klaps auf den Po mit dem Leben bekannt gemacht, die Nabelschnur wird nicht mehr überall sofort durchschnitten, sondern vielfach kann das Baby sich auf dem Bauch der Mutter von seinen Strapazen erholen, ehe die direkte Verbindung zur Mutter gekappt wird. Das Kind darf also dort sein, wo es sich noch am ehesten zurechtfindet: bei seiner Mutter, der einzigen Person, mit der es vertraut ist, die es kennt, die bisher für das Kind der gesamte Kosmos, ja Lebensbedingung war. Die Gedanken, diese Trennung langsam und allmählich zu vollziehen, sind inzwischen allgemein anerkanntes Wissen – auch wenn es nicht immer praktiziert wird.

Ist der Kaiserschnitt immer der richtige Weg?

Die Geburt per Kaiserschnitt wird häufig als die sicherste und unbelastendste Möglichkeit angesehen, ein Kind auf die Welt zu bringen. Zumindest für das Kind, so glauben viele Mütter, ist der Kaiserschnitt schonender als eine natürliche Geburt, weil es sich dabei nicht »quälen« müsse. Aus dieser Sicht lassen sich auch die Kaiserschnittraten für Frühgeborene erklären. Über die Hälfte aller Frühchen unter 1500 Gramm kommen durch »die andere Tür« auf die Welt.[18] Dabei wird in der Mehrzahl der Fälle die Sectio primär durchgeführt, das heißt geplant, und ohne einen natürlichen Geburtsverlauf zunächst zu versuchen.

Kaiserschnittkinder haben jedoch – wie Untersuchungen und Erfahrungen gezeigt haben – gegenüber Kindern, die vaginal geboren wurden, einige Nachteile.[19] Nach einem Kaiserschnitt treten bei termingerecht geborenen Kindern gewisse Komplikationen häufiger auf als nach einer vaginalen Geburt: vermehrter Sauerstoffmangel durch die Rückenlage der Mutter auf dem OP-Tisch (dem kann durch eine Schräglagerung der Mutter bei der OP vorgebeugt werden), häufigere Atemnotsyndrome und niedrigere Apgar-Werte (Test direkt nach der Geburt, bei dem Atmung, Herzschlag, Hautfarbe und Muskeltonus des Kindes beurteilt werden). Einige Blutstoffe, wie Serumeiweiß und Serumcalcium, wurden bei Kaiserschnittkindern vermindert gefunden. Kinder, die ohne vorhergehende Wehentätigkeit per Kaiserschnitt geboren werden, produzieren weniger Zucker. Diese anfänglichen Anpassungsschwierigkeiten an die Außenwelt – ausgelöst durch fehlende Wehen und Hormoneinflüsse – werden auch »Kaiserschnitt-Schock-Syndrom« genannt.

Die Hormone spielen bei der Geburt eine wichtige Rolle. Bei einer spontanen Geburt produziert der mütterliche Körper Hormone, welche die Reifung der kindlichen Niere und Leber fördern. Die intensive Massage durch die Wehen, während das Kind im Geburtskanal ist, stimuliert das gesamte Nervensystem; Atmung und Reflexe kommen besser in Gang.

Kaiserschnittkinder müssen in der Regel abgesaugt werden, denn das Fruchtwasser in den Lungen begünstigt Infektionen.

Dr. Gerd Eldering, ehemals Direktor der Frauenklinik des Vinzenz-Pallotti-Hospitals in Bensberg bei Köln, glaubt nicht an die mechanische »Auspressung« des Lungenwassers beim Weg durch den Geburtskanal.[20] Bereits die fetale Lunge ist mit Flüssigkeit gefüllt, die von ihr selbst gebildet wird. Eldering verweist darauf, dass während des Wehenbeginns verschiedene Hormone ansteigen, von denen besonders die Katecholamine dafür sorgen, die Flüssigkeit aus den Lungen zu befördern. Dieser Vorgang beginnt in der Regel bereits zwei bis drei Tage vor Wehenbeginn. Aus diesem Grund ist bei Neugeborenen, die per Kaiserschnitt nach Wehenbeginn geboren wurden (sekundäre Sectios), die Lungenflüssigkeit ebenso reduziert wie bei vaginal geborenen. Von besonderer Bedeutung für Frühgeborene ist das nun Folgende: »Mit der Eröffnung der Lungenstrombahn nach der Geburt muss ein Mehrbedarf von etwa 20 Prozent des kindlichen Blutvolumens gedeckt werden. Dieser Mehrbedarf wird durch die Resorption der Lungenflüssigkeit (...) ausgeglichen (...) Die endgültige Reabsorption (Wiederaufnahme, Anm. d. Verf.) der Flüssigkeit ist bis zu sechs Stunden nach der Geburt abgeschlossen (...) Das Neugeborene braucht die Lungenflüssigkeit in seinem Gefäßsystem. Es füllt damit sein intravasales Volumen auf, welches durch die Eröffnung der Lungenstrombahn um 20 Prozent vergrößert ist. Das Neugeborene ist somit postpartal (nach der Geburt) essentiell auf die Aufnahme der Lungenflüssigkeit in sein Gefäßsystem angewiesen«[21], beschreibt Eldering.

Was aber ist mit Kindern, die durch einen primären Kaiserschnitt auf die Welt kommen? »Erfolgt dieser Mechanismus nicht, leiden die Kinder vermehrt unter ›wet lungs‹ (nassen Lungen) und haben mehr Probleme bei Beginn der Atmung«, so Eldering. Daraus könnte gefolgert werden, dass es gerade für Frühgeborene, die sowieso schon Probleme mit der Atmung haben, wichtig ist, ihre Lungen auf diese natürliche Weise gereinigt zu bekommen. Die Hormone, die das Kind selbst während der Geburt bildet, sorgen aber auch dafür, dass es die körperlichen Belastungen während der Geburt besser verträgt.

Deshalb erkennen Geburtshelfer allmählich auch die positiven Effekte einer natürlichen Geburt für Frühgeborene, insbesondere in Bezug auf Atemfunktion, Durchblutung und Blutzuckerspiegel.

Doch auch gerade im Hinblick auf die Mutter sollte ein Kaiserschnitt nur gemacht werden, wenn die genaue Abwägung von Vorteil und Nachteil ganz klar zugunsten des Kaiserschnitts entschieden werden kann. Eine Kaiserschnittmutter ist bis zu drei Tage unfähig, ihr Kind zu besuchen. Es wird nicht mehr daran gezweifelt, dass eine möglichst frühe Kontaktaufnahme viel zu einer guten Mutter-Kind-Beziehung beiträgt. Eine Kaiserschnittmutter hat eine Lücke. Sie kann emotional nicht nachvollziehen, wie das Kind aus ihrem Körper gekommen ist. Der Moment, in dem das Kind bauchwarm aus ihr herausgleitet, sie es aktiv hergegeben hat – der Moment, von dem viele vaginal Gebärende so schwärmen –, ist für eine Kaiserschnittmutter nicht nachzuvollziehen, was sie oft noch lange als Versäumnis empfindet. Die Passivierung, die ein Kaiserschnitt für die Gebärende sowohl physisch als auch psychisch bedeutet, wirkt sich besonders in der Anfangs- und Kennenlernphase negativ aus.

Der Mensch ist Tragling

Frühgeborene Kinder werden zu einer Zeit von ihren Müttern getrennt, in der sie von der Natur noch nicht für ein Leben außerhalb der Gebärmutter vorgesehen sind. Weder physisch noch psychisch. Für sie sind Hormone, die eine Anpassung an das Leben ohne den mütterlichen Körper erleichtern, umso wichtiger. Frühgeborene brauchen allerdings ganz dringlich noch etwas: Sie bedürfen der Nähe ihrer Mutter, ihres Körpers, auch wenn nur von außen.

Aus der Ethnologie wissen wir, dass der Mensch ein Tragling ist. Das bedeutet, dass Körperkontakt eine notwendige Voraussetzung für die menschliche Spezies ist, um gesund zu überleben. Wenn das Kind weint, hat jede Mutter instinktiv das Bedürfnis, ihr Kind aufzuheben und es an sich zu drücken. Das Weinen eines Kindes ist als Notsignal zu verstehen – und wird auch so verstanden. Babys haben eine angeborene Erwartungshaltung, dass auf ihre Notsignale eingegangen wird. Die Bindungsperson – also die Mutter – ist Zuflucht und Schutz in jedweder Bedrängnis.

Die Humanethnologin Dr. Margret Schleidt verweist auf die Notwendigkeit, stammesgeschichtliche Einflüsse auch bei der Behandlung von Frühgeborenen zu berücksichtigen: »Wir Menschen haben ebenso wie alle anderen Lebewesen aus der Phylogenese (Stammesgeschichte) stammende angeborene Vorgaben, die unser Leben bestimmen. Das wird oft leichter für die Anatomie und Physiologie akzeptiert und schwerer für das Verhalten. Es ist aber besonders wichtig wegen der Interaktion von Physis und Psyche, auch im Verhaltensbereich die stammesgeschichtlichen Einflüsse auf das Agieren und Perzeptieren (Reizaufnahme über Sinneszellen und Organe, Anm.d.Verf.) sowie auf die Lernpräferenzen und Erwartungen zu kennen (...) Je jünger der Säugling, desto wichtiger ist es für ihn, durch den Körperkontakt seine lebendige Mutter zu spüren und so das aus der Phylogenese vorprogrammierte Sicherheitsgefühl zu erfahren. Wenn ihm das fehlt, dann tut er es kund.« Der enge Körperkontakt ist ein Sollmuster, wie es Schleidt formuliert. Die Nähe zur Mutter ist absolut notwendig, um das Überleben zu ermöglichen. Deshalb werden Jungtiere von Primaten – zu denen auch wir Menschen gehören – auch »Tragling« genannt, denn sie werden in engem Körperkontakt von der Mutter gehalten. Fehlt diese körperliche Nähe, senden sie Notsignale wie Weinen aus. »Bezugspersonen reagieren darauf sinngemäß und ohne zu überlegen mit Körperkontakt«, so Schleidt. Die Angstlosigkeit, die mit dem Körperkontakt einhergeht, ist auch für die Entstehung des Urvertrauens verantwortlich.

Was ein Frühgeborenes allerdings im Regelfall heute im Kreißsaal bei der Erstversorgung erlebt, hat nichts mehr gemein mit diesen stammesgeschichtlichen Erwartungen.

Die Frage ist, ob die Notsignale eines Frühchens heute überhaupt verstanden werden. Und noch wichtiger, werden diese Notsignale adäquat beantwortet? Adäquat heißt, ihren biologischen Bedürfnissen entsprechend. Die Folgen dieser Nichtbeachtung der elementaren Grundbedürfnisse des zu früh geborenen Kindes können dramatisch sein, wie das folgende Kapitel ausführt.

3
Ist die Intensivstation zu intensiv?

Die Überlebenschancen für Frühgeborene, insbesondere für extrem Frühgeborene – also unter 1500 bis zu unter 1000 Gramm –, haben sich in den letzten zehn bis 20 Jahren stark verbessert. Dies wird auf die neuesten medizinischen und technischen Behandlungsmöglichkeiten zurückgeführt. Die medizinische Spezialisierung innerhalb der Kinderheilkunde, die sich mit Frühgeborenen und Neugeborenen auseinandersetzt – die Neonatologie –, hat sich mit verschiedensten technischen Errungenschaften bemüht, den Kindern die verloren gegangene Gebärmutter zu ersetzen. Diese High-Tech-Umgebung hat allerdings nichts mehr gemein mit den Gegebenheiten, die ein termingerecht geborener Säugling vorfindet. Dieser technisierte Gebärmutterersatz ist nicht mit dem zu vergleichen, was ein Kind nach der Geburt – biologisch begründet – erwartet: seine Mutter.

Frühgeborene verbringen Wochen, ja Monate in einer technikgeprägten Umgebung, die – so belegen inzwischen immer mehr Studien – negative Einflüsse auf die weitere Entwicklung des Kindes haben kann. Dies insbesondere auch deshalb, weil die Kinder zu einer Zeit diesen potenziell schädigenden Einflüssen ausgesetzt sind, in der ihre neurologische und psychische Entwicklung in einem verletzlicheren Zustand ist, als dies bei Termingeborenen der Fall wäre. Es werden in den letzten Jahren immer mehr Stimmen laut, die Belege dafür bringen, dass die Umwelt der Neugeborenen-Intensiv-Pflege-Station (im Weiteren NIPS genannt) selbst nachteilige Effekte für die Frühchen hat und ihre Fähigkeiten, sich zu erholen, zu gesunden und zu entwickeln, behindert.[22] Dies führt zu dem Paradoxon der NIPS: Auf der einen Seite stehen die Bestrebungen und Erfolge der Neonatologie, Leben durch High-Tech-Medizin retten zu können; auf der anderen Seite wird immer deutlicher, dass gerade dieser High-Tech-Einsatz seine eigenen Probleme kreiert.[23] Sowohl körperliche als auch psychische Folgeerkrankungen und sogar schwerwiegende lebenslange Behinderungen sind nicht auszuschließen. Zwar sind die Risiken von Kindern mit einem Geburtsgewicht über 1000 Gramm in den letzten Jahren gesunken, die der jüngeren und leichteren Babys sind allerdings immer noch sehr hoch.

Wurde zunächst angenommen, dass die Sinne der Frühgeborenen in der NIPS zu wenig stimuliert würden, ist inzwischen bekannt, dass es durchaus auch umgekehrt ist. Frühgeborene sind einer Vielzahl von Sinneseinflüssen ausgesetzt, die sie aufgrund ihrer Unreife noch nicht verarbeiten können und die nicht ihrem individuellen Entwicklungsstand angepasst sind. Die Kritik an der Umgebung der neonatologischen Intensivstationen ist nicht mehr zu überhören und die meisten Stationen haben daraus Konsequenzen gezogen. Prof. Dr. Dieter Wolke von der Universität Herfordshire (England) folgerte aufgrund seiner Untersuchungen und Literaturrecherchen: »Die Umgebung der NIPS ist (...) hauptsächlich darauf ausgerichtet, die Bedürfnisse von Equipment und Personal zu erfüllen, nicht aber die des Patienten: des kleinen neugeborenen Säuglings. Die Rücksichtnahme auf die Bedürfnisse des Kindes ist oft zweitrangig bzw. nachträglich.«[24] Störende Einflüsse für die Kinder auf der Intensivstation sind mehrfach beschrieben worden.[25]

Gerade in diesem Bereich lassen sich in den letzten Jahren Verbesserungen erkennen. Die Bedürfnisse von Eltern und ihren zu kleinen Babys werden gesehen, trotzdem sind die Belastungen einer zu intensiven Behandlung noch immer nicht zu vernachlässigen.

Schlaf- und Ruheunterbrechungen

Frühgeborene Babys haben kaum eine Chance auf erfrischenden Schlaf, ihre Ruhe wird immer wieder von außen unterbrochen. Diese Ruheunterbrechungen gehen meist von Schwestern, Pflegern, technischem Personal (Röntgenassistenten, MTAs) und Ärzten, nur zu einem geringen Maß von den Eltern aus. Die Ruhepausen zwischen den einzelnen Be»hand«-lungen liegen zwischen fünf und zwanzig Minuten. Dabei werden die kleinsten und kränksten Frühchen noch öfter intensiv untersucht (meist mit schmerzhaften Methoden) als die schon etwas stabileren.[26] Dies kann dazu führen, dass nach einiger Zeit Berührung von den Frühchen als unangenehm assoziiert wird und mit Angst verbunden ist.

Der Psychologe Dieter Wolke hat die Auswirkungen dieser Störungen auf das Verhalten und den physiologischen Zustand der Frühgeborenen so beschrieben: »Es führt immer wieder zu einer Unterbrechung des Schlafes des Neugeborenen und so zu einer Veränderung der Relation von REM-Phasen zu Non-REM-Phasen. In den REM-Phasen treten häufiger Apnoen auf. Längeres Schreien bzw. bei Intubierten Unruhe nach Eingriffen führt bei kranken Frühgeborenen zu verringertem systolischem und diastolischem Blutdruck und damit zu erhöhtem Risiko einer reduzierten Sauerstoffsättigung des Gehirns. In manchen Studien wird berichtet, dass 83 Prozent aller Hypoxämien (Sauerstoffmangel im Blut), 93 Prozent aller Bradykardien (Herzfrequenzabfall) und 38 Prozent aller Apnoen (Atemaussetzer) während oder nach dem Hantieren am Frühgeborenen auftraten. Sie waren eine Folge und nicht der Grund des Hantierens. Weiterhin konnten stark erhöhte

Ausschüttungen von ›Stress-Hormonen‹, den Katecholaminen, dokumentiert werden.«[27] Eine hohe Konzentration von Stress-Hormonen kann sich negativ auf die Gesundung auswirken. Außerdem macht Stress das Gehirn empfänglicher für Medikamente.

Durch die ständigen Schlaf- und Ruheunterbrechungen kann sich kein Tag-Nacht-Rhythmus entwickeln, was später häufig die Umstellung auf das Leben zu Hause erschwert. Weitaus problematischer sind allerdings die Konsequenzen der Schlafunterbrechungen auf die Hormonbildung. »Kinder schlafen sich gesund«, so heißt es im Volksmund. Die neuere Forschung kann diese Beobachtung vieler Mütter bestätigen. Während des ungestörten Schlafes produziert der Körper Wachstumshormone, die auch den Heilungsvorgang durch eine Stimulation der Proteinsynthese und einen effizienteren Energieverbrauch fördern. Somit unterbindet häufige Schlafunterbrechung die normalen Heilungsprozesse. Schlafunterbrechungen führen auch zur Bildung der Stress-Hormone Cortisol und Adrenalin, welche ebenfalls die Heilungsprozesse erschweren.

Lärmbelastung

Auch wenn sich die Lärmbelastung in den NIPS in den letzten Jahren deutlich verringert hat, so kann in den meisten Fällen (Ausnahmen gibt es) noch immer nicht von einem ruhigen Ambiente gesprochen werden. Noch vor einigen Jahren wurden Lärmpegel zwischen 55 und 88 Dezibel gemessen. Das sind Werte, die im unteren Bereich mit denen in einem Büro, im oberen Bereich allerdings mit einer lebhaften Straßenkreuzung oder einem Busmotor zu vergleichen sind. Hauptverursacher des Lärms sind die ständigen Alarme (insbesondere in größeren Einheiten mit bis zu zwanzig Inkubatoren in einem Raum), die Geräusche der Maschinen (obwohl gerade hier große Fortschritte erzielt worden sind), aber auch das Öffnen und Schließen der Inkubatorklappen (117 bis 135 Dezibel – was dem Lärmpegel in einer Diskothek bzw. dem eines Presslufthammers entspricht).

Die Folgen des Lärms sind in zahlreichen Studien beschrieben worden. Eine Studie, in der die Auswirkungen von Lärm und Pflegeinterventionen auf drei NIPS (zwei in Kalifornien und eine in Beirut) beschrieben werden, kam zu dem Ergebnis: »Lärm zusammen mit Pflegeinterventionen zogen einen akuten Rückgang der Sauerstoffsättigung bei 20 Prozent aller Säuglinge, einen akuten Anstieg der Herzfrequenz bei 19 Prozent und eine akut gesteigerte Respirationsrate bei 17 Prozent aller Säuglinge nach sich.«[28] Doch auch jeder der Störfaktoren für sich genommen – also nur Lärmbelästigung oder nur Pflegeintervention – hatte starke Auswirkungen. Diese Ergebnisse zeigen, so die Autoren der Studie, dass Lärm und Pflegeinterventionen den Energieverbrauch der Frühgeborenen steigern. Insgesamt reagierten 78 Prozent aller beobachteten Frühgeborenen auf Lärm und Pflegeinterventionen und veränderten als Folge darauf ihr Verhalten (Weinen, erhöhte Unruhe, Quengeln). Dies zeigt, so folgerten die Forscher, dass Frühgeborene weniger in der Lage sind, Umweltstörungen zu ignorieren, als Termingeborene. Sie schlossen daraus: »Da Störung in der Verfassungsregulation auch als Vorhersagefaktor für Behinderungen und Tod gelten, können konstantes Handling und Interventionen mit kranken Frühgeborenen das Risiko erhöhen, medizinische Komplikationen und Entwicklungsverzögerungen nach sich zu ziehen.« In der Studie wurde außerdem die Häufigkeit von Lärmbelästigung und Pflegeintervention zu verschiedenen Tageszeiten untersucht. Die Forscher konnten dabei keinen erheblichen Unterschied zwischen morgens und abends feststellen. Der Lärm, dem die Frühchen für so lange Zeit ausgesetzt sind, ist für sie nicht steuerbar, sie sind diesem Einfluss hilflos ausgeliefert.

Im Brutkasten ist die menschliche Stimme nur verzerrt zu vernehmen. Sie klingt gedämpft und unverständlich. Dadurch ist es für Frühgeborene schwer, Stimmen zu erkennen. Insbesondere die Fähigkeit, die Stimme bestimmten visuellen Stimuli – beispielsweise einem Gesicht – zuzuordnen, ist dadurch für Frühgeborene nur schwer erlernbar. Reifgeborene hingegen lernen dies bereits in den ersten Lebenswochen.

Auch wenn die Lärmbelastung hoch erscheint, ist es nicht der Lärm als solcher, der schaden kann. Es ist eher die Tatsache, dass es sich um biologisch uncharakteristische Geräusche handelt. Denn auch im Mutterleib ist es nicht leise. Der Fötus hört die Mutter atmen, ihre Darm- und Magengeräusche, ihren Herzschlag, aber auch externe Geräusche dringen zu ihm vor. Es ist zwar nicht nachgewiesen, dass die NIPS-Geräuschkulisse allein Schäden verursacht. Jedoch gibt es Hinweise, dass die Medikamente, die Frühgeborenen verabreicht werden und der Lärm einander beeinflussen und so Hörschäden verursachen können.[29]

Insbesondere plötzliche laute Geräusche können vielfältige negative Auswirkungen im physiologischen Bereich und im Verhalten nach sich ziehen.[30] Dazu gehören das Aufwachen des Kindes, motorische Erregung wie Zucken und Schreien, Hypoxämie (Sauerstoffuntersättigung im Blut), Tachykardie (Herzjagen) und steigender intrakranialer Druck (Hirndrucksteigerung). Das ist deshalb so besorgniserregend, weil Letzterer durch die ungenügende Selbstregulation des Blutflusses im Gehirn unter Umständen zu der Entwicklung von Gehirnblutungen führen kann.

Lichtpegel

Von allen Sinnesorganen ist das visuelle System am wenigsten bei der Geburt entwickelt. Die Sehfähigkeit wird in der Gebärmutter nur wenig stimuliert. Die Unreife liegt in den Augenstrukturen selbst, aber auch in den Nervensträngen, die die Verbindung zum Gehirn herstellen. Frühgeborene werden zu einer Zeit dem Tageslicht – und in der NIPS sogar grellem Neonlicht – ausgesetzt, in der visuelle Stimulation von der Natur noch nicht vorgesehen ist. Die Intensität des Lichtes in der NIPS erhöhte sich von den 1980er-Jahren bis Mitte der 1990er um das Fünf- bis Zehnfache – in den letzten zehn Jahren hat sich dieser Trend glücklicherweise wieder umgekehrt.

Die Lichtpegel liegen im Durchschnitt bei 200 bis 600 Lux. Auf immer mehr Intensivstationen ist man inzwischen dazu übergegangen, die Lichter in der Nacht auf ein notwendiges Maß zu reduzieren (Spotbeleuchtung) und die Frühchen auch tagsüber mit Tüchern über der Inkubatordecke vor zu grellem Licht zu schützen. Das ist sicherlich eine positive Entwicklung, denn da Neugeborene meist auf dem Rücken liegen, schauen sie oft direkt in die Neondeckenbeleuchtung. Selbst wenn sie ihre Augen schließen, sind diese nicht so gut geschützt wie die eines Erwachsenen, denn die Augenlider Neugeborener sind noch sehr dünn und durchlässig. Hinzu kommt, dass die Pupillenfunktion bei Frühgeborenen unter 31 Wochen noch nicht ausgereift ist. Normalerweise verengt sich die Pupille bei intensivem Lichteinfall und schützt somit die Netzhaut.

Untersuchungen haben gezeigt, dass die durchschnittliche Pupillengröße eines Frühgeborenen um 35 Prozent größer ist, als dies bei Neugeborenen ab der 35. Woche der Fall ist. Das bedeutet, dass gerade die kleinsten und jüngsten Frühchen, die auch die längsten Aufenthalte in den NIPS haben, sich nur ungenügend vor Lichteinwirkungen schützen können.

Zusätzliche Belastung bedeutet die Phototherapie, der Frühgeborene häufiger ausgesetzt sind als Termingeborene. Bei Frühchen ist der Bilirubinspiegel eher erhöht, was die sogenannte Neugeborenen-Gelbsucht auslöst. Hohe Bilirubinwerte behindern die Entwicklung des Nervensystems. Wird der Wert zu hoch, kann das Blut das Bilirubin nicht mehr binden, und größere Mengen können dann ungehindert in das zentrale Nervensystem einströmen. Dies kann zu Gehirnschädigungen oder sogar zum Tode führen. In den 1950er-Jahren wurde – mehr durch Zufall – entdeckt, dass Kinder, deren Bettchen nahe am Fenster standen und die somit einer größeren Lichteinwirkung ausgesetzt waren, seltener Neugeborenen-Gelbsucht entwickelten als Kinder, die weiter vom Fenster entfernt lagen. In darauf folgenden Studien konnte bewiesen werden, dass kurzwelliges Licht Bilirubin dauerhaft chemisch umwandelt und dadurch ungefährlich macht. Seitdem werden Neugeborene mit Gelbsucht weltweit mit Phototherapie behandelt.

Die Intensität der Lichtstrahlung bei der Phototherapie liegt bei mindestens 10.000 Lux. Um die Augen zu schützen, werden den Neugeborenen Schutzbrillen umgebunden. Nicht immer sind diese Schutzbrillen allerdings ausreichend und selbst gute Schutzbrillen können verrutschen. Häufig geschieht dies nur bei einem Auge, was die einseitige Augenschädigung erklären würde.

Die hohen Lichtpegel der Phototherapie betreffen nicht nur das behandelte Kind. Auch im Inkubator daneben ist die Lichtintensität um ein Vielfaches erhöht. Die Augen der »Nachbarkinder« werden allerdings in den meisten Fällen nicht mit Schutzbrillen bedeckt, sodass bei ihnen das Risiko einer Schädigung erhöht ist.

Eine andere Augenerkrankung, die bei Frühgeborenen vorkommt (bei Frühchen unter 1000 Gramm häufiger als bei älteren und damit schwereren) und in schweren Fällen zur

Netzhautablösung oder sogar zur Blindheit führen kann, ist die Retinopathia Praematurorum oder Retrolentale Fibroplasie. Lange Zeit wurde davon ausgegangen, dass diese Schädigung fast ausschließlich durch zu hohe Sauerstoffzufuhr bei der künstlichen Beatmung verursacht werde. Inzwischen gibt es Studien, die auch eine Verknüpfung – im Sinne einer Verstärkung – mit der Lichtintensität der NIPS nahelegen.[31] Es gibt inzwischen Hinweise, dass allein durch die Reduktion des Lichts auf Intensivstationen das Risiko einer Retinopathie gesenkt werden konnte. Trotzdem ist das Licht einer der wenigen Faktoren, die in den sonst so sorgsam überwachten NIPS normalerweise zu wenig kontrolliert werden. Obwohl diese Zusammenhänge seit den 1980er-Jahren bekannt sind, hat es lange gedauert, ehe daran etwas verändert wurde.[32]

Schmerzen

Die zahlreichen medizinischen Untersuchungen und Blutabnahmen, die an Frühgeborenen mehrmals täglich durchgeführt werden, sind nicht nur störend in Ruhe- und Schlafphasen, sie sind auch schmerzhaft. Noch vor gar nicht langer Zeit wurde angenommen, dass Frühchen Schmerzen nicht empfinden oder zumindest unempfindlicher als Termingeborene seien, da – so die Annahme – das Nervensystem noch nicht ausreichend ausgebildet sei. Diese Theorie ist längst als falsch erkannt. Denn das Gegenteil ist der Fall: Frühgeborene leiden mehr unter schmerzhaften Prozeduren, weil bei ihnen die Produktion von Endorphinen noch nicht vollständig funktioniert. Die Endorphine sind Hormone, die Schmerzen erträglicher machen.

Für das ungeübte Auge ist es allerdings schwierig zu erkennen, wann ein Frühgeborenes unter Schmerzen leidet, da seine Reaktionen auf Schmerzen subtiler, weniger konstant und unterschiedlicher sind als bei einem ausgetragenen Säugling. Wer allerdings einem Frühchen ins Gesicht schaut, wird recht bald erkennen können, wann es leidet. Das Weinen der Frühgeborenen ist höher, kürzer in der Dauer und für Erwachsene schwerer zu ertragen als das Weinen Termingeborener. Es ist jedoch problematisch, nur dann Schmerz vorauszusetzen, wenn das Kind weint. Viele Frühgeborene können nicht weinen, weil sie häufig durch mechanische (den Beatmungsschlauch) oder medikamentöse (Beruhigungsmittel) Eingriffe nicht mehr in der Lage dazu sind. Das sogenannte »stille Weinen« wird häufig übersehen oder nicht so ernst genommen. Erstaunlich – und bislang kaum untersucht – ist die Tatsache, von der Bonnie J. Stevens von der Universität Toronto in Kanada berichtet. Danach weinen 50 Prozent der beobachteten Frühgeborenen nicht nach schmerzhaften Eingriffen.[33] Die Unfähigkeit, auf Schmerzen zu reagieren, mag auch damit zusammenhängen, dass die physiologischen Reserven, die diese Reaktionen ermöglichen, erschöpft sind. Andere Forscher fanden heraus, dass Frühgeborene, die gestreichelt werden, eher in der Lage sind, Schmerzen zu zeigen.[34]

Die meisten Schmerzstudien, die sich mit Frühgeborenen beschäftigen, untersuchen nur die unmittelbare Schmerzreaktion. Die am häufigsten erforschte schmerzhafte medizinische Intervention ist die der Fersenblutabnahme, die in den meisten Kliniken routinemäßig mehrmals täglich durchgeführt wird. Mehrere Untersuchungen zeigten, dass diese Blutabnahme zu erhöhtem Herzschlag führt und mit einem Blutdruckanstieg einhergeht.[35]

Andere Studien konnten nachweisen, dass Frühgeborene offenbar lernen, welche Handlungen mit Schmerz einhergehen, denn sie versuchen, die betroffenen Körperteile zu entziehen und halten den Atem an, was zu einer niedrigeren Sauerstoffsättigung führt.[36] Auch die Vorbereitungen zur Fersenblutabnahme werden offenbar schon als belastend empfunden (Aufwärmen der Ferse, Desinfektion mit Alkohol, Zusammendrücken), denn bereits bei diesen schmerzfreien Handlungen zeigten Frühchen schon Stressreaktionen.[37]

Andere schmerzhafte Untersuchungen und Handlungen wie beispielsweise das Legen intravenöser Zugänge, Punktionen, Absaugen etc. wurden bisher kaum auf ihre Folgen, das heißt Schmerz und seine physischen Auswirkungen, untersucht.

Wer einmal mit eigenen Augen mitverfolgt hat, wie empfindlich Frühchen auf eine – vermeintlich harmlose – Blutentnahme aus dem Finger reagieren, braucht allerdings keine weiteren Studien oder Beweise, die belegen, wie sehr diese Aktivitäten das labile Gleichgewicht stören und dazu beitragen können, ein vielleicht soeben stabiles Frühchen wieder aus dem Gleichgewicht zu bringen.

Noch zu gut ist mir eine Situation gegenwärtig, in der ich zuschauen durfte, wie bei einem eine Stunde alten Frühchen (1759 Gramm), das ruhig und friedlich atmend in seinem Inkubator lag, Blut aus dem Finger entnommen wurde. Es war gegen 10 Uhr morgens, und die Laborassistentin machte ihre Runde, um Blut zu entnehmen. Auch die kleine Mia[38] kam an die Reihe. Zunächst war außer der Laborantin noch eine Stationsschwester zugegen, die Mia gut zuredete, ihr Köpfchen streichelte und ihr Glucoselösung zur Beruhigung anbot. Die besänftigenden Worte taten offenbar ihre Wirkung, denn Mia zeigte zwar in ihrem Gesichtchen, dass ihr die Behandlung nicht gefiel, und wurde auch unruhig, aber sie schrie noch nicht. Die Blutentnahme dauerte eine ganze Weile, weil das Blut trotz durchblutungsfördernder Salbe, die zirka eine halbe Stunde vorher aufgetragen worden war, nicht gut floss. Die Schwester ließ das Kind bald allein und ging in den Nebenraum, wo sie sich mit einer Kollegin unterhielt. Die Laborantin versuchte weiter, an das benötigte Blut zu kommen. Sie sprach jedoch weder mit Mia, noch ließ sie sonst wie erkennen, dass sie die Kleine, mit Ausnahme ihres Fingers, überhaupt wahrnahm. Mia fing an zu weinen, war aber zu klein und zu schwach, um sich gegen die Behandlung aktiv zur Wehr zu setzen.

Es war ein Anblick, der mir die Tränen in die Augen trieb, während die Laborantin unbeeindruckt blieb. Sicherlich, sie nimmt jeden Tag vielen Menschen Blut ab, für sie ist es ein Routinevorgang. Sie kann selbstverständlich nicht jedes Mal gerührt weinen. Dennoch könnte sie dem Kind verbale Unterstützung zukommen lassen. Inzwischen zeigten auch das Pulsoxymeter und die Herztonüberwachung, dass Mia unter der Blutabnahme litt: Die Herzschlagrate stieg deutlich an, während die Sauerstoffsättigung abfiel. Als die Laborantin endlich genug Blut hatte und wortlos aus dem Raum ging, erholte sich Mia rasch wieder. Sie hatte eine ihrer ersten Blutentnahmen ohne abschließende Beruhigung überstehen müssen.

Obwohl eigentlich nichts »Dramatisches« vorgefallen war, sich Mia schnell wieder beruhigte, konnte ich den Vorfall lange Zeit nicht vergessen. Die kleine Mia hatte mir so leidgetan – und das, obwohl ich nicht die Mutter war. Sie lag so hilflos ausgeliefert in ihrem Inkubator. Es drängte sich mir die Frage auf, was wohl passiert wäre, wenn Mia nicht so stabil gewesen wäre? Womöglich hätte die Blutentnahme ausgereicht, um ihren Zustand so weit zu verschlechtern, dass sie hätte intubiert werden müssen?

Dr. med. Albrecht Klaube, ehemals Oberarzt der NIPS im Barbara Krankenhaus Halle/Saale, ist davon überzeugt, dass eine Blutabnahme zu einem ungünstigen Zeitpunkt viel Schaden anrichten kann. Als ich ihn auf seiner Station besuchte, erlebte ich den Fall, dass in der Nacht ein sehr unreifes Frühchen per Kaiserschnitt von seiner Mutter entbunden wurde. Die Mutter war gestürzt, und die Plazenta war verletzt. Das Frühgeborene war intubiert worden, hatte sich dann aber selbst extubiert, und seitdem schwankten die Sauerstoffsättigungsraten. Als es sich gerade beruhigt hatte, kam eine Laborantin auf Routinerunde, um auch hier Blut zu entnehmen. Dr. Klaube schickte sie weiter mit der Bemerkung: »Wenn wir jetzt Blut entnehmen, wird es wieder unstabil.«

Noch weithin unbekannt sind die Auswirkungen, die nicht verarbeiteter Schmerz über den unmittelbaren Zeitpunkt hinaus haben kann. Insbesondere wenn die schmerzhafte Situation regelmäßig auftritt oder über einen längeren Zeitraum besteht, hat das Folgen. Langanhaltende Schmerzbelastung erschöpft die Produktion von Stress-Hormonen, was dazu führen kann, dass das Kind keine beobachtbaren Reaktionen – weder im Verhalten noch physiologisch – auf Schmerzen mehr zeigt.[39] Der Schmerzforscher Manfred Zimmermann berichtet, dass das frühgeborene Kind eine Reaktion auf sein Weinen erwartet. Bekommt es diese nicht, kann es sein, dass es nicht mehr weint: »An Frühgeborenen im Brutkasten wurde beobachtet, dass sie bei invasiven diagnostischen Maßnahmen schreien, genau wie ein normales Neugeborenes. Haben die Schreie jedoch keine Wirkung, indem sie zum Beispiel Zuwendung auslösen oder zu einer Beendigung invasiver Maßnahmen führen, dann kommen die Schreireaktionen allmählich zum Erliegen.«[40]

Die gesteigerte Energie, die benötigt wird, um bei langfristigen Schmerzen Herzfrequenz, Blutdruck und Sauerstoffsättigung aufrechtzuerhalten, wird dort abgezogen, wo sie eigentlich für Wachstum oder Heilung benötigt würde.[41] Die Auswirkungen von Operationen auf Frühgeborene beschreibt K.J.S. Anand als insgesamt schwerwiegender, dafür aber kürzer anhaltend als bei Erwachsenen.[42]

Tierforschungen ergaben, dass Stress und Schmerz in der neonatalen Periode sich ausgeprägt auf das Verhalten im Erwachsenenalter auswirken, wie zum Beispiel verringerte Schmerzempfindung, Lernfähigkeit und schlechtere Temperaturregulation. Auch bei Menschen wurden erhöhte Schmerzunempfindlichkeiten festgestellt – wie Erfahrungen mit 18 Monate alten Säuglingen belegen, die als extreme Frühchen lange Zeit auf der NIPS zugebracht haben.[43] Es ist erschreckend, wenn wir uns vor Augen führen, was und wie oft an Frühgeborenen herumhantiert wird. Durchschnittlich 130-mal werden sie in einem Zeitraum von 24 Stunden behandelt. Sie sind all dem hilflos ausgeliefert.

Viele medizinische und pflegerische Maßnahmen bleiben unhinterfragt. Sie werden akzeptiert, weil den Eltern im Grunde nichts anderes übrig bleibt, als auf die Kompetenz der Ärzte und Schwestern zu vertrauen. Diese Situation gibt den Ärzten eine große Macht. Vielleicht erklären diese Abhängigkeitsstrukturen auch den medizinischen »Overkill«, dem Frühgeborene in der Regel ausgesetzt sind.

Wie wir gesehen haben, ist die Umwelt in der NIPS nicht frühchengerecht. Viele ihrer zentralen Bedürfnisse werden dort nicht berücksichtigt, wie das Bedürfnis nach Ruhe, nach Geborgenheit, nach relativer Dunkelheit. Folgen dieser artfremden Umgebung und Behandlung sind Stress und Schmerzen. Um deren Begleiterscheinungen unter Kontrolle zu halten, werden Medikamente eingesetzt und Frühchen ruhiggestellt (sediert). Häufig werden die physiologischen Reaktionen auf Schmerz und Stress auch falsch gedeutet. So wird Sauerstoffmangel, losgelöst aus dem Kontext von Ursache und Wirkung, als primäre Unreife diagnostiziert. Aus diesem Verständnis heraus werden Symptome singular medikamentös oder technisch assistiert behandelt. Dies setzt jedoch eine Behandlungsspirale in Gang, denn jeglicher Eingriff in das Körpersystem zieht wiederum Reaktionen nach sich. Das kann konkret an der Medikation und der nicht zu unterschätzenden Medikamentenüberdosierung nachvollzogen werden.

Medikation

Das Verhältnis zwischen Medikamentendosierung und Blutkonzentration ist komplex und eng verwoben mit dem Entwicklungsstand des Kindes. Das bedeutet, dass der Medikamenteneffekt häufig nicht im Voraus berechenbar ist und nicht vorherzusehen ist, wie das Medikament anschlägt. Frühgeborene, so wie Neugeborene insgesamt, verarbeiten Medikamente langsamer, und deshalb dauert es auch länger, bis diese Medikamente vom Körper wieder abgebaut sind.

Problematisch ist auch die Verabreichung von Beruhigungsmitteln. Fast alle beatmeten Frühchen müssen früher oder später ruhiggestellt werden, da viele gegen die maschinelle Atmung anatmen oder versuchen, sich selbst zu extubieren. Wie die Schmerzforscherin Bonnie Stevens aufzeigt, sollten Beruhigungsmittel jedoch nur gegeben werden, wenn eine Schmerzbelastung sicher auszuschließen ist, denn Beruhigungsmittel selbst haben keine schmerzstillende Wirkung, sondern nehmen nur die verhaltensbedingten Reaktionen auf Schmerz.[44]

Eine Steigerung der Sedierung ist das Relaxieren. Dabei schalten die verabreichten Medikamente jegliche Bewegungen des Körpers aus. Das Kind hat also keinerlei Kontrolle mehr über seine Muskelfunktionen und kann auf Schmerzreize nicht mit entsprechenden motorischen Abwehrmechanismen reagieren. Ihm ist die Möglichkeit von Fluchtreflexen genommen. Das heißt auch, ein mit Beruhigungsmitteln behandeltes Frühchen kann seine Schmerzen nicht zeigen, auch wenn es sie spürt. Vielleicht ist dies eine zusätzliche Erklärung für die bereits beschriebene Beobachtung, dass 50 Prozent der Frühchen in der Studie keine Reaktionen auf schmerzhafte Interventionen zeigten. Häufig werden Beruhigungs- und Schmerzmittel auch in Kombination angewandt.

Doch nicht nur Unsicherheit in der Anwendung, auch Medikamentenüberdosierung ist eine nicht zu unterschätzende Gefahr. M. Vochem von der Universitäts-Kinderklinik Tübingen schrieb dazu in der Zeitschrift *pädiatrische praxis*: »Zwischenfälle durch medikamentöse Behandlungsfehler bei Neu- und Frühgeborenen bleiben meist unentdeckt, weil sie als mögliche Ursachen für Zustandsverschlechterungen zu selten in Betracht gezogen werden. Gefährliche Medikationsfehler können mit vielen auf Neugeborenen-Intensivstationen üblicherweise eingesetzten Substanzen vorkommen. In der Literatur finden sich Beispiele für Überdosierungen mit Antibiotika, Elektrolyten, Phenobarbital, Theophyllin, Didoxin, Indometacin, Phenytoin, Katecholaminen, Prostaglandin E und Pancuronium. Gerade sehr unreife Frühgeborene erhalten mehrere Medikamente gleichzeitig über längere Zeiträume. Je kleiner der Patient, umso größer das Schädigungsrisiko infolge von Medikamentenirrtümern.«[45]

Vochem berichtet von zwei Studien, in denen die Häufigkeit von Medikamentenzwischenfällen auf neonatologischen Intensivstationen untersucht wurde. Dabei wurden 9 beziehungsweise 13,4 auf 1000 Patiententage ermittelt. Dabei stellte sich auch heraus, dass, je intensiver die erforderliche Behandlungsstufe, umso höher auch das relative Risiko für Zwischenfälle war. Als Ursachen für die Überdosierungen ergab die Studie: Verordnungsfehler (häufigste Ursache), Rechenfehler, Verdünnungsfehler, unterschiedliche Abpackungen desselben Wirkstoffes und Mehrfachverabreichungen. »Berichte über akute Zustandsverschlechterung, Organkomplikationen und letalen (tödlichen) Ausgang durch medikamentöse Dosierungsfehler bei Neu- und Frühgeborenen werden in der Literatur mitgeteilt; einzelne unerklärbare Todesfälle auf Neugeborenen-Intensivstationen sind unerkannte Folgen von Medikamentenüberdosierungen.«[46]

Häufig kommt es zu einer sich hochschraubenden Spirale der Medikamentengaben. Ein Medikament bedingt (durch Wirkung oder Nebenwirkung) die Gabe eines weiteren, es kann sogar zu Operationen kommen, die sonst nicht nötig gewesen wären. Selten dringen Fälle von Medikamentenüberdosierungen bei Erwachsenen ans Licht der Öffentlichkeit. Bei Frühgeborenen kommt dies noch seltener vor. Die bekannte Formel »Arzt schützt Arzt« findet hier in erhöhtem Maße Anwendung. Umso verwunderlicher mag es erscheinen, wenn auf der anderen Seite, bei Fällen, in denen weniger Technik und Medikamente gute Ergebnisse verzeichnen, nichts unversucht gelassen wird, um dort Behandlungsfehler nachzuweisen und in der Öffentlichkeit anzuprangern.

Beim folgenden Beispiel konnte vielleicht Schlimmeres vermieden werden, weil die Mutter den Mut hatte, ihrer eigenen Intuition zu folgen und ihr Kind auf eigene Gefahr in die Obhut von Dr. med. Marina Marcovich verlegen zu lassen:

Das kleine Mädchen mit einem Geburtsgewicht von 1660 Gramm in der 32. Schwangerschaftswoche war nach Aussage der Mutter primär gesund. Die Ärzte entdecken aber bei Blutproben eine Infektion, an der das Kind allerdings nie äußerlich erkrankte. Innerhalb von 21 Tagen bekommt das Mädchen aufgrund der Laborbefunde sieben verschiedene Antibiotika. Die Mutter wird durch die ständige Behandlung mit Antibiotika misstrauisch und kontaktiert Dr. Marcovich. Dies wird im Krankenhaus bekannt. Kurz darauf wird die Diagnose *Nekrotisierende Enterokolitis* (Loch im Darm) gestellt. Die orale Ernährung wird daraufhin sofort abgesetzt und eine Operation – Teilentfernung des Darmes – in Erwägung gezogen. Daraufhin nimmt die Mutter das Kind gegen den Rat der Ärzte aus dem Krankenhaus und überführt es zu Dr. Marcovich in ein Privatspital. Bei der Übernahme wird die Infusion sofort entfernt, die Mutter beginnt das Kind zu stillen. (Was der Mutter im ersten Krankenhaus ausdrücklich untersagt wurde und sogar zu einer handschriftlichen Eintragung im Arztbericht führte.) Nach zweieinhalb Tagen kann das Kind voll gestillt und ohne Komplikationen nach Hause entlassen werden; die Mutter hatte offensichtlich richtig beobachtet.

Dieses Beispiel ist ungeheuerlich. Es soll damit nicht das Misstrauen gegenüber der Ärzteschaft geschürt werden, sondern verdeutlicht werden, welche Folgen ein »Zuviel« an Therapie haben kann. Leider sind diese Fälle nicht so selten, dass sie in die Kategorie »nicht der Rede wert« eingeordnet werden könnten. Laufend wenden sich Eltern in ähnlichen Situationen an Dr. Marcovich.

Hier der Bericht der Familie Kaltenhuber: »Unsere Tochter kam in der 29. Schwangerschaftswoche – ausgelöst durch einen vorzeitigen Blasensprung – mittels Kaiserschnitt zur Welt. Sie wog 1230 Gramm und war 39 Zentimeter groß. Das Kind wurde sofort in die nahe gelegene Kinderklinik überstellt. Dort wurde ausschließlich nach Intensivmedizin behandelt. Die ersten Aussagen der Ärzte waren eigentlich den Umständen entsprechend zufriedenstellend. Die ersten drei Tage wurde das Baby ›unterstützend‹ künstlich beatmet. Bald darauf stellte sich eine Lungenentzündung ein, die es gut überstanden hat. Zu diesem Zeitpunkt hofften wir Eltern noch, unser Kind hätte somit die ersten Startschwierigkeiten gemeistert. Doch die zuständigen Ärzte konnten unseren Optimismus nicht teilen, sondern warnten uns eher vor künftigen Problemen.

Auf der Intensivstation gab es sieben Inkubatoren. Bei jedem Frühchen wurden laufend drei verschiedene Werte mit einem Monitor überwacht, und bei jeder Über- bzw. Unterschreitung der Grenzwerte ging ein Alarm los. Somit war da ständig ein sehr hoher Geräuschpegel, der die Frühchen, Eltern und auch das Pflegepersonal unter Dauerstress setzte. Uns war es lediglich erlaubt, das Kind mit der Hand durch das kleine Türchen des Inkubators zu streicheln. Ansonsten gab es keinen Körperkontakt.

Wir haben uns über jedes Gramm Gewichtszunahme gefreut. Meine Muttermilch wurde analysiert und in Klassen unterteilt, und ab Klasse drei durfte sie nicht mehr verwendet werden. Stattdessen wurde künstliche Nahrung verabreicht. Nach zwei Wochen wurde bei einer Untersuchung ein Loch in der Herzscheidewand, ein sogenannter *Ventrikelseptumdefekt* (VSD), festgestellt. Diese Mitteilung hat uns in große Angst versetzt, zumal von einer eventuellen Notoperation gesprochen wurde. Silvia bekam ab sofort Medikamente für das Herz und zur Entwässerung der Lunge verabreicht. Somit begann ein ›Teufelskreis‹, denn anstatt der erhofften Gewichtszunahme verlor sie immer mehr an Gewicht; sie unterschritt bereits ihr Geburtsgewicht. Das Kind lag nur noch apathisch im Brutkasten und wehrte sich auch schon gegen unsere Berührung, da alle drei Stunden eine Blutabnahme vorgenommen wurde, sodass ihre Ferschen schon völlig zerstochen waren. Laufende Herzkontrollen, Ultraschallbehandlungen und Röntgenuntersuchungen wurden durchgeführt. Eine neuerliche Lungenentzündung setzte ein, und eine Blutvergiftung wurde diagnostiziert. Insgesamt wurden drei Blutkonserven verabreicht. Silvias Zustand verschlechterte sich dramatisch. Es wurde wieder auf künstliche Beatmung umgestellt.

Nach kurzer Zeit stellten wir jedoch fest, dass Silvia trotz Beatmungsmaschine wieder eigenständig zu atmen begann. Die künstliche Beatmung wurde trotzdem strikt fortgesetzt und Silvia mit einem unter das Betäubungsmittelgesetz fallenden morphiumhaltigen Sediermittel ruhiggestellt.

In uns entstanden Zweifel. Was war geschehen, dass plötzlich die Situation so schlimm aussah? War doch der Zustand vor dem Entdecken des Herzdefektes gar nicht so schlecht. Wir fragten uns, ob es nicht besser gewesen wäre, mit der Herztherapie erst ab einem normalen Geburtsgewicht zu beginnen. Denn es waren keine Symptome des Defektes sichtbar, wie beispielsweise blaue Lippen oder Atmungsschwierigkeiten. Ein Zentralvenenkatheter wurde vom Unterarm ins Herz gesetzt. Unser Vertrauen in die Apparatemedizin war rapide gesunken.

Es kam allerdings noch viel schlimmer. Die Ärzte sagten uns, dass wir damit rechnen müssten, dass Silvia nicht überleben würde. Wir mussten unser Baby eines Nachts nottaufen, und es war wohl die schlimmste Nacht bisher in unserem Leben. Am Morgen kam die ernüchternde Aussage des Stationsarztes, dass laut einer von ihm vorgenommenen Ultraschalluntersuchung des Gehirns von nun an mit bleibendem Gehirnschaden zu rechnen sei. Mit unserem Einverständnis sollte auf eine zusätzliche Therapie verzichtet werden! Diese Aussage wurde auch vom ärztlichen Leiter des Krankenhauses bestätigt.

Bis zu diesem Zeitpunkt haben wir gebetet, dass unser Baby überleben wird, aber nun wussten wir nicht mehr, ob wir noch hoffen durften oder ob wir beten sollten, dass unser Kind in Ruhe für immer einschlafen dürfe. Unsere kleine Silvia wog nur noch 900 Gramm! Wir fühlten uns ohnmächtig; bei jedem Telefonanruf zuckten wir zusammen. Wir hatten Angst vor der endgültigen Gewissheit. Aber tief in uns sagte uns ein Gefühl, dass Silvia vielleicht doch noch zu retten wäre. Wir fragten uns, ob es nicht doch auch möglich wäre, dass ein Arzt irren könnte. Zumal der Neurologe dieses Kinderkrankenhauses eine abweichende Auffassung vertrat.

Das Schicksal ebnete uns den Weg zu Dr. Marcovich. Wir erinnerten uns an Medienberichterstattung über sie, auch Freunde drängten uns regelrecht, die sanfte Therapie doch auch zu versuchen, um Silvia diese letzte Chance noch zu geben. Sofort nach dem ersten Telefongespräch hatte sich Dr. Marcovich bereit erklärt, unserem Baby aus seiner Notsituation zu helfen. Wir spürten zum ersten Mal Menschlichkeit, Kompetenz und auch Zuversicht in unserer Situation. Wir übermittelten die uns ausgehändigten Ultraschallbilder des

Gehirns zur genaueren Diagnose. Dr. Marcovich sah diese als ganz normalen Frühchenbefund dem Alter entsprechend an. Anhand der Bilder konnte kein Defekt festgestellt werden. Nach einem ersten persönlichen Kontakt wurde bereits der Überstellungstermin in das Mautner Markhofsche Kinderspital fixiert. Wir konnten es gar nicht mehr erwarten, uns aus den ›Klauen der Intensivmedizin‹ zu lösen. Allein die Tatsache, jetzt auch aktiv handeln zu können und nicht nur passiv und ohnmächtig zuschauen zu müssen, weckte in uns neue Energien, und wir spürten, dass doch noch alles gut werden könnte.

Beim Abschied waren die Ärzte sehr enttäuscht, dass wir diese Entscheidung getroffen hatten. Sie verstanden nicht, dass wir kein Vertrauen mehr in sie hatten. Sie meinten auch, es wäre von uns als Eltern unverantwortlich, unser Baby in diesem Zustand nach Wien zu überstellen. Im Nachhinein können wir nun sagen, was wir damals wohl spürten: Dies war die einzige Chance und Rettung für unsere kleine Silvia. Wir trafen die richtige Entscheidung!

Dr. Marcovich hat persönlich die Überstellung des Babys organisiert und uns auch persönlich abgeholt. Sofort bei der Übernahme wurde die künstliche Beatmung abgestellt. Ohne Problem hat Silvia eigenständig geatmet und bereits nach zirka 50 km Fahrt hat sie sich den Tubus selbst entfernt. Laut Dr. Marcovich ist dies auch wiederum ein Zeichen der Eigenkraft beziehungsweise Eigenständigkeit der Frühchen, denen immer noch viel zu wenig zugetraut wird.

Erstmals blickte unser Baby zufrieden aus dem Inkubator, als würde es – genauso wie wir – die neugewonnene Hoffnung verspüren. Zum Herzdefekt teilte uns Dr. Marcovich mit, dass dies zur Zeit nicht das Problem sei, denn zumeist verschließe sich im ersten Lebensjahr das Loch von selbst. Sei dies nicht der Fall, könne noch immer in den folgenden Lebensjahren eine Operation durchgeführt werden. Im Mautner Markhofschen Kinderspital durfte Silvia endlich einige Stunden bei ihrer Mutter liegen und sie auch außerhalb des Mutterleibes zum ersten Mal spüren. Für die Mutter der wohl glücklichste Moment. Inzwischen wurde die mitgebrachte Krankengeschichte analysiert und auch sofort eine Ultraschalluntersuchung des Gehirns durchgeführt. Die beruhigende Mitteilung von der diensthabenden Oberärztin lautete, dass der Befund dem Frühchenalter entsprechend sei. Der Venenkatheter zum Herzen und die Ernährungssonde am Bauch wurden entfernt. Die ursprünglich verordneten Medikamente wurden auf ein Minimum reduziert. Auch die Therapie des Herzdefektes wurde nicht weitergeführt.

In der folgenden Zeit fühlten wir uns wie in einem Sanatorium. Täglich waren wir acht Stunden bei unserem Kind und erlebten nun hautnah die Vorteile der sanften Behandlungsmethode. Wir mussten feststellen, wie einfach es plötzlich war, ein Frühchen zu versorgen. Es musste nicht mehr ausschließlich in der ›Zwangsjacke‹ Inkubator sein, sondern durfte im Liegestuhl an der Mutterbrust liegen und friedlich schlummern – und das, so lange wir wollten. Am dritten Tag in Wien wurden wir von den Krankenschwestern aufgefordert, mit unserer Kleinen ein bisschen ins Freie zu gehen. Wir begannen mit einer Viertelstunde Spaziergang, den wir täglich dank des schönen Wetters steigerten. Schließlich blieben wir bis zu einer Stunde im Park.

Anfangs waren uns die Gegensätzlichkeiten der beiden Behandlungsmethoden direkt unheimlich. Vor einer Woche noch lag unsere Tochter völlig apathisch im Brutkasten, und die Ärzte setzten keinerlei Hoffnung mehr in sie, und nun gingen wir spazieren und versorgten unser Kind beinahe wie zu Hause. Wir erlebten einfach eine sehr schöne und problemlose Zeit. Dem Baby ging es schlagartig besser, und auch wir Eltern fühlten uns wieder gestärkt und mit neuen Energien versorgt. Dieses Glücksgefühl übertrug sich wiederum auf unser Kind. Auf diese Weise konnten Mutter und Baby die Schwangerschaft in Ruhe und Zuversicht beenden. Das Baby nahm allmählich wieder an Gewicht zu und stabilisierte sich vollends. Die Teamarbeit zwischen Säuglingsschwestern und Eltern klappte vorbildlich: Babybaden, Fiebermessen, Füttern – alles durften die Eltern selbstständig durchführen. Die Ärzte hielten uns ständig auf dem Laufenden über den Zustand des Babys. Sie nahmen sich bereitwillig Zeit für uns. Natürlich wurden die notwendigen Untersuchungen durchgeführt. Allerdings sehr viel dezenter. Die Ärzte waren sehr optimistisch, und somit wurde uns die innere Angst genommen. Oftmals hörten wir die Aufmunterung: ›Schauen Sie sich doch Ihr Baby an, es ist völlig in Ordnung, machen Sie sich keine unnötigen Sorgen.‹ Unsere kleine Silvia wurde nun schön langsam ein süßes, rundlicheres Baby.

Uns wurde freigestellt, wann wir mit unserem Kind nach Hause gehen mochten. Abschließend war noch eine für uns spannende Diagnose fällig; mit einem speziellen Ultraschallgerät wurde das Herzchen untersucht, und es grenzte beinahe an ein Wunder: Das Loch hatte sich schon fast verschlossen. Ein halbes Jahr danach war es völlig zu und das ohne jegliches Medikament oder gar eine Therapie beziehungsweise Operation. Wir verließen das Krankenhaus mit unserer Silvia eine Woche vor dem geplanten Geburtstermin. Ihr Entlassungsgewicht betrug 1600 Gramm. Zu Hause angekommen, nahm sie sehr rasch zu, und sie entwickelte sich prächtigst – wie es uns von den Ärzten und Krankenschwestern prophezeit worden war.

Silvia ist heute ein völlig gesundes, aufgewecktes Mädchen im Alter von drei Jahren, und ihre Eltern sind sehr, sehr glücklich und stolz. Wir danken Gott dafür.«

Physische Folgeschäden der Intensivtherapie

Nicht nur durch vorauseilende Therapien wird Schaden angerichtet. Auch und gerade die Folgeschäden, die »normale, herkömmliche, konventionelle« Therapieformen verursachen können, sollten Grund zum Nachdenken sein.

Es wird inzwischen selbst von den »Hardlinern« der konventionellen Schulmedizin nicht geleugnet, dass viele intensivtherapeutische Maßnahmen im späteren Leben der Frühgeborenen Folgeschäden nach sich ziehen. Das Ausmaß dieser zum Teil erheblichen lebenslangen Behinderungen wird jedoch gern verschwiegen oder verharmlost. Eine Frühchenmutter von Drillingen, die in der 28. Woche geboren wurden, zwei leicht behindert, eines schwerstbehindert, erinnert sich verbittert an die Worte des Neonatologen vor sechs Jahren, als sie noch auf der Intensivstation nach den Entwicklungsprognosen ihrer Kinder fragte: »Man hat mir nie reinen Wein eingeschenkt und stets alles bagatellisiert. Der Arzt sagte mir nur: ›Ihr Kind – gemeint war das Schwerstbehinderte – wird kein Leichtathlet werden.‹ Heute kann er weder gehen, stehen oder sitzen und hat eine schwere Spastik.«

Unterschätzt werden auch die Belastungen, denen Familien mit schwerbehinderten Kindern ausgesetzt sind. Selbst bei nur leichten Behinderungen nehmen die Therapiemaßnahmen einen Großteil der Zeit in Anspruch. Elisabeth, Mutter frühgeborener Zwillinge, beschreibt ihren Alltag:

»Die ersten drei Jahre bestanden aus Füttern, Wickeln, Üben, Kinderarztterminen, Ergotherapie, Gymnastik, Fördern der Grob- und Feinmotorik. Beide waren stark entwicklungsverzögert und holen nur langsam auf. Man ist rund um die Uhr im Einsatz. Beide haben Asthma bronchiale und müssen dreimal täglich inhalieren. Daniel, der kleinere Zwilling, leidet an einer hartnäckigen Epilepsieform und muss rund um die Uhr beaufsichtigt werden. Beide besuchen seit einem Jahr den Regelkindergarten, aber sie können dort nicht optimal gefördert werden. Wolfgang benötigt dringend einen Platz in einem Sprachheilkindergarten, aber wir bekommen keinen. Zu all den Problemen kommt das Finanzielle! Wir haben uns einen Zweitwagen gekauft, um die ganzen Termine einhalten zu können. Spritkosten, Babysitter, Haushaltshilfe und so weiter (...) Manchmal denke ich, ich schaffe das alles nicht mehr. Aber ich liebe alle drei Kinder (Elisabeth hat noch eine ältere Tochter, die Diabetikerin ist, Anm.d.Verf.) und versuche jeden Tag das volle Programm durchzuziehen, egal wie sehr es mich stresst (...) Durch unsere drei Kinder entwickelt sich der Alltag zum Dauerstress speziell für mich als Mutter.«[47]

Angela Fehrle leitete im Bundesverband *Das frühgeborene Kind* die Projektgruppe »Behinderte Frühgeborene und ihre Familien« (siehe Adressteil, S. 249 ff.) und hat selbst ein mehrfachbehindertes ehemaliges Frühchen aus der 26. Schwangerschaftswoche (770 Gramm). Im Mitteilungsblatt des Vereins warb sie für mehr Verständnis für »behinderte« Familien und um mehr Beistand und Hilfe. Über ihre Erfahrungen berichtet sie:

»Die Missachtung der Familien mit behinderten Frühgeborenen ist oft eine Folge des ›Missverstehens‹. Die Familien der Behinderten ›sprechen eine andere Sprache‹, ihre Probleme wachsen sich nicht aus, sondern nehmen laufend zu; sie leiden häufig darunter, in ›Frühgeborenenkreisen nicht richtig am Platz zu sein‹. Keiner weiß eigentlich wirklich, was im realen 24-Stunden-Alltag mit einem Behinderten so alles abläuft, und jeder hat Angst davor, die Wahrheit an sich heranzulassen. Die behinderten Frühchen sind der ungeliebte andere Teil, die dunkle Kehrseite der Medaille, die man nicht so gern herzeigt. Die Aufklärung in den Medien bringt immer nur ›Erfolgskinder‹, die schadlos davonkamen. Es ist für ein mehrfach behindertes Ex-Frühchen ein weitaus größerer Erfolg, wenn es trotz schlimmster Ausgangsprognosen irgendwann auf die Füße kommt! Doch das interessiert niemanden. Und es spricht auch niemand darüber, wie viel endlose Mühe und aufopfernde Arbeit in solchen Erfolgen steckt – Erfolge, die ein Arzt oder Therapeut durch seine qualifizierte Anleitung wohl angebahnt hat, aber den Leistungen der Eltern und des Kindes zuzuschreiben sind (...) ›Wie geht es eigentlich Ihnen?‹ – diese Frage wurde mir in sechseinhalb Kinderjahren nur einmal gestellt.«

Das, was Eltern behinderter Kinder zu leisten imstande sind, ist in der Tat der Rede wert. Sie haben sich jahrelang qualifiziert. Angela Fehrle: »Wir sind Mutter, Arzthelferin, Kinderkrankenschwester, Krankengymnastin, Beschäftigungstherapeut, Logopäde, Musik- und Maltherapeut, Psychologe, Erfinder und Hilfsmittelkonstrukteur, Diätkoch, Steuer- und Finanzexperte, Buchhalter, Rechtsfachkraft, Fahrdienst und Krisenmanager.«[48] Es häufen sich die Stimmen derer, die Neonatologen auffordern, vor den »Ergebnissen« ihrer intensivmedizinischen Arbeit nicht die Augen zu verschließen und in Zukunft nichts unversucht zu lassen, um die Behindertenraten zu senken.

In diesem Zusammenhang wird auch oft die Frage gestellt, welche Behinderungen durch intensivmedizinische Interventionen verursacht werden. Sie ist nicht leicht zu beantworten. Was ist bedingt durch die körperliche Unreife, was angeboren, was Geburtsfehler, was Folge der intensivmedizinischen Maßnahmen?

Eine Möglichkeit, hierauf eine Antwort zu erhalten, wäre eine vergleichende Langzeituntersuchung. Auf der einen Seite Frühgeborene, die konventionell behandelt wurden, auf der anderen Seite Kinder, die kaum intensivmedizinische Invasivtherapie erhielten, also beispielsweise Kinder, die von Dr. med. Marina Marcovich behandelt wurden. Es scheint allerdings kein sonderliches Interesse zu bestehen, diese Frage zu beantworten. Im Gegenteil, eine solche Untersuchung wird seit Jahren (trotz gegenteiliger Bekundungen der etablierten Neonatologie) verhindert. Es sieht so aus, als fürchte man sich vor den Ergebnissen. Die Konsequenzen, auch die wirtschaftlichen, wären in der Tat gewaltig.

Es gibt allerdings einige Studienergebnisse, die Hinweise geben, dass die intensivmedizinischen Maßnahmen zumindest mitverantwortlich sind für zahlreiche Behinderungen.[49] Psychologische Langzeitstudien belegen, dass invasive Behandlungsmethoden nicht zu einer Verringerung von neonataler Sterblichkeit beziehungsweise Behinderungen führen, sondern im Gegenteil eine Reihe negativer Konsequenzen nach sich ziehen, unter anderem auch einen längeren Krankenhausaufenthalt.[50]

Prof. Klaus Riegels Langzeituntersuchung lässt den Schluss zu: Je jünger das Kind, je länger die intensivmedizinische Behandlung und je ernsthafter die Gehirnblutungen, desto höher ist das Risiko späterer Folgeschäden.[51]

Anhand häufig auftretender Folgeschäden möchte ich einen kurzen Überblick über mögliche Verknüpfungen invasiv-intensivmedizinischer Therapien und späteren Behinderungen geben.

Bronchopulmonale Dysplasie (BPD)

Schon die oft gebräuchliche Übersetzung in »Beatmungslunge« gibt einen Hinweis, worauf diese chronische Schädigung der Lunge zurückzuführen ist. Hauptsymptom der BPD ist ein Asthmasyndrom, aber auch Wassereinlagerungen in der Lunge können Folgen sein. Eine Studie der Medizinischen Hochschule Hannover und der Perinatalen Arbeitsgruppe Niedersachsen konnte nachweisen, dass mit einer Reduktion der künstlichen Beatmung auch die Häufigkeit der BPD abnahm.[52] 1992 betrug die Beatmungsrate bei Dr. Marina Marcovich 14 Prozent, und entsprechend niedrig fiel die Sterblichkeitsrate mit neun Prozent aus. Ein Jahr später präsentierte Dr. Marcovich ihre Ergebnisse auf der Jahreshauptversammlung der Deutsch-Österreichischen Gesellschaft für Neonatologie. Das Ergebnis war eine Diskussion unter Neonatologen und ein Überdenken der Beatmungskriterien. Dr. Christian Poets und Brigitte Sens untersuchten, ob die Beatmungshäufigkeit im folgenden Jahr auch auf anderen neonatologischen Stationen sank, und wenn ja, welche kurzfristigen Auswirkungen dies nach sich zog.

Basierend auf den Perinatalerhebungen der Jahre 1992 bis 1994 in Niedersachsen wurden die Daten von 2001 frühgeborenen Kindern der Gewichtsklassen 500 bis 1499 Gramm ausgewertet. Die Anzahl von Frühchen, die nicht maschinell beatmet wurden, stieg von sieben Prozent (1992) auf 14 Prozent (1994) in der Gewichtsklasse unter 1000 Gramm und von 28 Prozent (1992) auf 44 Prozent (1994) in der Gewichtsklasse von 1000 bis 1499 Gramm an. Diese Reduktion der künstlich beatmeten Kinder hatte keine negativen Auswirkungen auf die Sterblichkeitsrate und zog auch keine anderen unerwünschten Folgekomplikationen nach sich, im Gegenteil. Die Häufigkeit der BPD sank in der Gewichtsklasse unter 1000 Gramm um 10 Prozent, nämlich von 62 Prozent (1992) auf 52 Prozent (1994). Auch in der Gewichtsklasse von 1000 bis 1499 Gramm sank das Vorkommen der BPD von 14 Prozent (1992) auf 9 Prozent (1994). Die Autoren kommen zu dem Schluss, dass die Intubationsrate in Niedersachsen vor 1994 offensichtlich unnötig hoch lag. Die niedersächsische Intubationsrate lag allerdings vor 1994 nicht höher als in anderen Ländern Europas und den USA (Intubationsraten zwischen 80 und 100 Prozent, je nach Gewichtsklasse). Die Studie ermittelte weiterhin, dass auch die Beatmungsdauer sank:

von durchschnittlich 23 Tagen (1992) auf 15 Tage (1994) in der Gewichtsklasse unter 1000 Gramm.

Die offensichtlich hohe Bereitschaft der niedersächsischen Neonatologen, selektiver und damit seltener zu beatmen (allein in einem Jahr – von 1993 auf 1994 – stieg die Anzahl nichtbeatmeter Kinder in der höheren Gewichtsklasse um 52 Prozent: von 29 Prozent auf 44 Prozent), führen die Autoren der Studie auf die allgemeine Unsicherheit in puncto Beatmungsindikation zurück. Auch die bisher übliche routinemäßige vorbeugende Beatmungsindikation mit zum Teil daraus resultierenden Beatmungsraten von bis zu 100 Prozent ist nicht durch Studien abgesichert. Solche Studien – so argumentieren die Autoren – seien jedoch notwendig, um mit Sicherheit zu ermitteln, ob ein selektiverer Einsatz der künstlichen Beatmung zu besseren Ergebnissen führe.

Um die Häufigkeit von BPD zu senken, werden seit einigen Jahren auch große Hoffnungen in die Surfactanttherapie gesetzt, ein Lungenreifungspräparat, das für die Blähungsfähigkeit der Lunge zuständig ist, gewonnen aus Lungenextrakten toter Rinder. Das Kunstwort Surfactant setzt sich zusammen aus *surface active agent*, was so viel wie oberflächenaktive Substanz bedeutet. Surfactant vermindert die Oberflächenspannung an der Luft-Wasser-Grenzschicht der Lungenbläschen. Durch einen ausreichenden Surfactantfilm auf der Oberfläche der Lungenbläschen wird verhindert, dass diese beim Ausatmen in sich zusammenfallen und verkleben. Fehlt dieser Schutzfilm auf den Lungenbläschen, ist die Atmungstätigkeit behindert. Folgen dieser Beeinträchtigung können schließlich Kreislaufstörungen und eine *Hypoxie* (Sauerstoffunterversorgung im Blut) und damit auch eine *Azidose* (Störung des Säure-Basen-Gleichgewichts im Blut durch Zunahme saurer Stoffwechselprodukte) sein.

Der Fötus beginnt etwa in der 24. Schwangerschaftswoche selbst Surfactant zu bilden. Auch wenn es individuell größere

Schwankungen gibt, geht man in der traditionellen Neonatologie davon aus, dass erst mit Erreichen der 35. Schwangerschaftswoche eine ausreichende Surfactantproduktion stattfindet. Allerdings wird offenbar unter bestimmten Bedingungen, wie beispielsweise fetalem Stress (bei einer Plazentainsuffizienz oder vorzeitigen Wehen), die körpereigene Surfactantproduktion begünstigt. Seit 1990 sind in Deutschland Surfactantpräparate zugelassen, die beim Frühgeborenen den Surfactantmangel verringern sollen. Surfactant kann jedoch nur einem beatmeten Kind verabreicht werden, denn das Medikament wird durch den Beatmungsschlauch mittels einer Sonde bis in die Lunge gespritzt. Allerdings sollten bestimmte Voraussetzungen erfüllt werden. Um Komplikationen bei der Verabreichung des Surfactant gering zu halten, sollte die Therapie möglichst unter »optimalen« Bedingungen durchgeführt werden. Dr. Martin Wagner von der Kinderklinik des Olgahospitals in Stuttgart erklärte, was darunter zu verstehen ist: »Der Patient sollte ruhig (bzw. ruhiggestellt) sein, um eine Eigenatmung gegen das Beatmungsgerät zu vermeiden. Die Kreislaufsituation sollte stabil sein, und eine eventuell vorbestehende Azidose sollte ausgeglichen sein.«[53] Bei erfolgreicher Surfactantverabreichung kommt es zu einer Verbesserung der Lungenbläschenbelüftung. Das macht sich auch in einer Verminderung des Sauerstoffbedarfs und in der Folge durch einen niedrigeren Beatmungsdruck bemerkbar.

Allerdings ist auch der Surfactanteinsatz kein Eingriff ohne Risiken. Akut kann es zu einer Verstopfung der Bronchien kommen. Verteilt sich das Präparat ungleich in der Lunge, kann eine Überblähung von Lungenteilbereichen die Folge sein, bis hin zur Entstehung eines akuten Pneumothorax (Lungenriss). Langfristig kann es häufiger zu Entzündungen der Lunge kommen. Des Weiteren gibt es Hinweise, dass durch Krankenhauskeime verursachte Infektionen nach Surfactanttherapie häufiger auftreten. Besonders beunruhigend sind Beobachtungen, dass durch Surfactantgaben ein offener Ductus (siehe Glossar, S. 248) schlechter zuwächst.[54] Diese Komplikationen und Nebenwirkungen werden offenbar in Kauf genommen, da die Surfactanttherapie zu einer Abnahme der BPD führen soll.

Eine retrospektive Studie der Hochschule für Medizin der University of Tennessee (*Broken promises. Has the incidence of BPD increased in the Post-Surfactant Era?*) kam allerdings zu dem Ergebnis, dass es von 1984 bis 1994 zu einem Anstieg, nicht aber einer Reduktion von BPD kam.[55] Erwartet hatten die Forscher das Gegenteil. Ermutigt durch die breite Anwendung von Surfactant und die Verbesserung der Beatmungstechnik, wollten sie durch ihre Datenanalyse von 1342 Frühgeborenen (unterteilt in zwei Gewichtsklassen: 501 bis 750 Gramm und 751 bis 1500 Gramm) einen Rückgang der BPD dokumentieren. Da dies nicht möglich war, stellen die Forscher die Wirksamkeit von Surfactant im Hinblick auf eine Reduktion von BPD infrage. Auch andere Studien kommen zu dem Ergebnis, dass eine Surfactanttherapie nicht zu einer Verminderung von BPD beiträgt.[56]

Wie der Fachliteratur zu entnehmen ist, sind auch andere chronische Lungen- und Bronchialerkrankungen Folgen der künstlichen Beatmung.[57]

Hirnblutungen (Intrakranielle Blutungen)

Durch einen zu hohen Beatmungsdruck können auch kleine Blutgefäße im Gehirn zerreißen. Diese Komplikation stellt ein erhebliches Problem auf Intensivstationen dar. Die Hirnblutungen werden in vier Grade eingeteilt. Während Hirnblutungen der ersten zwei Grade nicht unbedingt zu langfristigen Schäden führen müssen, ist bei höhergradigen Blutungen später mit zum Teil erheblichen Behinderungen zu rechnen

(Lähmungen, cerebrale Bewegungsstörung, Spastik, Krampfanfälle, Epilepsie). Das Auftreten der Cerebralparese (dieser Begriff vereint verschiedenste Bewegungsstörungen unterschiedlicher Grade, siehe Glossar, S. 247 f.) ist auch vom Reifegrad des Kindes abhängig und kann auch andere Ursachen haben. Frühgeborene unter 28 Wochen entwickeln in knapp 30 Prozent eine Cerebralparese.[58] Frühchen der 32. bis 36. Woche sind allerdings nur zu zwei Prozent betroffen.

Sicherlich bekommt nicht jedes Frühgeborene, das eine Hirnblutung erleidet, später eine Cerebralparese. In einer rückblickenden Studie des Perinatalzentrums Großhadern (München) über eine Zeitspanne von acht Jahren entwickelten von 859 Frühgeborenen 330 eine geringgradige oder höhergradige Hirnblutung (38 Prozent). Von diesen Kindern hatten 68 Prozent eine leichte Hirnblutung des Grades I oder II, 19 Prozent entwickelten Hirnblutungen schwereren Grades (III und IV).[59] Das Risiko einer Cerebralparese liegt bei sehr früh Geborenen allerdings deutlich höher als bei termingeborenen Kindern.[60]

Augenschäden, Sehstörungen

Bei Frühgeborenen werden gehäuft Augenschäden dokumentiert. Zirka acht Prozent aller Frühgeborenen schielen (Strabismus).[61]

Die Retrolentale Fibroplasie ist ein Krankheitsbild, das durch zu hohe Sauerstoffkonzentrationen, wie sie bei der mechanischen Beatmung auftreten können, verursacht wird. Ein Symptom ist die (teilweise) Netzhautablösung, die mit einer Erblindung einhergehen kann. Blind beziehungsweise schwer sehbehindert waren bei der Langzeituntersuchung der Bayerischen Entwicklungsstudie 3,2 Prozent der vor der 32. Woche geborenen Kinder.[62]

In der Literatur finden sich Beschreibungen von Hörschäden (die auch im Hinblick auf die Sprachentwicklung von Bedeutung sind), Darmproblemen (Nekrotisierende Enterokolitis – Loch im Darm), Narbenbildung, Nasenmissbildungen (durch den Beatmungsschlauch), Defekte im Zahnschmelz, Leistenbrüche und vermehrte Anfälligkeit für Infekte (der Bronchien, aber auch der Nasennebenhöhlen) in den ersten Lebensjahren.

All diese Krankheitsbilder treten bei Frühgeborenen öfter auf als bei Termingeborenen. Allerdings bedeutet dies nicht, dass jedes Frühgeborene mit schweren medizinischen Komplikationen rechnen muss. Der Trend zur sanfteren Pflege trägt sicherlich dazu bei, dass in Zukunft Behinderungen zurückgehen werden. Jedoch räumt Psychologe Dieter Wolke ein, dass es mehr als nur wissenschaftlicher Beweise bedürfe, um Neonatologen und Pflegepersonal davon zu überzeugen, dass es einen starken Zusammenhang zwischen NIPS-Umgebung, körperlicher Verfassung und weiterer Entwicklung gibt und dass sanftere Methoden sicher(er) sind.[63]

Psychische und soziale Folgen

Langfristige psychische und soziale Auswirkungen der Frühgeburt sind nicht sehr gut dokumentiert und werden daher nur unzureichend beachtet oder unterschätzt. Es gibt weltweit nur wenige Langzeitstudien, die sich diesem Bereich gewidmet haben.

Eine landesweite Nachuntersuchung von Frühgeborenen wird vom *Zentrum für Qualität und Management im Gesundheitswesen* der Ärztekammer Niedersachsen und der *Kaufmän-*

nischen Krankenkasse (KKH) durchgeführt. Grundlage der 2004 initiierten Studie sind die Untersuchungsbefunde für alle Frühstgeborenen nach einer Schwangerschaftsdauer zwischen sechs und sieben Monaten und einem Geburtsgewicht unter 1000 Gramm aus allen niedersächsischen Kinderkliniken und sozialpädiatrischen Zentren. Nachuntersuchungstermine sollen nach sechs Monaten, zwei, fünf und zehn Jahren den Entwicklungsstand der Kinder erheben. Ingo Kailuweit, Vorstandsvorsitzender der KKH, verweist auf die hohen Kosten, die eine zu frühe Geburt verursacht: »Durchschnittlich verbringen Frühchen 58 Tage auf einer Intensivstation und 55 weitere Tage auf einer normalen Neugeborenenstation. Damit belaufen sich allein die Krankenhauskosten auf zirka 68.000 Euro. Wenn die Frühgeburt zu einer Behinderung führt, übersteigen die Folgekosten diesen Betrag um ein Vielfaches, ganz abgesehen von dem persönlichen Leid für die Betroffenen und ihre Eltern«, so Kailuweit. Daher sei es vorrangiges Ziel, die Versorgungsqualität von Frühgeborenen zu verbessern und Projekte zur Vermeidung von Frühgeburten zu fördern.

Die ersten Ergebnisse der Studie lassen sich wie folgt zusammenfassen: Die Hälfte der »Hochrisikokinder« ist nach sechs Monaten entwicklungsverzögert. Bei weiteren 13 Prozent liegen sogar erhebliche Beeinträchtigungen vor – zumeist Folge von Hirnblutungen, die in den ersten Lebenswochen aufgetreten waren. Das heißt, dass etwa zwei Drittel der kleinsten Frühgeborenen in ihrer Entwicklung beeinträchtigt sind, während ein Drittel als unauffällig eingestuft wurde. Von dieser letzten Gruppe weist allerdings ein Viertel eine erhöhte Anfälligkeit für Infektionskrankheiten auf. Jedes dritte Kind wurde innerhalb der ersten sechs Monate mindestens einmal in der Kinderklinik wiederaufgenommen. Gründe: Lungenentzündung, Bronchitis, Essstörung, Verdauungsstörungen oder Hydrocephalus (Wassereinlagerungen im Gehirn). Nach

Angaben der Krankenkasse erhalten mehr als zwei Drittel regelmäßige Therapien, wie z.B. Krankengymnastik. Spezielle Fördermaßnahmen erhalten 20 Prozent. Untersucht wurden auch fünfjährige ehemals Frühgeborene. Dabei stellte sich heraus, dass 22 Prozent sich geistig und körperlich normal entwickelten, allerdings bei 40 Prozent noch immer ein deutlicher Entwicklungsrückstand diagnostiziert wurde. Rund ein Drittel (35 Prozent) der Kinder zeigen psychologische Auffälligkeiten wie mangelnde Konzentrationsfähigkeit, sehr ängstliches Verhalten, Unruhe oder Hyperaktivität. Für die Schulempfehlungen lässt sich sagen, dass die Hälfte eine Regelschule besuchen wird, während die andere Hälfte sonderpädagogischen Förderungsbedarf hat.

Eine Studie der *Duke University* in North Carolina zeigt einen Zusammenhang auf zwischen einem geringen Geburtsgewicht (unter 2,5 Kilogramm) und Depressionen im Jugendalter. Dies gilt besonders für Mädchen. Während bei normalgewichtigen weiblichen Teenagern im Alter von 13 bis 16 Jahren lediglich acht Prozent zeitweise an einer Depression litten, traf dies bei denen mit einem Geburtsgewicht unter 2,5 Kilogramm immerhin mit 38 Prozent zu. Bei den Jungen waren es lediglich fünf Prozent, und zwar unabhängig vom Geburtsgewicht. Offenbar verarbeiten Jungen belastende Lebenserfahrungen anders als Mädchen. Vermutet wird, dass sie eher dazu neigen, Frustgefühle durch aggressives Verhalten auszuleben.

In den 1990er-Jahren sorgte eine Studie des Haunerschen Kinderspitals der Universität München für Unruhe in Fachkreisen.[64] Die Bayerische Entwicklungsstudie untersuchte 8400 Kinder und ihre Familien in regelmäßigen Abständen seit der Geburt. Ziel der Studie war es, die Kinder bis ins Jugendalter zu begleiten, da sich erst dann bestimmte Verhaltensauffälligkeiten zeigen können. Die Ergebnisse der in Umfang und Methode einzigartigen Studie fielen besonders für die extremen Frühgeborenen drastischer aus, als das bei vorhergehenden Studien verzeichnet wurde:

- Eine sehr verkürzte Tragzeit scheint die Ausreifung des Gehirns nicht nur zu verzögern, sondern sogar nachhaltig zu verändern. »Ein Drittel der sehr früh Geborenen (vor der 32. Schwangerschaftswoche) haben besondere Probleme in der ganzheitlichen Informationsverarbeitung. Das heißt, wenn verschiedene Reize gleichzeitig betrachtet werden müssen, wie bei räumlichen Aufgaben oder sozialen Situationen mit mehreren Personen.«
- Im Vergleich mit den termingerecht geborenen Kontrollkindern wiesen die früh Geborenen darüber hinaus erheblich häufiger schwere motorische Störungen auf. Das gilt insbesondere für die sehr früh Geborenen, deren grobmotorische Fähigkeiten deutlich geringer sind und die Schwierigkeiten mit raschen rhythmischen Fingerbewegungen haben, die die Entwicklung eines inneren Zeittaktes erfordern.
- Auch im Bereich des Sprachvermögens erzielten Frühgeborene im Verhältnis zu den Termingeborenen im Durchschnitt niedrigere Werte. Die Autoren der Studie betonen jedoch, dass gerade sehr früh Geborene – bei denen die Intelligenzdefizite am höchsten lagen – in den Bereichen der Intelligenz, die der Förderung zugänglich sind, bessere Leistungen erbringen können. Deshalb verweisen sie auch auf die dringende Notwendigkeit gezielter psychologischer Frühfördermaßnahmen. Zwar erhalten die meisten Frühgeborenen Therapien im motorischen Bereich, die Notwendigkeit psychologischer Förderung sollte allerdings nicht vernachlässigt werden.
- Sehr früh Geborene haben vermehrt Probleme und Defizite beim Sprechen, Lesen oder Schreiben, was Auswirkungen auf die schulischen Leistungen hat.

Verhaltensauffälligkeiten wurden ebenfalls bei den sehr früh Geborenen festgestellt. Große Unterschiede wurden im Bereich der zeitlichen Aufmerksamkeitsspanne entdeckt. Konzentrationsprobleme haben sehr früh geborene Kinder drei bis vier Mal häufiger als Kontrollkinder. Auch werden sie vermehrt als schüchtern und gehemmt beschrieben. Dazu kommt bei vielen extrem früh Geborenen eine Häufung depressivängstlicher Symptome.

Überraschend hingegen sind die Ergebnisse im Bereich der Schlafstörungen. Hier konnten keine Unterschiede festgestellt werden zwischen Frühgeborenen und den Kindern der Kontrollgruppe. Etwa 30 Prozent aller Vier- bis Fünfjährigen hatten Durchschlafprobleme und etwa zwölf Prozent Einschlafschwierigkeiten.

Es sollte noch angemerkt werden, dass diese Studie aus den neunziger Jahren an neonatologisch konventionell versorgten Kindern erfolgte, also nicht »sanft« und nicht unter Einbeziehung der Känguru-Methode. Diese doch beunruhigend negativen Ergebnisse schließen selbstverständlich sehr gute und normale Entwicklungsverläufe im Einzelfall nicht aus. Besonders ältere und reifere Frühchen (über 1500 Gramm Geburtsgewicht) sind später von Termingeborenen fast nicht mehr zu unterscheiden. Jedes Frühchen reagiert anders, bringt seine ganz eigene Geschichte mit ein und geht seinen eigenen Weg. Zwei Kinder mit derselben Diagnose können sich völlig unterschiedlich entwickeln. Deshalb sind auch Prognosen über die zukünftige Entwicklung eines Frühchens im Einzelfall sehr schwer zu geben. Viel hängt auch davon ab, wie sich das soziale Umfeld für das Kind gestaltet.

Frühgeborene, die frühen Kontakt zu ihren Müttern hatten, die mehr Ruhe bekamen, die insgesamt frühchengerechter behandelt wurden, entwickeln sich auch besser. Die Unterschiede sind zum Teil sehr groß. So hat zum Beispiel die

Einführung eines ganzheitlichen Betreuungskonzeptes mit dem hübschen Namen *Neonatal Individualized Development and Care Assessment Program* entwickelt von Heidelise Als vom Childrens' Hospital der Harvard Medical School, auch an deutschen Kliniken dazu geführt, dass weniger Hirnblutungen und Bronchopulmonale Dysplasien auftraten. Messungen der Menge und Dichte von Nervenfasern ergab überdies eine höhere Dichte – ein Hinweis auf eine bessere Entwicklung der Gehirnstrukturen. Dieses Betreuungskonzept ist darauf ausgerichtet, die Bedürfnisse des Neugeborenen in den Vordergrund zu stellen und die medizinischen und pflegerischen Maßnahmen so gering wie möglich zu halten. Deshalb wird es auch neudeutsch als *minimal handling* bezeichnet. Im Prinzip ist es genau das, was Marina Marcovich an ihrer Station verwirklichte – ohne daraus ein System gemacht zu haben (»Liebe kann man nicht messen und auch nicht beibringen«), ohne hochtrabende Namen und wahrscheinlich Jahre ihrer Zeit voraus. Genau dieser Ansatz hat dazu geführt, dass sie so große Probleme bekam.

Sowohl die von Dr. med. Marina Marcovich als auch die von Dr. med. Albrecht Klaube nach sanften Methoden behandelten Frühchen wurden nachuntersucht, und es wurden in beiden Fällen bessere Ergebnisse als bei den konventionell behandelten Kindern erzielt. Allerdings hatte Dr. Marcovich seit Jahren angeregt, dass ihre Kinder auch von auswärtigen Experten nachuntersucht werden sollten, um jede subjektive Verfälschung der Ergebnisse zu vermeiden. Eine solche groß angelegte Nachuntersuchungsstudie wurde jedoch, besonders von österreichischen Neonatologen und Politikern, mit allen Mitteln verhindert.

Es scheint, als hätte sich die etablierte Neonatologie vor dieser Untersuchung gescheut. Die Implikationen wären in der Tat gewaltig gewesen. Hätte sich beispielsweise herausgestellt, dass Marcovichs Frühchen weniger oder gar nicht behindert sind und sich auch sozial kaum von Termingeborenen unterscheiden, wäre dies ein ernsthafter Hinweis darauf gewesen, dass die geschilderten Beeinträchtigungen von Frühgeborenen auf das Konto der Intensivmedizin gehen. Eine solche Studie ist vielleicht auch deshalb so schwer durchführbar, da offenbar kein Neonatologe »seine« Frühchen mit denen, die von Dr. Marcovich behandelt wurden, vergleichen lassen will. Dies allein sagt viel. Die neueren Studien zu den Erfolgen des *minimal handlings* unterstützen diese Sichtweise.

Die Gehirnentwicklung zu früh geborener Kinder

Sogar Jahre nach der zu frühen Geburt lassen sich Unterschiede zwischen bestimmten Hirnregionen von Frühgeborenen und termingerecht Geborenen nachweisen. Allan Reiss von der Stanford University machte Kernspinaufnahmen von 96 Achtjährigen, darunter 65 ehemalige Frühgeborene, die um die 28. Schwangerschaftswoche geboren wurden.[65] Dabei fiel auf, dass die Hirnmasse bei den Frühchen insgesamt verkleinert war, insbesondere jedoch in den Hirnregionen, die für Lesen, Sprachfertigkeit, Gefühle, Aufmerksamkeit und Verhalten zuständig sind. Besonders stark ausgeprägt war diese Gehirnverkleinerung bei den Jungen. Dies bestätigte Beobachtungen, dass Jungen in bestimmten Bereichen stärker von den Folgen einer zu frühen Geburt betroffen sind. Im Gehirn von Jungen sind es offenbar die Synapsen (Verbindungen) im Gehirn, die besonders in ihrer Entwicklung leiden. Aus der Gehirnforschung ist bekannt, dass eine möglichst vielfältige Synapsenbildung im Gehirn die beste Vorraussetzung für sämtliche Lernprozesse im späteren Leben ist. Interessant in diesem Zusammenhang sind Ergebnisse anderer Studien, die belegen, dass auch ein hoher Fernsehkonsum negative Auswirkungen auf die Synapsenbildung im Gehirn hat. Auch hiervon sind Jungen besonders stark betroffen (auch weil sie mehr fernsehen als Mädchen).

Die Stanford-Forscher nehmen an, dass diese geschlechtsspezifischen Unterschiede sich aus genetischen oder hormonellen Ursachen ergeben. Sie vermuten, dass eventuell das zweite X-Chromosom der Mädchen eine schützende Rolle spielen könnte. Auch unterschiedliche Hormonausschüttungen könnten für dieses Ungleichgewicht verantwortlich sein.

Das Gehirnwachstum beginnt mit der 23. Woche an Dynamik zuzunehmen. Zu dieser Zeit beginnt auch die so wichtige Synapsenbildung. Es werden Verbindungen zwischen Nervenzellen geschaffen, ein regelrechtes Netzwerk von Milliarden von Nervenzellen wird gebildet. Zu dieser Zeit findet auch die Myelinisierung statt, die für die Übertragung von Erregungsreizen zuständig ist, aber auch gleichzeitig für einen Schutz vor einer Übererregung sorgt. Die Umwelt hat bei der Entwicklung des Gehirns – ja sogar der Ausformung der Gene – eine herausragende Bedeutung. Nur unter optimalen Bedingungen kann sich das Synapsennetz weit gefächert entwickeln. Nur wenn die richtigen Reize zur richtigen Zeit einwirken, bildet sich das Gehirn gut aus. Diese Ausformung wird durch die herrschenden Umweltbedingungen beeinflusst. Dabei wirken Hormone mit ihren chemischen Signalstoffen regulativ und verstärkend auf die Modulation der Gene, aber auch auf die Teilung von Nervenzellen, ihre Wanderung, das Auswachsen von Fortsätzen und das Knüpfen synaptischer Verbindungen ein.[66]

»Auch all jene Signale, die das Gehirn aus verschiedenen Bereichen des Körpers über Nervenfasern erreichen und die beispielsweise Veränderungen des Muskeltonus oder des Zustands innerer Organe als charakteristische Erregungsmuster zum Gehirn weiterleiten, lenken die dort ablaufenden Reifungsmuster in eine bestimmte Richtung. (...) Alles, was ein Neugeborenes bereits kann und scheinbar automatisch mit auf die Welt bringt, hat es also intrauterin (in der Gebärmutter) bereits erfahren, kennengelernt und in der einen oder anderen Weise ›geübt‹. Das gilt für die Bewegungskoordination, für die Gleichgewichtsregulation, für die Atmung, für einfache Greifreflexe, aber auch für sehr gezielte Handlungen wie beispielsweise das Daumenlutschen«, beschreibt der Göttinger Hirnforscher Gerald Hüther.[67]

Zum Zeitpunkt der termingerechten Geburt sind diese Synapsenbildungen im Hirnstamm, Thalamus und Hypothalamus weitgehend abgeschlossen. Bei einem zu früh auf die Welt gekommenen Kind aber eben noch nicht. Das heißt, es wird in eine völlig artfremde Umgebung versetzt, in der die Bedingungen für eine günstige Gehirnentwicklung alles andere als optimal ausgerichtet sind. Die Bewegung ist eingeschränkt (oft sogar völlig ausgeschaltet durch eine medikamentöse Muskelrelaxion), das Schlucken ist durch Beatmungsschläuche behindert, der Hormonkreislauf wird durch Stress-Hormone regelrecht geflutet, die taktilen Reize (Reize, die durch die Rezeptoren auf der Haut empfangen und weitergeleitet werden) sind herabgesetzt (in der Gebärmutter ist es gerade in der letzten Zeit sehr eng, das heißt, die Haut wird permanent stimuliert). Die nicht entwicklungsgerechten Umweltreize erreichen das noch unfertige Gehirn nahezu ungefiltert. Gleichzeitig fehlen die Umweltreize, die ein kleines Menschlein in dieser Entwicklungsphase besonders braucht: die mütterliche Stimme, ihre Innengeräusche, ihre hormonelle Versorgung, die enge, ja fast symbiotische psychische Verbindung. Die mütterliche Liebe setzt Liebeshormone frei, die unendlich entwicklungsfördernd und schützend sind und die über die Plazenta direkten Zugang zum Blutkreislauf des Kindes haben. All dies hat Auswirkungen auf die Ausreifung und Ausbildung der Gehirnstrukturen und die sich entwickelnde Psyche. In dieser Zeit werden bei einer zu frühen Geburt Veränderungen im Gehirnaufbau stattfinden, die jedoch die Grundlage bilden, auf denen nachfolgende Hirnentwicklungen aufbauen.

Wie sehr Stress im Mutterleib die Gehirnentwicklung beeinträchtigt zeigt eine Studie, die Prof. Katharina Braun an der Universität Magdeburg an Ratten durchführte.[68] Dazu muss gesagt werden, dass der Reifegrad des Gehirns von Rattenbabys und menschlichen Babys zum Zeitpunkt der Geburt vergleichbar ist. Wurden die Mütter der Ratten im letzten Schwangerschaftsdrittel Stress ausgesetzt, dem sie nicht ausweichen konnten, waren ihre Nachkommen später ängstlicher und verstörter als Rattenbabys von Müttern, die ohne Stress ihre Jungen austragen durften. Wurden Rattenbabys direkt nach der Geburt von ihren Eltern getrennt, konnten die Wissenschaftler einen verminderten Stoffwechsel in den Emotionszentren des Gehirns nachweisen. »Dauert diese stressinduzierte Senkung der Gehirnaktivität über längere Zeit an, wirkt sich dies auf die strukturelle Entwicklung der Schaltkreise im Gehirn negativ aus«, erklärte die Studienleiterin. Tiere, die weniger emotionale Zuwendung erhalten, bilden weniger Synapsen in den Emotionszentren des Gehirns aus.

Unsere genetische Ausstattung ist sozusagen nur ein Ausdruck unserer Möglichkeiten. Erst die konkrete Situation und Erfahrung entscheidet darüber, ob die Gene überhaupt »anspringen« oder ob sie verkümmern. Die genetische Ausstattung ist demnach längst nicht so wichtig wie die Umwelt, in der diese Gene sich weiterentwickeln können oder eben nicht. Verfechter der genetischen Dominanz im menschlichen Verhalten zitieren gerne die bekannten Zwillingsstudien, in denen Zwillinge, selbst wenn sie direkt nach der Geburt voneinander getrennt wurden und keinen Kontakt mehr hatten, sich trotzdem in wesentlichen Eigenschaften und Vorlieben sehr ähnelten. Dies wird dann stets auf den Einfluss der Gene zurückgeführt. Allerdings vergisst man dabei, dass sämtliche Erfahrungen dieser Zwillinge auf einer gemeinsam verbrachten Pränatalzeit basieren. Hüther weist darauf hin, dass die dort angelegten Prägungen aufgrund gleicher Umweltbedingungen sich sogar noch im Erwachsenenalter zeigen.

»Angesichts dieser Befunde müssen wir uns fragen, wie viele Eigenschaften, die bisher der Macht genetischer Programme zugeschrieben worden sind, in Wirklichkeit durch unterschiedliche intrauterine Entwicklungsbedingungen und die dort gemachten Erfahrungen geprägt und angelegt werden«, so Hüther. Je entspannter und sicherer ein Kind sich fühlt, umso besser kann es auf die Umwelt reagieren und damit neue Gehirnbahnen anlegen.

Die Umwelt des Embryos und auch des Frühgeborenen (!) ist entscheidend dafür, wie sich die genetische Grundausstattung entfalten kann. Gene entwickeln sich im Embryonalstadium entsprechend ihrer Rahmenbedingungen. Das Gleiche trifft auf die zelluläre Ausformung sämtlicher Organe und Organstrukturen zu. Dieses auch *fetale Programmierung* genannte Phänomen erklärt auch, weshalb Frühchen sich später in Stresssituationen eher ängstlich verhalten. Wenn nämlich während der Aufbauphase des Gehirns – also in der Zeit, in der die Frühchen auf der Intensivstation liegen – das Gehirn vorwiegend von Stress-Hormonen geflutet wird, so hat das langfristig Auswirkungen. Bei Stress und Angst wird das Stress-Hormon Cortisol ausgeschüttet, das im Gehirn Entwicklungsprozesse hemmen bzw. verändern kann.

Bindungsmuster entstehen als Reaktion auf das Bindungsangebot, das uns geboten wird. Je früher, desto tiefer werden die Erfahrungen verinnerlicht. Die Körperpsychotherapeutin Bettina Alberti macht darauf aufmerksam, dass unser Selbstbewusstsein, unsere Fähigkeit zu lieben und unsere Beziehung zur Welt immer auch Antworten auf Grundbedingungen sind, die wir während unserer Entwicklung vorfanden.[69] Allerdings zeichnet sich das menschliche Gehirn lebenslang durch eine recht große Elastizität aus. Das heißt, negative Entwicklungsbedingungen können durch spätere »bessere« Bedingungen zum Teil wieder aufgehoben, zumindest jedoch gemildert werden. Im Bereich des Neokortex ist der Strukturierungsprozess sogar bis zur Pubertät nicht abgeschlossen.

Die Synapsenbildung im Gehirn wird auch durch die Häufigkeit von Erfahrungen beeinflusst. Alles, was häufig passiert, hinterlässt stärkere Spuren im Gehirn als Reize, die nur ab und zu durchdringen. Sicher ist jedoch, dass in den letzten 15 Wochen vor dem regulären Geburtstermin die wichtigsten Prozesse der Gehirnentwicklung stattfinden. Alles, was in dieser Zeit nicht optimal angelegt wurde, muss später mühsam nachgelernt werden, was allerdings nur dann möglich ist, wenn die Schädigungen in dieser Phase nicht zu groß waren und wenn die nachfolgenden Umweltbedingungen besonders positiv sind. Es ist daher von größtem Interesse, die Umgebung für das zu früh Geborene so zu gestalten, dass es so nahe wie möglich der Situation im Mutterleib ähnelt. Die Mutter selbst – aber auch der Vater – sind dabei die wichtigsten Ressourcen.

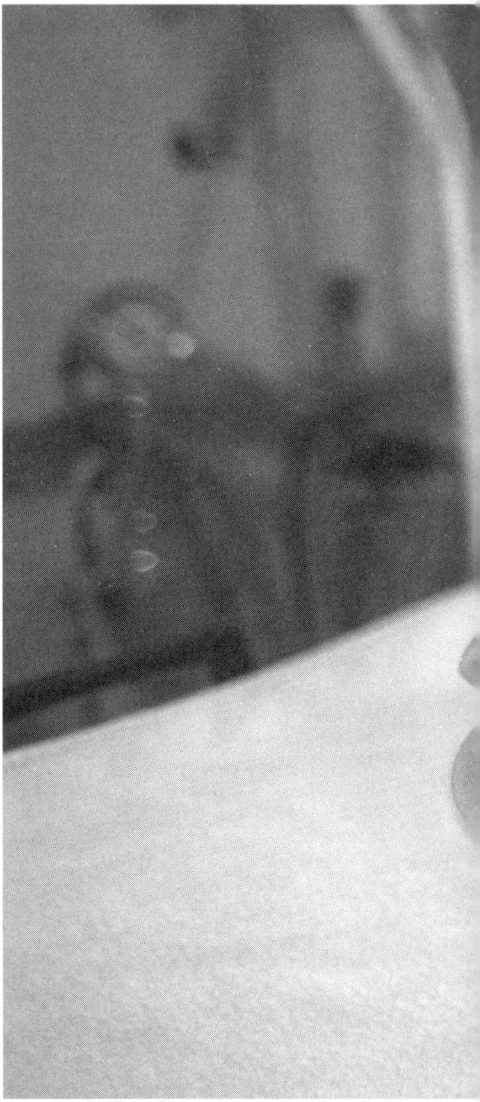

Teil II

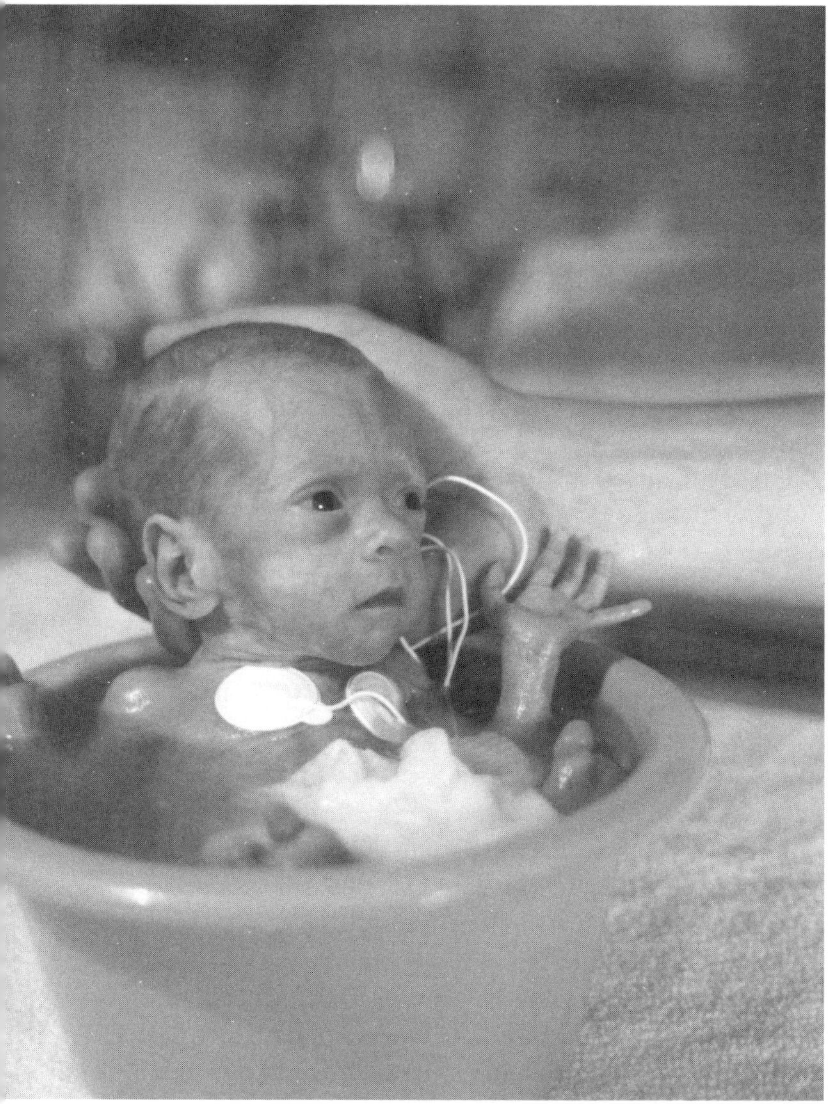

von Dr. med. Marina Marcovich

1 Wie ich zu meiner »Methode« kam

Immer wieder werden mir Fragen wie diese gestellt: Wie wurden Sie vom Saulus zum Paulus? Welches Schlüsselerlebnis hat Sie bewogen umzukehren? Seit wann machen Sie alles anders?

Fragen, die ich in diesem Sinne nie beantworten kann, weil es keine Umkehr oder Abkehr von irgendetwas gegeben hat, nur eine stetige berufliche Entwicklung, zunehmende Erfahrung, ein immer besseres Verstehen der Kinder und ihrer Bedürfnisse, vielleicht auch – mit den Jahren – mehr persönliche Reife.

Vor etwas mehr als 30 Jahren hat es mich am Beginn meiner ärztlichen Ausbildungszeit in die Kinderheilkunde verschlagen. Aber wie es eben im Leben keine Zufälle gibt, bin ich nie mehr von den Kindern weggegangen. Das Wiener Städtische Kinderkrankenhaus, an dem ich meine Ausbildung zur Kinderärztin von 1976 bis 1984 absolvierte, war damals *das* neonatologische Zentrum in Österreich. Gegründet 1973, versorgte es fast alle Frühgeborenen aus Wien und den umliegenden Bundesländern. Die neonatologische Intensivstation, der ich, sobald ich den Wunsch nach einer Fachausbildungsstelle geäußert hatte, zugeteilt wurde, hat mich anfänglich fast abgeschreckt. Zu viele Ärzte, zu viele Schwestern, zu viele Geräte, zu viel Lärm, mittendrin ein winziges Kind, an das ich – als »Neue« – kaum herankam. Vier Wochen innerer Abwehr folgten. Dann begann ich das Gewirr zu durchschauen, und es entwickelte sich in mir eine Begeisterung für die Neonatologie, die mich auch heute nach mehr als 30 Jahren noch erfüllt. Das technische Szenario kam meinen technischen Neigungen entgegen, der pulsierende Betrieb auf der Station – wir hatten damals 500 bis 600 Intensivpatienten pro Jahr – entsprach meiner jugendlichen Dynamik. Rettungseinsätze, Hubschraubertransporte, daneben noch die Arbeit als Flugärztin, Hunderte Nachtdienste – mein Tatendrang war mehr als befriedigt.

Dabei erlebte ich einen ungewöhnlich raschen beruflichen Aufstieg, durfte ein Jahr nach Ausbildungsbeginn (ich war gerade 25 Jahre alt) bereits die vertretende Leitung der größten Intensivneonatologie des Landes übernehmen und wurde mit 29 Jahren in den Vorstand der Österreichischen Gesellschaft für Perinatale Medizin berufen. Die Neonatologie war mein Leben geworden.

Neonatologie, das hieß sehr intensive Medizin an sehr kleinen Kindern, wobei ich trotz der äußeren Zerbrechlichkeit der Frühgeborenen das Gefühl hatte, dass diese Kinder sehr stark sein mussten, um all das, was wir ihnen – in bester medizinischer Absicht – antaten, auch auszuhalten. »Bei einem alten Menschen könnten wir uns das nicht erlauben, der würde das nicht durchstehen«, sagte ich oft.

Eltern waren damals von den Intensivstationen streng ausgesperrt, sie durften ihre Kinder nur von draußen sehen. In unserem Krankenhaus bedeutete dies: durch zwei Glasscheiben vom Balkon aus. Wochen-, oft monatelang standen die Eltern vor den Fenstern und versuchten ihr Kind unter den vielen Schläuchen zu erspähen, sehnsüchtig, manchmal zunehmend gleichgültig – vor allem die Väter. Eltern galten damals als hygienisch gefährlich, man fürchtete die Keime, die sie in die Stationen hereinbringen würden.

Es war mein erster Eklat, als ich die Station 1978 für Eltern öffnete. Dick vermummt, mit Übermänteln, Mundmasken und Überschuhen, kamen sie durch die UV-Licht-Schleuse zu ihren Kindern herein, standen ganz ergriffen vor dem Inkubator, sahen ihr Kind das erste Mal aus der Nähe, wagten es sogar, durch das kleine Inkubatortürchen zu greifen und ihr Kind zaghaft zu berühren. Welch unverschämte Ausgrenzung, die wir uns als Ärzte und Schwestern da herausgenommen hatten! Aber es geschah ja in bester Absicht »zum Schutze der Kinder«.

Das Gefühl, den Kindern mit unseren Intensivmaßnahmen Gewalt anzutun, verfolgte mich weiter, vor allem auf dem Gebiet der künstlichen Beatmung. Als mechanisch interessierter Mensch begann ich mich bald ganz in die Technik der Beatmungsgeräte zu vertiefen. Ich lernte viel, wurde Gesprächspartnerin der Servicetechniker, gern gesehene Teilnehmerin bei »Brainstormings« von Gerätefirmen. Zunehmend war ich dabei auf der Suche nach Alternativen für die herkömmliche Überdruckbeatmung, zuerst in Schweden, dann in den Vereinigten Staaten. Das Zauberwort hieß Hochfrequenz-Beatmung. Mit dieser Technik verband sich für uns die Hoffnung, durch ein schonenderes Einströmen von Sauerstoff die Lungen der Frühgeborenen nicht so zu zerreißen wie bisher. Ich gehörte damals – in den frühen 1980er-Jahren – zu den europäischen Fachleuten auf diesem Gebiet. Rückwirkend gesehen hat die Hochfrequenz-Beatmung nicht die Erwartungen erfüllt, die wir in sie gesetzt hatten. Deswegen zog ich mich Mitte der 1980er-Jahre wieder daraus zurück.

Ich erwähne dies alles nur, um damit zu betonen: Ich wurde nicht als technikfeindliche Alternativmedizinerin geboren, wie das vielleicht manchmal so hingestellt wird. Ich habe den üblichen schulmedizinischen Weg hinter mir. Daher lehne ich auch diese Spaltung – hier Schulmedizin, dort Alternativmedizin – ab.

Mittlerweile hatte ich meine kinderärztliche Ausbildung 1984 abgeschlossen und musste das Krankenhaus wechseln. Ich erhielt eine Stelle an einem anderen Wiener Kinderspital, das jedoch keine Neonatologie führte. Für mich, die ich ganz auf die Neonatologie fixiert war und nichts anderes wollte, als Frühgeborene zu betreuen, war dies eine unerträgliche Situation. Und so begann ich, gegen viele Widerstände im eigenen Haus, aber auch von Seiten der anderen Kinderspitäler Wiens, eine neonatologische Station aufzubauen. Vor allem die mächtigen Anästhesisten der kinderchirurgischen Intensivstation unseres Hauses sahen es gar nicht gern, dass hier jemand ihr intensivmedizinisches Monopol bedrohte. Gott sei Dank begleitete mich das prinzipielle Wohlwollen meines damaligen Chefs, Primarius Walter Potacs, eines liebevollen und reifen Menschen, der durch die Einrichtung einer Neonatologie in seinem Haus einer medizinischen Jugendliebe begegnete. In den 1950er-Jahren hatte er sich mit der Konstruktion von Inkubatoren beschäftigt, musste dann aber einem anderen Kollegen den Vortritt auf der Frühgeborenenstation lassen. Wie schon erwähnt, gibt es eben keine Zufälle.

Als Ärztin vorerst allein, von den Kollegen misstrauisch beäugt, fand ich aber bald Schwestern, die zwar neonatologisch nicht vorgebildet waren (was sich im Weiteren als Vorteil erwies, da ihnen jegliche vorgeprägte Betriebsblindheit abging und sie daher alles, was mir längst selbstverständlich geworden war, hinterfragten!), die mich aber in meinen Intentionen äußerst engagiert unterstützten. Vieles, was sich in den folgenden Jahren auf unserer Station entwickelt hat, kam von den Schwestern.

Ich war nun schon acht Jahre in der Neonatologie tätig, war erfahrener geworden, hatte auch den Wechsel der Arbeitsstelle als schwierige persönliche Situation erlebt; möglicherweise lagen darin die Ursachen, dass ich den frühgeborenen Kindern mit noch mehr Rücksicht begegnete. Ich hatte auch nicht mehr dauernd die Geräte im Auge, die waren zur Routine geworden, mit der Zeit bediente man sie wie im

Schlaf. Ich konzentrierte mich mehr und mehr auf die Kinder, ihren Gesichtsausdruck, ihre Haltung, einfach das, was sie an Botschaft vermittelten. Das war sehr viel. Mehr als viele Laborbefunde. Langsam wurde ich auch älter und dadurch vielleicht zurückhaltender. Als junge Ärztin, frisch von der Universität, fühlt man sich so unwahrscheinlich wichtig, vor allem als Intensivmediziner. Mit der Zeit – ich war inzwischen 32 – lernt man seine eigene Wichtigkeit zurückzunehmen. Damit gibt man dem Gegenüber mehr Raum, man begreift, dass auch der andere etwas kann, selbst wenn er nur 700 Gramm wiegt.

Erfahrung und persönliche Bescheidenheit: in meinen Augen die entscheidende Voraussetzung für einen guten Arzt, um die wir uns täglich aufs Neue bemühen müssen.

So fand also 1984 der Neuanfang im Mautner Markhofschen Kinderspital statt. Eine neonatologische Revolution war dabei sicherlich nicht geplant. Alles entwickelte sich Schritt für Schritt. Die Kinder wiesen uns dabei den Weg. Wir planten keine Studien, keine Experimente. Wir dachten uns kein »Programm« aus, dem wir die Kinder unterzogen. Wir ließen uns bloß auf ein starkes Naheverhältnis mit den Kindern ein. Wir beobachteten sie genau, gingen auf sie ein, lernten ihre Lebensäußerungen, ihre Bedürfnisse immer besser zu verstehen. Wir griffen vorsichtig korrigierend ein, wenn uns die Eigenkräfte des Kindes erschöpft schienen, ließen sie sein und nahmen uns zurück, wenn sie es allein konnten. Daraus ergab sich ganz selbstverständlich unser Umgang mit ihnen und auch das intensivmedizinische Vorgehen. Nicht wir wollten die Neonatologie verändern, sondern die Kinder lehrten uns, dass wir sie unterschätzt hatten. Sie zeigten uns, dass das Defektbild, das wir immer von ihnen hatten, nicht stimmt.

Das Wort »Methode« für unsere neuen Erfahrungen, die wir mit den Kindern machen durften (und die auch für uns anfänglich überraschend waren), das Wort »Methode« kam von außen, ich selbst habe es nie verwendet. Die Mitteilung unserer Beobachtungen hat nur dazu geführt, dass man Frühgeborene heute mit anderen Augen sieht. Dadurch hat sich auch die neonatologische Intensivmedizin verändert.

Für mich ist unsere Art, mit Frühgeborenen umzugehen, einfach ein Stück Selbstverständlichkeit – basierend auf Erfahrung, Vertrauen und Liebe. Die Intensivmedizin hatte darin immer ihren Platz. Doch wenn Sie ein Kind lieben, wenn Sie ihm ganz nahe sind, dann werden Sie als erfahrener Neonatologe wissen, wann es die Intensivmedizin braucht und wann nicht. Mit »Alternativmedizin« hat das nichts zu tun. Oder sollte es »alternativ« sein, auf die Bedürfnisse des Kindes und seiner Eltern einzugehen? Auch das vielzitierte Känguruen ergab sich im Zuge unserer Arbeit, war aber keineswegs zentrales Thema, obwohl es heute oft so verstanden wird.

»Sie sind mit Ihrer Arbeit ein Opfer des Zeitgeistes geworden«, sagte mir einmal ein Verhaltensforscher. Zuerst habe ich diesen Gedanken zurückgewiesen, mittlerweile glaube ich, er hatte recht. Viele sehen unsere Arbeit als etwas »Menschliches, Liebes, Alternatives« zur kalten Gerätemedizin, als Rebellion gegen die Schulmedizin. Und das liegt im Trend. Sie übersehen dabei aber vielleicht, wie viel schulmedizinisches Können in unserer Arbeit steckt, wie viel Konzentration in der Beobachtung, wie viel analytische Exaktheit in der Wahrnehmung. Allerdings bedarf es für eine derartige Wahrnehmung der Zuwendung, und damit schließt sich der Kreis zur inneren Haltung wieder.

Möglicherweise liegt hier die Schwierigkeit unserer »Methode«: Menschliche und fachliche Qualifikation müssen in gleicher Weise vorhanden sein. Der Arzt muss bereit sein, auf Macht zu verzichten und Kompetenz abzugeben, ans Kind, an dessen Eltern, an das Pflegepersonal. Offenbar fällt es aber vielen Ärzten – und insbesondere Intensivmedizinern – schwer loszulassen. Zum »Lassen« bedarf es innerer Reife und fachlicher Sicherheit. Sicherheit aber gewinnt man nur durch Wissen, Erkenntnis und Erfahrung.

2 Vom sanften Umgang mit Frühgeborenen

»Es gilt nicht nur das Notwendige zu tun, sondern ebenso, das Nichtnotwendige nicht zu tun.«
Friedrich Kunkel

Die Entwicklung der Neonatologie

Im Bereich der medizinischen Fachdisziplinen ist die Neonatologie ein »junges« Fach. Zwar kennt man auch aus früheren Jahrhunderten Berichte über das Aufziehen von Frühgeborenen zwischen warmen Ziegeln, in Backöfen, sogar zwischen noch warmen Organen in der Leibeshöhle eines frischgeschlachteten Schafes. Es handelt sich dabei aber eher um anekdotische Vorkommnisse. So findet sich in einem ärztlichen Ratgeber aus dem Jahr 1911 der Satz: »(...) kann das Kind trotz der frühen Geburt weiterleben, doch bleiben erfahrungsgemäß nur Kinder von wenigstens 34 Wochen erhalten.«

Die Neonatologie als systematisch-naturwissenschaftliche Intensivmedizin, die es uns heute ermöglicht, Frühgeborene etwa ab der 24. Schwangerschaftswoche am Leben zu erhalten, gibt es erst seit etwa 34 Jahren. Wie insgesamt in der Medizin hat sich jedoch auch in der Neonatologie eine rasante technische Entwicklung abgespielt. In der Frühgeborenenmedizin erschien diese Technisierung allerdings besonders vorherrschend. Dafür gibt es meiner Meinung nach mehrere Ursachen:

Erstens einmal ist das ungeborene Kind, solange es im Mutterleib lebt, mit seinem Leben völlig von den Lebensfunktionen der Mutter abhängig. Durch die Atmung der Mutter wird das Kind mit Sauerstoff versorgt und durch ihre Nahrungsaufnahme mit Flüssigkeit und Kalorien. Die mütterliche Wärmeproduktion hält es warm. Das heißt, das Kind ist mit seinem Leben ganz auf die mütterliche Unterstützung angewiesen. Geht diese nun durch eine vorzeitige Geburt zu früh verloren, fühlen wir uns als Mediziner offensichtlich dazu aufgerufen, dem Kind die Mutter mit allen uns zur Verfügung stehenden medizinischen und technischen Mitteln zu ersetzen. Das mag ein Grund für das Überhandnehmen der Technik in der Neonatologie gewesen sein.

Ein weiterer kann in der besonderen Wehrlosigkeit des Frühgeborenen und seiner Eltern liegen. In irgendeiner Weise ist der Patient den Ärzten ja immer ausgeliefert, aber niemand ist so ausgeliefert wie ein 700-Gramm-Kind! Wenn Sie heute einem Dreijährigen eine Infusionsnadel legen, wird das wahrscheinlich ein Kampf sein. Denn der Dreijährige wird mit aller Kraft um sich treten, er wird schreien und Sie vielleicht beißen, und es wird manchmal drei erwachsene Leute brauchen, um ihn festzuhalten. Ein kleines Frühgeborenes können Sie dagegen mit einer Hand niederhalten. Es kann sich weder körperlich noch verbal wehren. Wenn die Mutter des Dreijährigen zu Besuch kommt, wird er ihr berichten: »Du, die haben mir so wehgetan! Festgehalten haben sie mich, und zweimal haben sie mich gestochen! Schau, jetzt hab ich einen blauen Fleck.«

Das 700-Gramm-Kind liegt da und schweigt. Es kann nicht verraten, was man ihm angetan hat. Und zu ihm gehören Eltern, die sich in ihrer Kompetenz als Eltern an diesem Kind noch nie erfahren haben, die daher glauben, nicht mitreden zu können. Die Mutter des Dreijährigen kennt ihr Kind, sie wird Ihnen sagen: »Er mag keinen Grießbrei, er putzt sich abends nicht die Zähne, er geht immer spät schlafen.« Die Eltern des Frühgeborenen kennen ihr Kind anfangs nicht, und sie denken, dass jeder dieser Experten, die da um ihr Kind herum sind, mehr von ihrem Kind versteht als sie selbst. Hinzu kommen noch die Schuldgefühle der Frau, als Mutter versagt zu haben, weil sie ihr Kind nicht lange genug ausgetragen hat und die verzweifelte Angst der Eltern um das Leben ihres Kindes. Angst, Schuld und Unsicherheit aber machen klein und hilflos. Es gibt keine hilflosere Patientengruppe, keine, die mehr ausgeliefert ist als ein Frühgeborenes und seine Eltern. Wen wundert es, dass hier so eine dominante, unwidersprochene Medizin Platz greifen konnte.

Und noch etwas scheint mir maßgeblich für die besondere Situation der Neonatologie: Neonatologen sind unter sich. Da kann kein anderer Arzt hineinschauen. Wenn Sie heute Rückenschmerzen haben, dann können Sie zu einem Orthopäden, zu einem Unfallchirurgen, zu einem Chiropraktiker, zu einem Osteopathen oder zum Akupunkteur gehen. Vielleicht auch zu einem Pendler. Und dann werden Sie entscheiden, von wem Sie sich behandeln lassen. Mit einem 700-Gramm-Kind können Sie nur zu einem Neonatologen gehen. Kein anderer Arzt versteht etwas davon, nicht einmal ein Anästhesist oder ein Kinderarzt. Daher hat sich die Neonatologie wie im Elfenbeinturm entwickelt, als Monopolmedizin, wie eine »Geheimwissenschaft«, in die nur einige wenige Einblick haben.

Ich habe im Zuge meiner Arbeit in den letzten Jahren festgestellt, dass sich Psychologen bereits in den frühen siebziger Jahren Sorgen darüber gemacht haben, was denn mit den frühgeborenen Kindern in diesen Intensivstationen geschieht. Aber da drinnen saßen die mächtigen Neonatologen und sagten: »Hier geht es um Leben und Tod, erst einmal müssen wir das Kind vor dem Ersticken bewahren! Über seine Seele können wir uns Gedanken machen, wenn sein Leben gerettet ist.« Und so mussten die Psychologen draußen bleiben und scharrten vergeblich an den Wänden des Elfenbeinturms. Ich fürchte, es war mein Sakrileg, die Türen des Elfenbeinturms von innen aufgerissen zu haben.

Die Zusammenarbeit Geburtshilfe und Neonatologie

Früher wurden die Neonatologen erst nach der Geburt des Kindes in den Kreißsaal gerufen. Wir fanden dann häufig ein vom Anästhesisten mehr oder weniger schlecht reanimiertes (wiederbelebtes) Kind vor. Meistens geschah die Erstversorgung in guter Absicht, aber ohne wirkliche Erfahrung. Hauptsache, das Kind hatte einen Beatmungstubus in der Luftröhre, dann konnte sozusagen nichts mehr passieren. Oft standen ratlose Geburtshelfer oder hilflose Kinderärzte vor einem blauen, leblosen Kind und warteten sehnsüchtig auf das Eintreffen der Neonatologen. Die hatten dann auch immer ihren großen Auftritt, wenn sie mit ernster Miene und viel Gerät in den Kreißsaal gestürmt kamen, wo Geburtshelfer und Hebammen ehrfürchtig zurückwichen, in einer Mischung aus Dankbarkeit (dass ihnen die Verantwortung für das Kind abgenommen wurde), aber auch innerlichem Widerstand gegen die Neonatologen, die so wichtig und laut auftraten. Sie waren sich ihrer Bedeutung als Nothelfer voll bewusst. Sie hatten immer eine kritisch hochgezogene Augenbraue und gaben dem Geburtshelfer, der das Kind ja als Ausweis seiner Leistung sieht, immer irgendwie das Gefühl, etwas nicht richtig gemacht zu haben. Sie trugen die mehr oder weniger ausgesprochene Frage auf den Lippen: »Warum rufen Sie uns erst jetzt?!« Sie stürzten sich auf das Neugeborene auf dem Reanimationstisch und begannen, es zu bearbeiten.

Sie kümmerten sich dabei kaum um die Eltern, die mit angstvoll geweiteten Augen stumm das Geschehen beobachteten und in ihrer atemlosen Angst doch nur auf ein gutes

Wort des Fachmannes warteten, in dessen Händen das Schicksal ihres Kindes lag. Die Neonatologen waren hochaktiv. Und wenn sie alles Nötige getan hatten, Kanülen gelegt und Kabel angehängt hatten, dann packten sie das Kind in den Transport-Inkubator und fuhren mit ihm ab. Weg war das Kind – ohne viele Worte. Zurück blieben verzweifelte Eltern und ein Geburtshelfer, der sich fragen musste, was er falsch gemacht hatte. Der den Neonatologen beim besten Willen nicht mögen konnte und der beim nächsten Mal noch länger zögerte, bevor er ihn rief. Und der den Neonatologen nur dann rief, wenn es wirklich nicht zu umgehen war.

In diese spannungsgeladene Situation stießen wir 1986 mit unserer neuinstallierten Neonatologie am Mautner Markhofschen Kinderspital, und wir bemühten uns, etwas anderes anzubieten als die damals übliche neonatologische Versorgung. Wir wollten eine wohlwollende Kooperation, das heißt, wir versuchten den Geburtshelfern das Gefühl zu geben, dass wir als Freunde kamen, nicht als Schiedsrichter. Unser Ziel war doch ein gemeinsames: das gesunde Kind! Also mussten wir auch an einem Strang ziehen. Wir boten uns einfach als Dienstleistungsbetrieb an: Wir waren Tag und Nacht auf Abruf bereit, kamen immer, wenn wir gerufen wurden, lehnten keinen Einsatz ab (Kontinuität und Verlässlichkeit sind ganz wichtige Voraussetzungen für Qualität!), warteten ohne zu murren, auch wenn die Wehen plötzlich wieder eingeschlafen waren. Wir erweckten nie den Eindruck von Eile, fuhren auch einmal unverrichteter Dinge zu unserer Station zurück und kamen wieder, wenn es so weit war. Wurde dann ein reanimationsbedürftiges Kind geboren, erledigten wir unsere Arbeit so unspektakulär und ruhig wie möglich, beruhigten währenddessen die Eltern und das geburtshilfliche Personal, versuchten immer den Eindruck zu vermitteln, als wäre alles nicht so schlimm. Ging es einem Kind ohnehin gut nach der Geburt, dann blieben wir im

Hintergrund. Wir mussten nicht beweisen, dass wir da waren. Wir kamen auch nicht wie üblich mit einem ganzen Rettungsteam. Arzt und Schwester fuhren mit einem Notfallkoffer per Taxi zur Geburtshilfe. Das sparte Zeit und Kosten, und man war viel flexibler. Kein wartender Rettungsfahrer mahnte uns im Kreißsaal zur Eile, kein bereitstehendes Rettungsauto verleitete zur Verlegung des Kindes.

Die Geburtshelfer lernten uns mehr und mehr schätzen. Sie riefen uns immer öfter zu Risikogeburten bereits vor der Geburt, sie empfanden es zunehmend als angenehm, dass es da im Kreißsaal eine »wohlwollende Rückendeckung« gab, die bei Bedarf aktiv wurde, sich aber ansonsten stillschweigend wieder zurückzog. Sie trauten sich auch, uns zu immer kleineren Kindern zu rufen. In früheren Jahren hatte man noch eine andere Einstellung zu kleinen Frühgeborenen. Man reihte sehr unreife Kinder eher in die Gruppe »Abort«. Ich erinnere mich, dass in den ersten Jahren meiner neonatologischen Arbeit (in der zweiten Hälfte der 1970er-Jahre) Kinder unter 1000 Gramm Geburtsgewicht gar nicht an die Beatmungsmaschine angeschlossen wurden, da sie als intensivmedizinisch nicht überlebensfähig galten. Heute sind es gerade die Kinder unter 1000 Gramm, die uns medizinisch am meisten beschäftigen – aber damals galten diese Kleinen als Abort und wurden erst einmal beiseitegelegt. Erst wenn sie unübersehbare Lebenszeichen von sich gaben und nicht aufhörten zu quäken, wurden dann doch die Neonatologen geholt, zu mittlerweile stark unterkühlten und blauen Kindern, deren Gehirn durch die mangelnde Erstversorgung oft schon Schaden genommen hatte.

So lernten wir allmählich die Grenzen kennen. Wir lernten, dass Kinder ab der 24. Schwangerschaftswoche außerhalb des Mutterleibes überleben konnten (in dieser Reifungsphase erreichen nämlich die kleinen Blutgefäße in der Lunge die Lungenbläschen, sodass der Übertritt von Sauerstoff ins Blut möglich wird), und wir lernten auch, dass Föten der 21., 22. oder 23. Schwangerschaftswoche, selbst wenn sie noch nicht überleben konnten, *Kinder* waren – vor allem in den Augen der Eltern und im Empfinden der Mutter, die ja bereits Kindsbewegungen gespürt hatte – und nicht einfach »ein Abort«. Wir begriffen, dass Eltern ein Kind verloren hatten, und dementsprechend mussten wir uns ihnen gegenüber verhalten.

Ich werde nie ein Erlebnis bei einer Geburt in der 21. Schwangerschaftswoche vergessen: Der Geburtshelfer bat mich trotz der vorauszusehenden Chancenlosigkeit, für das Kind anwesend zu sein, um der Mutter nach vier Fehlgeburten das Gefühl zu geben, diesmal wenigstens nichts unversucht zu lassen. Es wurde ein Bub mit 380 Gramm geboren, bei dem alle Beatmungsversuche wie erwartet ohne Erfolg blieben. Nach etwa zwanzig Minuten gab ich die Reanimationsversuche auf, brachte den Kleinen in eine Windel gehüllt zu seinen Eltern und erklärte ihnen die Situation. Ich hielt das Kind dabei auf meinem Arm und wollte es der Mutter in die Hände legen. Sie aber hielt ihre Hände auf der Brust verschränkt und zeigte keinerlei Bereitschaft, ihr Kind an sich zu nehmen. Zwingen wollte ich sie nicht. Nach einiger Zeit verabschiedete ich mich und ging. Tage später rief sie mich an, um sich nochmals für meinen Versuch, dem Kind zu helfen, zu bedanken, und sagte: »Ich komme nicht darüber hinweg, dass ich ihn nicht berührt habe!« Ich hatte es gespürt und habe dennoch gezögert. Ich möchte mit diesem Erlebnis nur zum Ausdruck bringen, dass es unsere Pflicht als Perinatologen (Geburtshelfer, Hebammen, Neonatologen) ist, Eltern, deren Kinder tatsächlich zu klein und unreif zum Überleben sind, sensibel zu begegnen.

Um auf unser verbessertes Verhältnis zu den Geburtshelfern zurückzukommen: Es hatte sich also eingebürgert, dass man uns vor der Geburt rief, wann immer sich eine Risikogeburt anbahnte. Das gab uns die Chance, die Kinder vom Moment der Abnabelung an zu betreuen. Wir mussten kaum ein Kind mehr übernehmen, dem vorher schon jemand vorsorglich einen Beatmungsschlauch hineingeschoben hatte. Wir konnten unsere Art der Erstversorgung durchführen und damit vielen Kindern eine Verlegung in die Kinderklinik ersparen. Wir hörten auch damit auf, Kinder bloß deswegen zu verlegen, weil sie bei der Geburt weniger als 2500 Gramm wogen. Diese ominöse 2500-Gramm-Grenze, unterhalb derer ein Kind als frühgeboren galt und damit automatisch transferiert wurde (und teilweise leider immer noch wird!), erschien mir mit der Zeit immer unverständlicher. Warum musste man ein Kind, das mit 2000 oder 1700 Gramm gesund zur Welt kam, das atmen und trinken konnte und quietschlebendig war, von seiner Mutter trennen und »zur Aufzucht« ins Kinderspital bringen? Bloß weil irgendjemand irgendwann eine bestimmte Gewichtsgrenze festgelegt hatte, zu der dem armen Kind ein paar Gramm fehlten?

Wir begannen also, diese »mäßig Frühgeborenen« bei ihren Müttern zu belassen, mit bestem Erfolg und zur Freude der Eltern und der Geburtshelfer. Anfänglich mussten wir die Kinderkrankenschwestern in den Geburtshilfestationen ein bisschen überreden: Ein Kind mit 1 800 Gramm trinkt meist etwas langsamer, bekommt auch häufiger Neugeborenen-Gelbsucht als ein reifgeborenes Baby. Daher war die Pflege für die Schwestern etwas aufwendiger, aber wir machten ihnen Mut, lobten sie und ließen sie vor allem nie im Stich. Schaffte es ein Kleines mit der Zeit nicht ganz, übernahmen wir das Kind jederzeit auf die Neonatologie. Aber seine Chance hatten wir ihm gegeben. Und mit der Zeit fanden die Schwestern selbst Freude daran, dass man ihnen auch etwas »heiklere« Kinder anvertraute.

Wir mussten schließlich nur noch zirka ein Viertel der Früh- und Neugeborenen, die wir nach Risikogeburten im

Kreißsaal betreuten, zu uns ins Kinderspital verlegen. Drei Viertel der Kinder konnte nach der Erstversorgung bei ihren Müttern bleiben. Das führte dazu, dass mit der Zeit hauptsächlich nur mehr Kinder unter 1500 Gramm auf unserer Intensivstation lagen und immer mehr geburtshilfliche Abteilungen von uns neonatologisch betreut werden wollten. Eine sehr harmonische und gedeihliche Zusammenarbeit hatte sich entwickelt.

Die primäre Reanimation

Die primäre Reanimation (erste Wiederbelebung) umfasst alle neonatologischen Maßnahmen, die notwendig sind, um einem nicht lebensfähigen Früh- oder Neugeborenen über die Probleme unmittelbar nach der Geburt hinwegzuhelfen – es also im weitesten Sinne wiederzubeleben.

In diesen ersten Lebensminuten entscheidet sich oft das Schicksal eines Kindes: Gesundheit, lebenslange Behinderung oder gar Tod. Zu späte oder falsche Maßnahmen und Sauerstoffmangel können das Gehirn für immer zerstören. Aus diesem Bewusstsein heraus ist die Reanimationsphase sehr oft von Nervosität und hohem Aktionismus derjenigen geprägt, die für das Kind die Verantwortung tragen. Bei Frühgeborenen stand dabei immer die Vorstellung im Vordergrund, dass sie außerhalb der Gebärmutter nicht selbstständig lebensfähig seien. Die totale Abhängigkeit des Ungeborenen hinsichtlich Sauerstoff-, Kalorien- und Wärmezufuhr durch den mütterlichen Organismus schien bei Verlust desselben durch eine zu frühe Geburt den umgehenden Ersatz all dieser Dinge mit medizinisch-technischen Mitteln notwendig zu machen.

Es war aber noch etwas anderes, was neonatologisches Handeln prägte: Die Kinderärzte hatten das Reanimieren von den Anästhesisten gelernt. Anfänglich gab es ja in der Kinderheilkunde keine Intensivmedizin, und wenn doch – zum Beispiel auf kinderchirurgischen Überwachungsstationen –, dann wurde sie von Anästhesisten betrieben. Kinderärzte hatten davon wenig bis gar keine Ahnung. Es waren die Anästhesisten, die wegen der Narkose der Mutter bei Kaiserschnitten anwesend waren und dann auch das Kind, wenn es nicht atmete, beatmeten und versorgten. Nun kann man aber davon ausgehen, dass das zentrale Berufsverständnis des Anästhesisten ein ganz anderes ist als das des Kinderarztes. Da sich der Kinderarzt – im Rahmen seiner Vorsorgetätigkeit – auch mit vielen gesunden Kindern befasst und im Übrigen weiß, dass viele kleine Infekte bei Kindern oft von selbst wieder abklingen, ist er weit mehr an das Lassen und Abwarten gewöhnt. Nicht so dagegen der Anästhesist: Er hat es nur mit schwer kranken Menschen auf der Intensivstation zu tun oder mit Patienten, die narkotisiert werden müssen. Seine Arbeit steht und fällt daher mit der Beatmung. Das Erste, was ein Anästhesist können muss, ist das Intubieren, das Einführen des Beatmungsschlauches in die Lunge. So wurde es auch den Kinderärzten beigebracht, erst den Beatmungsschlauch hinein, alles Weitere kommt dann.

Diese angelernte Arbeitsauffassung zusammen mit dem Defektbild, das man von Frühgeborenen hatte, führte offensichtlich zu einem medizinisch höchst aggressiven Vorgehen: Um nur ja nichts zu versäumen, wurde das Kind, kaum aus dem Mutterleib heraus, schnellstens abgenabelt und auf den Reanimationstisch gelegt. Dass dieser oft in einem zugigen Durchgangsbereich stand, passte zur allgemeinen Aufgeregtheit der Situation. So rasch und intensiv wie möglich wurden mittels maschineller Absaugung Mund, Nase und Schlund von Schleim, Blut und Fruchtwasser befreit und dann – vor allem bei kleinen, sehr unreifen Frühgeborenen – ein Beatmungsschlauch durch die Nase in die Luftröhre geschoben. Dass die

Kinder sich dabei manchmal verzweifelt zu wehren versuchten, wurde nicht weiter zur Kenntnis genommen. Damit war zwar fürs Erste die Sauerstoffzufuhr gesichert, aber auch der Weg in die künstliche Beatmung beschritten. Über eine schnell gelegte Infusionsnadel wurde sodann die Flüssigkeits- und Kalorienzufuhr begonnen, oft wurden auch noch kreislaufwirksame Medikamente gespritzt, immer getragen von dem Gedanken, nur ja alles Notwendige zu tun. Was das Kind dabei erlebte, fragte sich niemand.

Eine Geburt ist ein mühevolles und schmerzhaftes Ereignis, nicht nur für die Mutter, sondern auch für das Kind. Aber wer denkt schon an die Mühen des Kindes? Nicht nur, dass es durch den engen Geburtskanal förmlich »hinausgetreten« wird (in den Wehen werden gewaltige Kräfte frei), im Moment des Geborenwerdens ändern sich auch die Lebensumstände des Kindes schlagartig. Das gilt für die körperliche Situation – innerhalb von Sekunden muss die Atmung einsetzen, der Kreislauf muss sich umstellen, die Wärmeproduktion, die Ausscheidung müssen funktionieren –, das gilt aber ebenso für die psychosoziale Situation: Wo es bisher dunkel war, ist es plötzlich hell, wo es leise war, ist es laut, wo es warm war, ist es kalt, Hände packen zu, raue Unterlagen berühren die Haut, die Schwerkraft wirkt plötzlich ein und vor allem – die Begreifbarkeit der Grenzen ist weg. Solange ein Kind im Mutterleib lebt, stößt es, wo immer es eine Hand oder einen Fuß ausstreckt, an eine Grenze. Seine Welt ist im wahrsten Sinne des Wortes »begreifbar«, und das Kind kann sich in ihr genau orientieren. Mit dem Moment der Geburt weichen diese Grenzen ins »Unbegreifbare« zurück.

Beobachten Sie einmal ein Neugeborenes unmittelbar nach der Geburt: Wenn man es auf den Rücken legt, wird es verzweifelt »herumrudern« – es sucht seine verlorenen Grenzen. In diesem Sinne ist das Geborenwerden ein Schock – und das Neugeborene muss eine enorme Anpassungsleistung erbringen. Das gilt schon für ein reifes Neugeborenes – wie sehr erst für ein kleines Frühgeborenes, das von der Natur für diese Anpassungsleistung ja noch gar nicht vorgesehen ist!

Erst als wir *das* begriffen haben, ist uns klar geworden, dass wir in unserer Hast und Angst, das Leben dieser frühgeborenen Kinder nur ja nicht zu gefährden und ihnen so rasch wie möglich und so viel medizinisch-technische Unterstützung wie möglich zukommen zu lassen, übersehen hatten, dass sie diese Umstellung in vielen Fällen auch von selbst schaffen würden – vorausgesetzt, wir ließen ihnen ein bisschen Zeit dazu. Wir hatten ihnen aber nicht nur keine Zeit gelassen, wir hatten ihnen durch ungemein schmerzhafte Prozeduren (intubieren bei vollem Bewusstsein, Infusionsnadel stechen, Blut abnehmen) die Umstellungssituation noch bei Weitem erschwert. Allein das Absaugen ist eine Tortur. Stellen Sie sich einmal vor, jemand würde Ihnen bei vollem Bewusstsein einen Plastikschlauch in die Nase schieben, und das in einer Situation, wo Ihnen das Wasser ohnehin schon bis zum Hals steht! Allein der Gedanke daran erzeugt Abwehr, die Nasenschleimhaut ist eine enorm schmerzempfindliche Zone. Aber wie schon gesagt: Ein 700-Gramm-Kind kann man mit einer Hand niederhalten, es muss alles über sich ergehen lassen. All diese Aktionen waren gut gemeint, aber den Kindern haben sie unwahrscheinlich großen Stress und Schmerz bereitet und die ohnehin schon schwierige Situation nach der Geburt zusätzlich belastet.

Als uns dies bewusst wurde, veränderten wir nach und nach unser Verhalten bei der Erstversorgung. Wir versuchten zuerst einmal, den Kindern das soeben Verlorene wiederzugeben, nämlich Halt, Grenzen, Wärme, Geborgenheit. Wir wickelten die Neugeborenen in warme Stoffwindeln ein und trockneten sie sorgfältig ab, streichelten sie dabei liebevoll. Wir ließen ihnen Zeit, sich an die neue Situation zu gewöhnen. Wir stimulierten sie – wenn sie nicht ohnehin schon lebhaft waren – durch ein bisschen Hautmassage (die Schwestern kannten einen bestimmten Druckpunkt an der Fußsohle, um die Atmung anzuregen). Waren die Kinder blau, zeigten aber eine selbsttätige Atemtätigkeit, so hielten wir ihnen den Sauerstoffschlauch einfach vor die Nase. Nichts geschah heftig. Das Kind sollte das Gefühl einer liebevollen und ruhigen Begleitung bekommen.

Setzte die eigene Atmung nicht gleich auf die Stimulation hin ein, wurden die Kleinen beatmet – allerdings nicht sofort über einen Beatmungsschlauch in der Luftröhre, sondern vorerst mit einer weichen Gummimaske. Das ersparte den Schmerz der Intubation und war zudem noch wesentlich ungefährlicher hinsichtlich einer Überblähung der Lunge. Ein paar vorsichtige Stöße mit dem Atembeutel über die Maske – das reichte oft schon, um die Lebensgeister des Kindes zu wecken. Ein weiterer Vorteil der Maskenbeatmung: Man konnte die Maske jederzeit absetzen, um festzustellen, ob das Kind nicht inzwischen selbst atmete. Oft kündigte zartes Backenaufblasen oder leichtes Gegenatmen des Kindes an, dass es keiner äußeren Unterstützung mehr bedurfte. Manchmal setzte die eigene Atmung ein, kam aber nach kurzer Zeit wieder zum Erliegen – dann wurde noch einmal mit der Maske beatmet. Oft schaffte es die selbstständige Atmung erst beim zweiten oder dritten Anlauf.

Findet diese erste Atemunterstützung aber gleich über einen Beatmungstubus statt, sind damit die Weichen in Richtung künstlicher Beatmung schon gestellt, denn einen Beatmungstubus zieht man nicht alle zwei Minuten heraus, um zu schauen, ob das Kind die Atemhilfe noch braucht; mit einer Maske dagegen ist man flexibel. Auch bedarf es zum Einführen des Beatmungsschlauches in die Luftröhre einer großen Geschicklichkeit und Routine. Nichts würde dem Kind mehr schaden als ein ungeübtes Herumstochern, während es von Ersticken und Sauerstoffmangel bedroht ist. Mit einer Maske dagegen lernt jede Schwesternschülerin umzugehen. Nichts zwingt primär zum Einführen des Beatmungsschlauches, man könnte auch längere Zeit – theoretisch stundenlang – mit der Maske beatmen. Aber das Intubieren wurde immer als die zentrale Voraussetzung der Reanimation dargestellt. Dadurch wurden viele abgeschreckt, sich an die Erstversorgung von Frühgeborenen heranzuwagen. Geburtshelfer und Hebammen versuchten in Reanimationskursen, sich mühsam die Fertigkeit des Intubierens anzueignen, und erlernten es doch nie wirklich, weil es dazu der laufenden Übung bedarf.

Noch einen Vorteil hat die Beatmung mit der Maske: Die Stimmbänder des Kindes werden nicht, wie durch den Beatmungstubus, gewaltsam auseinandergedrängt. Dadurch können sie auch nicht verletzt werden. Überdies wird damit dem Kind nicht die Möglichkeit genommen, Laute von sich zu geben. Ein intubiertes Kind kann nur noch tonlos weinen. Oft sind es aber gerade erste, kleine Laute des Kindes, die anzeigen, dass es selbstständig zu atmen beginnt.

Wir ließen uns und den Kindern viel Zeit bei der Reanimation. Wir begleiteten sie ständig, aber wir drängten sie nicht. Wir lernten in diesem Begleiten der Kinder, dass kleine, vor allem sehr unreife Frühgeborene nicht mit den Maßstäben eines Vier-Kilo-Babys gemessen werden konnten. Wir lernten, dass Frühgeborene oft nicht gleich so lebhaft sind wie reife Neugeborene, dass ihre Muskeln nicht gleich so kräftig gespannt sind, dass die Stabilisierung ihrer Atmung und ihres Kreislaufes häufig etwas mehr Zeit benötigt. Aber ist das nicht legitim, wenn man so viel zu früh ins Leben hineingestoßen wird?

Manchmal dauerte es bis zu einer halben Stunde, in der wir die Frühchen immer wieder in ihrer Atmung unterstützen mussten, aber irgendwann klappte es dann bei fast allen: Sie atmeten selbst! Auch wenn sie nur 600 oder 800 Gramm wogen! Welch überraschende Erkenntnis für uns.

Noch von einem anderen Erlebnis möchte ich berichten, das mich erstaunt und mir für meine Arbeit eine richtungweisende Erfahrung mitgegeben hat. Es war vor vielen Jahren. Ich wurde zu einer Geburt gerufen, nach der es dem an sich reif und unkompliziert geborenen Kind unerwarteterweise sehr schlecht ging. Als ich im Kreißsaal ankam, war das Kind 20 Minuten alt, atmete zwar, aber seine Haut war weiß. Offensichtlich befand es sich in einem schweren Schockzustand. Wie in solch einer Situation üblich, wollte ich dem Kind sofort entsprechende kreislaufstützende Medikamente verabreichen, musste dazu aber erst eine Infusionsnadel legen. Dies klappte weder an den Händen noch an den Füßen oder in der Ellenbeuge, da die peripheren Blutgefäße im Schockzustand stark zusammengezogen und fast blutleer waren.

Die Mutter, eine ältere erstgebärende Pharmazeutin, beobachtete mit angsterfüllten Augen vom Kreißbett aus meine Bemühungen. Die Blutgefäße der Nabelschnur wollte ich nicht punktieren, um nicht die Gefahr späterer Schäden an den Lebergefäßen einzugehen. Nach dem dritten erfolglosen Versuch gab ich vorerst auf. Ich wollte dem Kind eine Erholungspause gönnen (das Stechen von Infusionsnadeln ist schmerzhaft) und brachte es einfach zu seiner Mutter. Ich legte ihr den Buben vorsichtig zwischen ihre Brüste auf den Bauch. Erschöpft und blass lag er dort, atmete angestrengt und mit bleichrosigen Lippen. In den Augen der Mutter aber war eine Veränderung eingetreten. Sie schloss die Arme um ihn und seufzte tief und erleichtert. Sie spürte ihn endlich.

Ich trat ein bisschen zurück, um ihre Zweisamkeit mit dem Kind nicht zu stören, war aber fest entschlossen, nach zehn Minuten meine Therapieversuche fortzusetzen. Aber siehe da, nach zehn Minuten hatte der Bursche ein rosiges Ohr. Ich entschied mich abzuwarten – und nach einer halben Stunde war sein ganzer kleiner Körper rosig, viel rosiger und besser durchblutet, als er es mit noch so viel Bicarbonat und Plasmaexpander hätte sein können. Das hat mir zu denken gegeben und mich gelehrt, dass das Wohlfühlen eines Menschen – auch wenn er neugeboren ist – oft mehr bewirkt als Chemie und dass es Dinge zwischen zwei Menschen gibt, besonders zwischen Mutter und Kind, die unserer naturwissenschaftlichen Kunst überlegen sind. Es ist einfach von entscheidender Bedeutung, wie man den Kindern in diesen ersten Lebensminuten begegnet.

Bald brauchten wir immer weniger Gerätschaften für die primäre Reanimation, was mich 1992 zu der kühnen Aussage bewog: »Für die primäre Reanimation genügen warme Windeln und Sauerstoff, fallweise ein bisschen Plasmalösung für den Kreislauf.« Ich empfand das damals selbst als etwas überspitzt formuliert. Mittlerweile haben unsere Erfahrungen gezeigt, dass man mit diesen Dingen wirklich bei fast allen Kindern – auch den allerkleinsten – auskommt. Unser großer Notfallkoffer wurde mehr oder weniger nur noch aus Gewohnheit mitgeschleppt.

Nach diesen Erfahrungen versuchten wir immer mehr, den Reanimations-Wettlauf mit den Anästhesisten zu gewinnen. Wir wollten die Weichen von Anfang an in unsere Richtung stellen. Wir schafften es – durch die enge Kooperation mit der Geburtshilfe – bereits Ende der 1980er-Jahre, mehr als 90 Prozent der kleinen Frühgeborenen selbst erstzuversorgen und eine routinemäßige Beatmung von Anfang an bei den meisten Kindern zu vermeiden. Ich halte dies für einen ganz wesentlichen Faktor in der Entwicklung unserer Arbeit und für eine Grundlage all der Erfahrungen, die wir im weiteren Verlauf mit den Kindern im Rahmen der Therapie auf der Intensivstation machen durften.

Atmung und Beatmung

Es hatte als unumstößliche Tatsache gegolten, dass die Lunge von kleinen unreifen Frühgeborenen nicht ausreichend funktionstüchtig sei und dass diese Kinder daher in aller Regel künstlich beatmet werden müssten. Das wurde aus den Ergebnissen der medizinischen Forschung abgeleitet, und die statistischen Daten schienen es zu bestätigen. So entstand diese Lehrmeinung.

Für die erste Phase nach der Geburt hatten unsere Erfahrungen die Statistik bereits widerlegt – die meisten Frühgeborenen, auch die sehr unreifen, hatten zu atmen begonnen. Aber was geschah weiter? Wie lange würden sie durchhalten? Würden sie die Kraft haben, ihre Atmung auch weiterhin selbstständig aufrechtzuerhalten? Fragen, die wir uns damals gar nicht stellten, weil es primär nicht in unserer Absicht lag, die Lehrmeinung zu korrigieren.

Wir folgten den Kindern einfach wie selbstverständlich und nahmen alles so hin, wie sie es uns vorgaben. Sie lagen nun, eine Stunde alt, im Inkubator bei uns auf der Station, sehr unreif, die Haut oft noch glasig-rot, manche stöhnten beim Atmen (sie »jammerten«, wie wir das in der Fachsprache nennen), viele von ihnen brauchten zusätzlichen Sauerstoff in der Einatmungsluft, aber sie atmeten allein. Nur auf ihren Gesichtern war zu lesen, wie unzufrieden sie mit ihren veränderten Lebensumständen waren. Die Stirn in steilen, zur Nasenwurzel laufenden Falten gerunzelt, wirkten sie angespannt, unglücklich, fast gequält. Ihr kleiner Körper lag ergeben da. Aber dann, meist nach einigen Stunden, begannen sie sich mit ihrer neuen Situation anzufreunden. Ihr Stöhnen wurde leiser, seltener, und vor allem veränderte sich ihr Gesichtsausdruck. Die steilen Stirnrunzeln hatten ihre Verlaufsrichtung um 90 Grad gedreht, sie waren zu Querfalten geworden. Es mag lächerlich klingen, über die Verlaufsrichtung der

Falten im Gesicht frühgeborener Kinder zu sprechen, in einer Situation, in der sie gerade wie Gratwanderer ihr Gleichgewicht suchen. Aber genau diese Stirnfalten, diese Änderung hin zu Querfalten war für mich immer das Zeichen: Jetzt hat es das Kind geschafft, jetzt hat es sich an sein neues Leben angepasst.

Erst Jahre später hat mir Professor Wulf Schiefenhövel vom Max-Planck-Institut dieses Phänomen aus der Sicht des Verhaltensforschers erläutert: Querfalten machen wir dann, wenn wir uns nach außen konzentrieren, zum Beispiel, wenn wir horchen. Das war die Erklärung: Nach außen wendet ein Mensch seine Aufmerksamkeit nur, wenn diese nicht durch Vorgänge in seinem Inneren beansprucht wird; erst dann, wenn er mit sich selbst im Reinen ist, schenkt er anderen sein Interesse. Erst wenn die Kinder sich innerlich stabilisiert hatten, begannen sie ihre Umwelt zu erforschen, ein Zeichen, dass sie den Durchbruch geschafft hatten. Die Stunden der Anpassung wurden von uns mit äußerster Sorgfalt und Ruhe begleitet. Nichts sollte dem Kind in dieser wichtigen Phase unnötig Kräfte rauben. Keine Routineblutabnahmen (die man ebenso gut später machen konnte), keine Röntgen- oder Ultraschalluntersuchungen, die nicht unbedingt notwendig waren, kein grelles Licht, kein aufgeregtes Untersuchen durch neugierige Ärzte. Auch Gewicht, Länge und Kopfumfang mussten nicht immer sofort gemessen werden. Wichtig war, dass das Kind sich ganz auf sich selbst konzentrieren konnte, dass es sich stabilisierte. Auf diese Weise gelang es vielen Kindern, mit ihrem Sauerstoff- und Energiehaushalt allein, das heißt ohne künstliche Beatmung, zurechtzukommen.

Neben dem Verständnis für die kindliche Anpassungssituation unmittelbar nach der Geburt hatten wir etwas weiteres Wesentliches zu bedenken gelernt: Der Sauerstoffbedarf steht und fällt mit dem Stoffwechselniveau. Die Stoffwechselvorgänge von Kindern, die Schmerzen leiden, die gestresst sind,

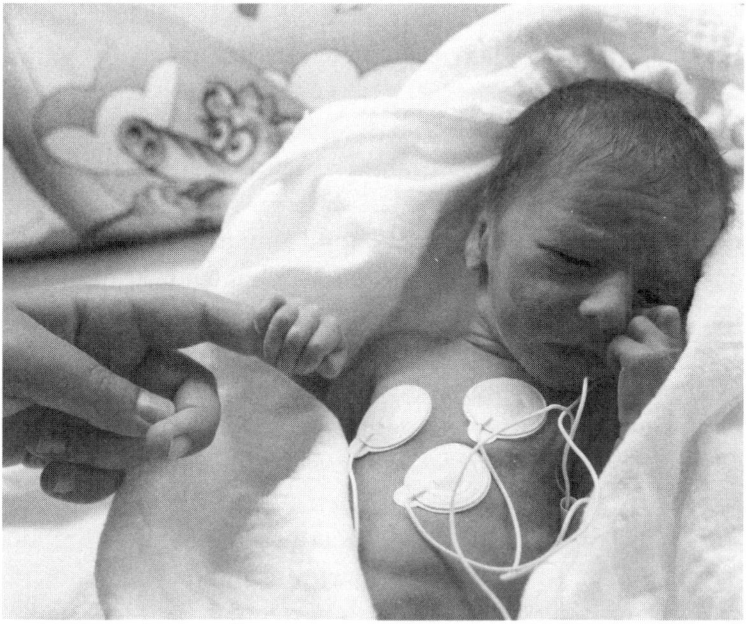

die Angst haben, denen es zu heiß oder zu kalt ist, die sich also im weitesten Sinne nicht wohlfühlen, laufen auf einem höheren Niveau ab. Ihr Herz schlägt schneller, ihre Atmung geht rascher, die Darmtätigkeit wird beschleunigt, die Hormonproduktion angekurbelt, alles Dinge, für die vermehrt Energie benötigt wird. Mehr Energiebedarf bedeutet aber auch mehr Sauerstoffbedarf. Ein Kind hingegen, das ruhig ist und sich wohlfühlt, wird weniger Energie und damit weniger Sauerstoff brauchen. Ein einfacher Gedanke, aber wir hatten als geschulte Neonatologen immer nur in die andere Richtung geschaut, nämlich wie wir mit noch besseren Geräten und noch mehr Druck noch mehr Sauerstoff ins kindliche Blut bringen konnten. Wir hatten uns keine Gedanken darüber gemacht, wie wir den Sauerstoffbedarf senken könnten. Im Gegenteil, wir hatten durch unsere invasiven und für die Kinder schmerzhaften Prozeduren den Sauerstoffbedarf noch zusätzlich in die Höhe getrieben. Wir hatten vielleicht in vielen Fällen ein Problem behandelt, das wir erst selbst verursacht hatten.

Es waren also zwei überaus simple Dinge – einerseits dem Kind nach der Geburt Zeit für die Anpassung zu lassen, andererseits seinen Sauerstoffbedarf durch möglichste Schonung niedrig zu halten –, die die Anzahl unserer Beatmungspatienten innerhalb kürzester Zeit entscheidend zurückgehen ließ. 1991 mussten wir nur mehr 20 Prozent der Kinder unter 1500 Gramm Geburtsgewicht beatmen. Zum damaligen Zeitpunkt lag die Beatmungsrate an anderen Abteilungen im Inland wie im Ausland in dieser Gewichtsklasse bei 70 Prozent oder auch darüber, in deutschen Perinatalstatistiken finden sich häufig sogar Angaben zwischen 90 und 100 Prozent. Diese hohe Zahl an beatmeten Kindern kam dadurch zustande, dass man von der Überzeugung ausging, unreife Frühgeborene hätten eine noch unreife Lunge und wären daher nicht selbstständig atmungsfähig. Und da man sie prinzipiell, kaum dass sie das Licht der Welt erblickt hatten, intubierte und beatmete, blieb es auch bei dieser Überzeugung.

Von den 20 Prozent der sehr kleinen Frühgeborenen, die auch auf unserer Station künstlich beatmet waren, benötigte nur ein Drittel, das heißt sieben Prozent der Kinder, die Beatmung bereits gleich nach der Geburt. Zwei Drittel der beatmeten Kinder unter 1500 Gramm wurden erst zu einem späteren Zeitpunkt beatmungsbedürftig, entweder aufgrund einer mangelnden Atemsteuerung von Seiten des Gehirns (Apnoen – ein nicht seltenes Problem bei Frühgeborenen) oder aufgrund von Lungenproblemen im Rahmen von Infektionen. Wenn aber nur sieben Prozent der kleinen Frühgeborenen bereits in den ersten Lebensstunden beatmet werden mussten, so hieß das doch zugleich, dass alle anderen, nämlich 93 Prozent der Kinder unter 1500 Gramm Geburtsgewicht, eine funktionstüchtige Lunge hatten!

Als wir diese Erkenntnisse hinsichtlich der durchaus funktionierenden Eigenatmung auch bei extrem unreifen Frühgeborenen in der zweiten Hälfte der 1980er-Jahre gewannen und sich für uns damit ein Überdenken der bisher gültigen Theorie der Lungenunreife ergab, war die neonatologische Beatmungsdiskussion eigentlich von einem anderen Thema beherrscht, nämlich der Surfactant-Substitution. Da man die Lungenunreife und die daraus resultierende Atemunfähigkeit der kleinen Frühgeborenen vor allem auf den Mangel an *Surfactant* (vom englischen Wort *surface* = Oberfläche), einer Substanz, die für die Blähungsfähigkeit der Lunge verantwortlich ist und üblicherweise vom Körper selbst in ausreichendem Maß produziert wird, zurückführte, suchten die Wissenschaftler nach einer Möglichkeit, diesen in der Frühgeborenenlunge fehlenden oder in zu geringem Ausmaß vorhandenen Faktor von außen zu ersetzen.

1978 war es einem Japaner erstmals gelungen, diese oberflächenaktive Substanz künstlich herzustellen. In den folgenden Jahren lernte man, Surfactant aus Rinderlungen, aus Schweinelungen, auch aus menschlichen Lungen zu gewinnen und für die Applikation am Menschen aufzubereiten. Viele Multi-Center-Studien liefen weltweit, und man hoffte, das Atemnotsyndrom des Frühgeborenen damit in den Griff zu bekommen. Es gelang teilweise. Allerdings waren die dabei notwendigen Versuche an Kindern nicht ungefährlich. Abgesehen davon, dass eine Studie empfahl, den Brustkorb des Kindes unmittelbar nach der Geburt mit den Händen zusammenzupressen, um die Eigenatmung zu verhindern (!) und damit dem Neonatologen die Möglichkeit zu geben, das Kind noch vor dem ersten Atemzug zu intubieren und Surfactant über den Beatmungsschlauch in die Lunge einzubringen, wurden auch Berichte von einem möglichen Anstieg der Hirnblutungsrate durch Surfactant-Applikation, von tödlichen Lungenblutungen, von möglichen Störungen des Immunsystems diskutiert, und es wurde vor Schockreaktionen durch den Eintritt von Fremdeiweiß über die Lunge gewarnt. Fragen, die teilweise bis heute nicht zur Gänze geklärt sind.

Die BSE-Problematik bei Substanzen aus Rindereingeweiden stand damals noch gar nicht zur Debatte. Demgegenüber wurden Ergebnisse veröffentlicht, die nach Surfactant-Verabreichung einen Rückgang der durchschnittlichen Beatmungsdauer, eine Abnahme der schweren Lungenschäden nach künstlicher Beatmung sowie einen Rückgang der Todesfälle zeigten. Erfolge, die auch wir in diesen Jahren, allerdings auf unserem Wege in noch viel deutlicherem Ausmaß (und ohne Surfactant-Substitution) erzielten. Hieß es da beispielsweise in einer Surfactant-Studie, die Häufigkeit der Bronchopulmonalen Dysplasie (Langzeitfolgen an der Lunge nach Beatmung) sei von 23 Prozent auf 15 Prozent zurückgegangen, so fand sich bei keinem einzigen unserer Patienten eine solche Lungenschädigung. Hieß es, die durchschnittliche Beatmungsdauer sei von 46 auf 23 Tage zurückgegangen, so lag unsere durchschnittliche Beatmungsdauer bei drei Tagen. Ähnlich verhielt es sich mit Hirnblutungs- und Todesfallraten.

Unsere guten Ergebnisse ließen es mir nicht gerechtfertigt, ja sogar gefährlich erscheinen, ein Medikament, das negative Nebenwirkungen nicht ausschloss, bei den uns anvertrauten Kindern einzusetzen. Überdies befand sich diese Substanz damals noch im Versuchsstadium, und ihre Verabreichung war nur im Rahmen von kontrollierten Studien vorgesehen. In eine derartige Studie waren wir als Versorgungskrankenhaus der Peripherie nie eingebunden; es wäre uns also damals gar nicht erlaubt gewesen, Surfactant zu verwenden.

Allerdings muss ich zugeben, dass ich mich auch nie darum bemüht habe, als Teilnehmer in eine der laufenden Großstudien aufgenommen zu werden. Ich hatte nämlich auf anderen Stationen miterlebt, wie kleine Frühgeborene bereits nach

Verabreichung der Hälfte der vorgesehenen Surfactant-Menge über den Beatmungsschlauch blau wurden und zu ersticken drohten, und die Verabreichung daher rasch abgebrochen wurde. Man war sich ja nicht genau klar darüber, wie viel Surfactant für das Kind ausreichend oder wirksam war, daher wurden die zu verabreichenden Dosen vorher in einem Studienprotokoll »randomisiert«, das heißt nach dem Zufallsprinzip festgelegt. Es konnte vorkommen, dass die Menge an flüssigem Medikament, die über den Beatmungsschlauch in die Lunge des Frühgeborenen eingebracht wurde, in der Relation zu seiner kleinen Lunge etwa so war, wie wenn man einem Erwachsenen ein Glas voll Wasser in die Lunge schüttet. Mich wunderte nicht, dass die Kinder manchmal fast erstickten. Auch musste ich miterleben, wie sich die Lungendehnbarkeit nach Gabe von Surfactant momentan so rasch veränderte, dass die Verminderung des maschinellen Beatmungsdrucks nicht entsprechend schnell vorgenommen wurde und es zu einem Zerreißen der kindlichen Lunge (Pneumothorax) kam.

Demgegenüber hielten die Verbesserungen der Lungensituation – vor allem eine bessere Sauerstoffsättigung – nur vorübergehend an, nach ein paar Stunden war alles wieder wie vor der Surfactant-Applikation. Diese Beobachtungen machten mich vorsichtig. Unsere Ergebnisse bei den Kindern waren durch unsere Erfahrungen und unsere Vorgehensweise so deutlich verbessert gegenüber früheren Jahren, dass ich lieber abwarten wollte, bis die Surfactant-Diskussion halbwegs geklärt war.

Für mich war Surfactant einfach ein Medikament mit fraglicher Wirkung und bedenklichen Nebenwirkungen. 1992/93 wurden dann Surfactant-Präparate für den österreichischen Markt registriert (zu einem Zeitpunkt, als wir unsere ohne Surfactant erzielten Verbesserungen bereits veröffentlicht hatten), das heißt, man konnte sie auf dem üblichen Weg erwerben und einsetzen. Allerdings wurde das am häufigsten eingesetzte Präparat nur für die Verwendung in den ersten Lebensstunden zugelassen. Die meisten unserer sehr kleinen Kinder wurden in den ersten Lebensstunden aber gar nicht beatmet, daher kam eine Verabreichung von Surfactant auch nicht infrage. Ein anderes Präparat schränkte die Applikation wiederum auf bestimmte Gewichtsbereiche ein.

Von einer geklärten Diskussion war eigentlich auch nach der Marktzulassung keine Rede. Es ist mir auch nicht ganz verständlich, dass ein in der 24. Schwangerschaftswoche geborenes Kind in den ersten Lebenstagen viermal Surfactant bekommt, in weiterer Folge dann ausreichend Surfactant produziert, obwohl es sich doch dann (dem Lebensalter nach) bestenfalls in der 25. Schwangerschaftswoche befindet, während ein anderes in der 25. Schwangerschaftswoche geborenes Kind, das ja angeblich auch noch nicht Surfactant bilden kann, Surfactant von außen zugeführt bekommen muss. Oder wie ist das bei einem 40-jährigen verunglückten Motorradfahrer? Auch in solchen Fällen hat man bei Schocklungen Surfactant-Mangel festgestellt und versucht, Surfactant per Verabreichung über den Beatmungsschlauch zu ersetzen (allerdings ohne Erfolg). Kommt jemand auf die Idee, ein 40-jähriger Motorradfahrer hätte eine unreife Lunge (wo sie doch vorher 40 Jahre funktioniert hat)?

Wieso glaubt man, dass sich der von außen zugeführte Surfactant gerade in jene kleinsten, periphersten und am schlechtesten geblähten Lungenbläschen einbringen lässt, wo er zwar am dringendsten benötigt würde, wo aber die Luft – und daher auch jede andere Substanz – am wenigsten hingelangt? Und wenn man beim Absaugen über den Beatmungstubus – zum Freimachen der kindlichen Atemwege – den Schleim aus den größeren und zentraler gelegenen Bronchialanteilen heraussaugt, saugt man dann nicht auch den mühsam eingebrachten Surfactant wieder heraus? Hat man vielleicht überhaupt den Kindern ihre kleinen Mengen an selbstproduziertem Surfactant durch das routinemäßig erfolgende Absaugen genommen und den Surfactant-Mangel damit erst ausgelöst oder zumindest verstärkt?

Zugegeben, keine hochwissenschaftlichen Fragen, aber Fragen des gesunden Menschenverstandes. Ich halte die Surfactant-Diskussion einfach nicht für abgeschlossen, allerdings verstehe ich, dass die Firmen nach Jahren massiver Investition in weltweite Studien nun endlich in die Gewinnzone kommen wollen. Durch unsere Erfahrungen mit der in vielen Fällen sehr wohl vorhandenen Atmungsfähigkeit der kleinen Frühgeborenen, die mittlerweile an fast allen intensivneonatologischen Abteilungen nachvollzogen wurden, ist der Surfactant-Markt durch den damit verbundenen Rückgang an Beatmungspatienten ohnehin empfindlich geschrumpft.

In manchen Abteilungen werden heute nur mehr halb so viele kleine Frühgeborene beatmet wie noch vor wenigen Jahren. Trotz dieser neuen Erkenntnisse schafft ein Teil der Kinder (zirka 30 Prozent der Kinder unter 1500 Gramm Geburtsgewicht, zirka 50 Prozent unter 1000 Gramm) die erste Lebensphase nur mithilfe eines Beatmungsgerätes. Hier müssen wir uns weiterhin Gedanken machen, wo die Ursachen für dieses Problem liegen, und zwar nicht nur auf dem Gebiet der Surfactant-Forschung, sondern vor allem auch hinsichtlich der Kreislaufsituation des Frühgeborenen im Allgemeinen und der Situation des Lungenkreislaufes im Besonderen. Basiert die Beatmungsbedürftigkeit vielleicht eher auf einer Schocklunge als auf der Lungenunreife? Liegen die Schwierigkeiten nicht vorwiegend im hohen Gefäßwiderstand in der Lunge und der daraus resultierenden Fehlverteilung des Sauerstoffs? Zumindest bei den auf unserer Station verstorbenen Kindern hatte ich diesen Eindruck.

Wann wurde nun ein Kind bei uns beatmet? Dass wir den Kindern unmittelbar nach der Geburt so lange wie möglich

Zeit zur Anpassung ließen, sie wenn nötig mit einer weichen Gummimaske bei der Atmung unterstützten, habe ich bereits erwähnt. In jenen Fällen, in denen die maschinelle Beatmung aber trotz aller Schonung und Geduld mit dem Kind unvermeidbar wurde, fiel die Entscheidung nach folgenden Kriterien: Vorrangig war für uns immer die Versorgung des Kindes mit Sauerstoff, wobei wir eine Sauerstoffsättigung von 90 bis 95 Prozent – gemessen mit dem Pulsoxymeter – anstrebten. Pulsoxymeter (Geräte, mit denen die Herztätigkeit des Kindes und der Sauerstoffgehalt seines Blutes gemessen werden können) halte ich für eine der wertvollsten Erfindungen auf intensivmedizinischem Gebiet, weil diese Geräte verlässlich arbeiten, ohne dem Kind Schmerzen zu bereiten oder seine Bewegungsfähigkeit einzuschränken.

Wenn die Sauerstoffsättigung des Kindes trotz maximaler Sauerstoffzufuhr in der Einatmungsluft, trotz entsprechender Lagerung im Inkubator (darauf komme ich später noch zu sprechen) und trotz Stimulation des Kindes zur Anregung der eigenen Atemtätigkeit auf unter 85 Prozent absank und die Körperhaltung des Kindes, vor allem seine zurückgefallenen Schultern in Rückenlage, Erschöpfung signalisierte, wurde das Kind intubiert und maschinell beatmet. Der Säurewert (pH-Wert) sowie der Kohlendioxid (CO_2)-Spiegel des Blutes, die bislang immer als Hauptkriterien für die Bewertung der Atemtätigkeit herangezogen wurden, waren für uns kaum maßgeblich. Aus der Erfahrung früherer Jahre mit Kindern, die an Bronchopulmonaler Dysplasie litten, hatte ich gelernt, dass sie auch mit einem deutlich erhöhten CO_2-Spiegel zurechtkommen können. Dies bestätigen uns auch die kleinen Frühgeborenen: So lange ihr Sauerstoffwert im Blut hoch genug war, tolerierten sie einen höheren Kohlendioxidwert. Ich will hier auf technisch-medizinische Details nur insoweit eingehen, als sie zum Verständnis der Situation des frühgeborenen Kindes auch für Nichtfachleute notwendig sind.

Beatmet wurde in unserer Abteilung mit zeitgesteuerten, druckkonstanten Geräten, wobei wir uns bemühten, die Druckwerte – sowohl den Spitzendruck als auch den Ausatmungsdruck (Peep) – so niedrig wie möglich zu halten, um mechanische Schädigungen der Lunge möglichst zu vermeiden. Darüber hinaus bedeutet der Überdruck im Brustraum, der vom Beatmungsgerät erzeugt wird, auch immer eine Behinderung des Kreislaufs. Während nämlich bei der normalen Spontanatmung in der Einatmungsphase durch die Erweiterung des Brustkorbs ein Unterdruck im Brustraum entsteht, der nicht nur Luft von außen in die Lunge einströmen lässt, sondern auch das Blut zurück zum Herzen und in die Blutgefäße der Lunge saugt, damit also kreislaufunterstützend wirkt, wird durch das Einblasen von Luft bei der künstlichen Beatmung ein Überdruck im Brustraum erzeugt, der das Blut vom Herzen wegdrängt und die Blutgefäße der Lunge zusammendrückt, also den Kreislauf negativ beeinflusst. Gerade hier aber tut sich das Frühgeborene schwer, mit seinem noch schwachen Blutdruck gegen diese Übermacht der Maschine anzupumpen.

Ich habe es schon erwähnt: Es ist so einfach, ein kleines Frühgeborenes zu erdrücken. Es ist so einfach, mit schwerem Gerät auf ein kleines Geschöpf loszugehen. Wenn Sie sich bloß vorstellen, dass die Beatmungsmaschine die Luft mit etwa der 200-fachen Geschwindigkeit eines normalen Atemzugs in die Lunge des Kindes einbläst, werden Sie verstehen, welche Kräfte hier einwirken.

Und denken Sie an das Absaugen! Stündlich wurde früher der Beatmungstubus bei kleinen Frühgeborenen gereinigt und freigehalten, indem man mit einem dünnen Plastikschlauch Schleim aus den Lungen heraussaugte. Das bedeutete für das Kind aber gleichzeitig jede Stunde einmal das Gefühl des Erstickens. Ich erinnere mich an eine Krankenschwester der Intensivstation, in der ich meine Ausbildung absolviert hatte:

Im Rahmen einer neurologischen Erkrankung musste sie selbst zwei Wochen lang künstlich beatmet werden. Später berichtete sie uns, das Schlimmste wäre für sie gewesen, ihre langsamer werdenden Herztöne während des Absaugens am Überwachungsgerät zu hören. Extreme Todesangst hätte das jedes Mal bei ihr ausgelöst. Ich erinnere mich auch an Kinder in früheren Jahren, die lange beatmet wurden und die jedes Mal, wenn das Absauggerät neben ihrem Inkubator eingeschaltet wurde, bereits auf das Geräusch hin wild zu grimassieren begannen und sich überstreckten, also ganz deutliche Angst- und Fluchtreaktionen zeigten.

Mit dieser Angst aber steigt wieder die Stoffwechselrate, der Energie- und Sauerstoffbedarf, der Kreis schließt sich, die Beatmung bedingt sich zum Schluss selbst. Außerdem darf man nicht vergessen, dass das Absaugen einen Reiz für die Bronchialschleimhaut bedeutet und diese zur vermehrten Schleimproduktion anregt, wiederum ein Circulus vitiosus, ein Teufelskreis. Daher wurden die Kinder bei uns nie routinemäßig nach irgendwelchen Zeitplänen abgesaugt, sondern ihnen wurde diese Prozedur immer nur dann zugemutet, wenn Sekret im Tubus die Atmung beeinträchtigte. Dies war an einer Verhaltensänderung des Kindes im Sinne von Bewegungsunruhe oder an seiner Sauerstoffsättigung zu sehen, oft aber auch an seinem Brustkorb zu hören oder zu fühlen.

Überhaupt wurden alle Pflegehandlungen in ihrem zeitlichen Ablauf an den Bedürfnissen des Kindes orientiert. Das galt nicht nur fürs Absaugen, sondern ebenso für die Fütterung, die Körperpflege, die Blutabnahmen oder Ultraschalluntersuchungen. Diese Rücksichtnahme auf das Kind, auf seine Zeitrhythmen, auf seine Gefühlsreaktionen und den damit verbundenen Rückgang des Sauerstoffbedarfs führte auch bei den Kindern, die wir künstlich beatmen mussten, zu einer erfreulichen Neuerung: Die notwendige Beatmungsdauer ging deutlich zurück. War ich aus meinen frühen neonatologischen Jahren an Kinder gewöhnt, die wochen- oder gar monatelang an der Beatmungsmaschine hingen, so betrug unsere durchschnittliche Beatmungsdauer bei den Frühgeborenen unter 1500 Gramm zu Beginn der 1990er-Jahre nur noch drei Tage. Das heißt, selbst wenn ein Kind einmal beatmet werden musste, war es auf die Art, wie wir die Kinder behandelten (Schonung und damit Senkung des Sauerstoffbedarfes) möglich, die Beatmung auch rasch wieder zu beenden.

Aber nicht nur von Seiten der Lunge, auch von Seiten der zentralen Atemsteuerung kann es bei Frühgeborenen zu Atemproblemen kommen. Die Lunge ist ja sozusagen nur das ausführende Organ, der Taktgeber für die Atmung sitzt im Gehirn. Frühgeborene zeigen nun gar nicht so selten aus einer nicht wirklich geklärten Ursache (auch hier macht man wieder die »Unreife« dafür verantwortlich) einen Mangel an Atmungsimpulsen. In der medizinischen Fachsprache wird das als *Apnoe* bezeichnet.

Auch unsere kleinen Frühgeborenen zeigten solche Apnoen – ohne ersichtlichen Grund hört das Kind plötzlich zu atmen auf, seine Sauerstoffsättigung und in weiterer Folge seine Herztätigkeit sinken ab, das Kind wird blau. Das alles passiert innerhalb von Sekunden und muss umgehend behoben werden. In solchen Fällen wurden die Kinder stimuliert, sozusagen »aufgeweckt«, gestreichelt, geschubst, ein bisschen massiert. Reichte das zum Beheben des Sauerstoffabfalls nicht aus, wurde die Sauerstoffzufuhr kurzfristig erhöht. Wir nannten das »Sauerstoff-Dusche«. Dabei wirkte der kühle Sauerstoffstrahl, der dem Kind ins Gesicht geblasen wurde, seinerseits als Stimulation (siehe Foto nächste Seite).

Im äußersten Fall wurde das Kind mit Beatmungsbeutel und Gummimaske kurz unterstützend beatmet. Häuften sich jedoch solche Apnoe-Attacken in einem Ausmaß, dass die Schwester »vom Inkubator nicht mehr wegkam«, wurde eine maschinelle Beatmung eingeleitet. Da die üblicherweise zur

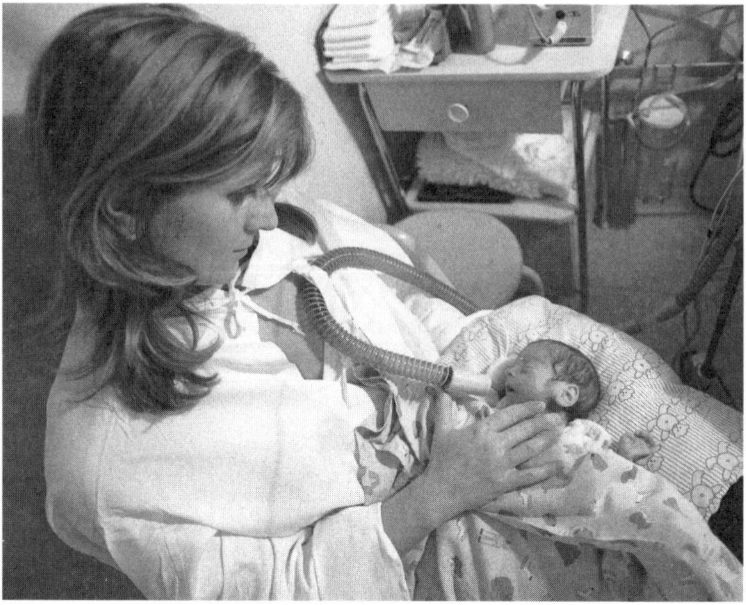

Bekämpfung von Apnoen empfohlenen Medikamente (Euphyllin, Theophyllin) das Problem bei unseren Patienten nicht wirklich beseitigten oder verminderten, sahen wir auch keinen Grund, sie einzusetzen und damit die nicht ungefährlichen Nebenwirkungen in Kauf zu nehmen. Außerdem wirken diese Medikamente nur in einem schmalen Blutspiegelbereich. Dadurch kommt es leicht zu Über- oder Unterdosierungen, sodass man eine exakte Dosierung im Wirkungsbereich durch laufende Blutabnahmen und Spiegelbestimmungen kontrollieren muss.

Noch etwas hatten unsere Schwestern abgeschafft, und zwar die sogenannten »Sauerstoffglocken«. Konnte ein Kind zwar selbst atmen, benötigte aber eine erhöhte Sauerstoffmenge in der Einatmungsluft, wurde ihm eine Plexiglashaube über den Kopf gestülpt, in die der Sauerstoff über einen Schlauch dann angewärmt und angefeuchtet eingeblasen wurde. In diesen »Glocken« herrschte häufig eine Art Tropenklima, wie in der Sauna beim Aufguss, die heiße Feuchtigkeit rann an den Wänden des Plexiglasgehäuses herunter, und die Kinder fühlten sich in diesem Klima sicherlich nicht wohl. Aber die Devise hieß »Das Kind muss gesehen werden«, daher war der durchsichtige Käfig nötig.

Die Schwestern stellten die Glocke eines Tages einfach weg und breiteten stattdessen weiche Flanelltücher über die Kinder. Darunter konnte man Sauerstoff genauso konzentriert, angewärmt und angefeuchtet zuführen, man konnte auch den Messkopf eines Gerätes darunterlegen, das die Sauerstoffzufuhr genau überprüfte, der Blutsauerstoff des Kindes wurde am Pulsoxymeter überwacht. Alles war kontrolliert wie vorher, auch ohne dass man das Kind unter der Plexiglashaube sah. Die Kinder fühlten sich wesentlich wohler unter dem weichen, warmen Tuch, bedeckt und geborgen, nicht ausgeliefert und dazu noch überhitzt!

Auch hier zeigte sich das Wohlfühlen der Kinder in einem verminderten Sauerstoffbedarf. Nur noch 14 Tage im Schnitt benötigten die Kinder unter 1500 Gramm zusätzlichen Sauerstoff im Inkubator, deutlich weniger als in früheren Jahren. Und ein Drittel unserer kleinen Frühgeborenen bedurfte überhaupt nie einer zusätzlichen Sauerstoffzufuhr. Sie schafften es trotz ihrer großen Unreife von Anfang an, in normaler Raumluft zu atmen.

Ich bin mir dessen bewusst, dass ich das Thema Atmung und Sauerstoffbedarf sehr ausführlich behandelt habe, aber es erscheint mir als zentraler Angelpunkt für unseren veränderten Umgang mit Frühgeborenen, den uns die Kinder – und wir ihnen – ermöglicht haben.

Die Ernährung

Ein Neugeborenes wird als »normal« empfunden, wenn es zwischen drei und vier Kilogramm wiegt. Überdies hat ein Jahrhundert, das von Kriegen und Angst vor dem Verhungern geprägt war, Gedeihen und Wohlergehen mit Gewicht assoziiert. Ein gesundes Baby ist ein rundes Baby. Welcher Wunsch befällt also jeden Menschen beim Anblick eines Frühgeborenen? Dass es rasch an Gewicht und Größe zunehmen möge, damit »etwas Ordentliches« aus ihm wird. Diesen Wunsch teilen Eltern und Neonatologen gleichermaßen.

Daher gilt es üblicherweise als oberstes Ziel, die Wachstumsgeschwindigkeit des Ungeborenen auch außerhalb des Mutterleibes so gut wie möglich nachzuvollziehen. Dies scheint verständlich, will man doch dem Frühgeborenen ebenso gute Lebensumstände bieten wie in der Gebärmutter. Allerdings darf man nicht vergessen, dass ein eigenes Leben nach der Geburt wohl mehr Energie kostet als das »Vor-sich-hin-Gedeihen« im mütterlichen Körper. »Umso mehr Nährstoffe braucht das Kind«, werden daraufhin die Neonatologen sagen und weiterhin daran arbeiten, möglichst hochkalorische und angereicherte Nährlösungen für Frühgeborene zu entwickeln.

Werfen wir aber einen Blick in die Natur: Wenn Kinder aus irgendwelchen Gründen im Mutterleib mangelhaft ernährt werden und dann zu mager auf die Welt kommen (*dystroph* oder *small for date* wird das in der Fachsprache genannt), so kann man beobachten, dass auch die unreifsten dieser dünnen Kinder nach der Geburt äußerst lebendig und stabil wirken. Probleme mit der Atmung haben sie so gut wie nie. Dagegen plagen sich dicke, aufgeschwemmt wirkende Frühgeborene oft sehr. Eigentlich verständlich, wenn man bedenkt, dass größere Masse auch größeren Energiebedarf bedeutet. Jede Zelle, die der Körper in sich trägt, betreibt Stoffwechsel und benötigt dazu Energie, also Sauerstoff. Ein dicker, massiger Körper wird demnach mehr Sauerstoff brauchen als ein schlanker, sehniger. Erfolgreiche Marathonläufer sind kaum jemals dick, während die Herz-Kreislauf-Patienten wohl eher unter den Wohlbeleibten zu finden sind. Das heißt, bei einer vorgegebenen Organgröße werden sich das Herz, die Lunge, die Nieren etc. mehr anstrengen müssen, einen dicken Körper zu betreiben als einen dünnen. Ein 40-PS-Motor wird in der Karosserie eines VW-Käfer funktionieren, aber nicht in der eines Rolls-Royce. Mahatma Gandhi würde die 200 Meter leichter laufen als Helmut Kohl.

Das gilt auch für ein Frühgeborenes. Dick sein heißt noch nicht gesund sein, heißt auch nicht unbedingt belastbar zu sein. Wie gesagt, Marathonläufer sind überschlank, aber leistungsfähig. Und ich stelle mir vor, dass das Früh-geboren-Werden, vor allem das Sehr-früh-geboren-Werden und dann allein sein Leben meistern müssen, wohl einer Marathonleistung gleichkommt.

Außerdem können wir etwas aus der Natur beobachten: Wenn Tiere krank sind, verweigern sie als Erstes das Fressen. Offenbar fühlen sie instinktiv, dass Ernährung, Stoffwechsel und Verdauung Kraft kosten und versuchen daher, durch Nichtfressen Kraft einzusparen. Vielleicht rührt auch die Appetitlosigkeit, die uns bei Krankheit befällt, aus diesem natürlichen Reflex. Askesephasen werden ja auch durchaus zum Zwecke der Gesundung eingehalten.

Aus diesen Überlegungen und Beobachtungen entwickelte sich unser Vorgehen in den ersten Lebenstagen der Frühgeborenen. Anstatt sie wie bisher mit rasch steigenden Flüssigkeitsmengen zu versorgen (60 ml pro Kilogramm Körpergewicht am ersten, 90 ml am zweiten, 120 ml am dritten und 150 ml ab dem vierten Lebenstag – oft wurde dann noch bis auf 200 ml gesteigert), beließen wir die pro Tag zugeführte Flüssigkeitsmenge bei 60 ml pro Kilogramm Körpergewicht so lange, bis sich die Kinder stabilisiert hatten. Das heißt, bis Atmung und Kreislauf stabil funktionierten. Das dauerte in der Regel nur einige Tage. Sobald die Kinder fit waren, wurde die Flüssigkeitsmenge auf etwa 120 ml pro Kilogramm Körpergewicht gesteigert. Dabei machten wir die interessante Beobachtung, dass kranke, »instabile« Kinder trotz erhöhter Flüssigkeitszufuhr nicht wirklich gediehen, während gesunde, stabile auch mit geringen Flüssigkeitsmengen (d.h. 50 bis 60 ml pro Kilogramm Körpergewicht) kontinuierlich an Gewicht zunahmen. Offenbar eine Leistung, die der Körper nur erbringt, wenn er die nötige Stabilität dazu besitzt. Er kann das Kalorienangebot sozusagen nur in »gutem Zustand« wirklich verwerten.

Flüssigkeits- und Kalorienzufuhr erfolgte bei unseren Kindern auf jenem Weg, der dem Kind zumutbar war. Das heißt, wann immer möglich, wurden die Kinder oral (über den Verdauungstrakt) ernährt. Diejenigen jedoch, denen es klinisch schlecht ging, erhielten Infusionen. Allerdings war in den meisten Fällen eine orale Ernährung zumindest teilweise möglich. Die durchschnittliche Infusionsdauer betrug selbst bei den ganz kleinen Frühgeborenen nur sechs Tage. Daher war es im Allgemeinen auch nicht notwendig, Eiweiß- oder Fettlösungen über die Venen zu verabreichen. Für die kurzfristige Energiebereitstellung genügte Traubenzuckerlösung als Überbrückung (ein fallweises Absinken des Blutzuckerspiegels wurde durch die Verabreichung von hochprozentiger Zuckerlösung korrigiert), Fett und Eiweiß erhielten die Kinder mit der Mutter- beziehungsweise Frauenmilch. Dadurch vermieden wir die früher des Öfteren beobachtete Blutsäuerung durch Eiweißlösungen sowie die immer wieder diskutierte Infektions-(Sepsis-)Problematik durch parenteral (unter Umgehung des Verdauungstraktes) zugeführtes Fett. Die überaus kurze durchschnittliche Infusionsdauer ermöglichte es auch, dass für die Flüssigkeitszufuhr über die Venen niemals zentrale

Katheter verwendet werden mussten. Das ersparte nicht nur die aufwendige Prozedur des Einführens des Katheters bis in Herznähe, es bestand damit auch nicht die Gefahr, Infektionskeime von außen über den Katheter bis ins Zentrum des Körpers einzubringen und damit eine Blutvergiftung auszulösen.

Ich habe diese Infektionen über oft wochenlang liegende zentrale Venenkatheter immer für die größte Bedrohung der frühgeborenen Kinder empfunden und wurde in dieser Sorge durch eine Studie bestätigt, die Hospitalismus-(Spitalskeim-) Infektionen am häufigsten in der Neonatologie ortete. (Katheter spielen dabei als Eingangspforte der Infektionskeime sicherlich eine entscheidende Rolle.)

Durch die kurze durchschnittliche Infusionsdauer, das dadurch nicht notwendige Verabreichen von hochkalorischen Lösungen – vor allem Fett und Eiweiß – sowie durch die außerordentliche Geschicklichkeit unserer Schwestern beim Auffinden auch winziger Venen an den Armen und Beinen der Kinder konnten alle Infusionen über kleinste periphere Plastikkanülen abgewickelt werden.

Um auf die knapp bemessene Flüssigkeitszufuhr in der ersten instabilen Lebensphase zurückzukommen: Üblicherweise verliert jedes Neugeborene, früh- oder reifgeboren, in den ersten Lebenstagen an Gewicht und erreicht erst am achten bis zehnten Lebenstag sein Geburtsgewicht wieder. Bei unseren kleinen Frühgeborenen konnten wir einen durchschnittlichen nachgeburtlichen Gewichtsverlust von zwölf Prozent beobachten; bei Kindern unter 1000 Gramm Geburtsgewicht lag er sogar im Schnitt bei 19 Prozent. Wenn man bedenkt, dass ein Durchschnitt von 19 Prozent bedeutet, dass Kinder fallweise auch 25 Prozent ihres Geburtsgewichts verloren, kann man sich vorstellen, wie entsetzt Eltern waren, wenn ihr ohnehin schon winziges 600-Gramm-Kind dann auch noch auf 450 Gramm abnahm. Wir erklärten den Eltern aber die

Hintergründe unserer Handlungsweise und machten ihnen auch verständlich, dass eine große Unreife des Kindes auch einen relativ hohen Wassergehalt des Körpers mit sich bringt (je unreifer ein Kind, desto »glasiger«, also wasserhaltiger sieht es aus). Sobald sich die Kinder stabilisierten, also sozusagen nicht mehr um ihr Leben kämpften, gediehen sie auch, was die Eltern überaus beruhigte. Wir wurden für diese Vorgangsweise des »Trockenhaltens« von den anderen Neonatologen anfänglich sehr angegriffen, mittlerweile geben allerdings manche von ihnen zu, dass »die Gewichtszunahme, auf die wir immer so stolz waren, offensichtlich nur im Körper angestautes Wasser war, das stetig mehr wurde. Wir aber haben uns gefreut, dass der Zeiger der Waage täglich hinaufging.«

An dieser Stelle möchte ich gleich auch die Wasserbilanz im Körper und die Harnausscheidung der Frühgeborenen diskutieren. Ich erinnere mich aus früheren Jahren an die aufgeschwemmten kleinen Körper, die in den Inkubatoren lagen, oft so aufgedunsen, dass man die Gesichtszüge kaum mehr erkennen konnte. In der Leistengegend waren sie manchmal bereits so prall und hart, dass die Kinder die Beine nicht mehr schließen konnten. Gelblich-glasig lagen sie da, konnten die Flüssigkeit, die in sie hineingepumpt wurde, offensichtlich nicht mehr loswerden, aber die Neonatologen hatten dafür eine Erklärung: Die Kinder waren unreif, also waren auch ihre Nieren unreif, und daher funktionierte die Harnausscheidung nicht ausreichend. Den Kindern wurden massenhaft nierenstimulierende und harntreibende Medikamente verabreicht, trotzdem bekam man das Problem der mangelnden Ausscheidung nicht in den Griff.

Mit unserer veränderten intensivneonatologischen Vorgehensweise löste sich aber auch dieses Problem von selbst. Plötzlich gab es keine aufgeschwemmten Kinder mehr, sie urinierten von selbst, ohne jedes Medikament. Anscheinend war es also nicht die prinzipielle Insuffizienz der unreifen Nieren gewesen, sondern die kindlichen Nieren wurden mit zu hohen Flüssigkeitsmengen überfordert. In jedem Missverhältnis von Anforderung und Leistung wird es zur Dekompensation kommen, daran muss aber nicht unbedingt die mangelnde Leistung, es kann auch die zu hohe Anforderung schuld sein. Daher ist es unsere Aufgabe, stets auf die richtige Relation zu achten. Mittlerweile sehe ich in Zeitungsberichten Bilder von kleinen Frühgeborenen in anderen Abteilungen, ich sehe ihre dürren, fast ausgemergelt wirkenden Körper, aus denen aber zugleich eine große Kraft und Zähigkeit spricht. Ihre hellwachen Augen in ihren schmalen Gesichtern zeigen, wie fit sie sind. Was für ein positiver Unterschied zu den verquollenen Gesichtern früherer Jahre!

Die von Kollegenseite immer wieder geäußerte Sorge, wir hätten den Kindern zu wenig Energie und Kalorien zugeführt und damit ihr Gehirnwachstum negativ beeinflusst, kann ich nicht teilen. Die Kinder haben nach dieser kritischen Stabilisierungsphase, in der wir sie, was die Ernährung anlangte, knapp hielten, gut zugenommen und sich gewichtsmäßig nicht anders als an anderen Abteilungen entwickelt. Ist es nicht vorstellbar, dass, so wie für den Kreislauf und die Sauerstoffverteilung im Körper eine Vorrangschaltung zugunsten der lebenswichtigen Organe besteht, auch Energieträger zuallererst an Gehirn, Nieren, Herz, Lunge, Leber geliefert werden? Wie sonst wäre es zu erklären, dass wir im Falle eines Nährstoffdefizits (im Krieg oder bei Abmagerungskuren) zwar Körpermasse verlieren, aber doch wohl nicht dümmer werden, also wohl kaum Gehirnsubstanz verlieren. Natürlich kann man argumentieren, dass das ausgereifte Gehirn eines Erwachsenen weniger empfindlich gegen Mangelzustände ist als ein rasch wachsendes Gehirn, das erst in Entwicklung begriffen ist. Dem kann entgegengehalten werden, dass afrikanische Kinder in Hungergebieten in ihrer intellektuellen Entwicklung keineswegs beeinträchtigt wirken, im Gegenteil, unseren europäischen Säuglingen reifemäßig oft voraus sind. Es entspräche doch nur den immer weisen Programmen der Natur, dass vorhandene Energieträger zuerst zur Versorgung der lebenswichtigen Organe herangezogen werden. Dicke Oberschenkel oder rundliche Gesäßbacken aber gehören nicht zu den lebenswichtigen Organen, sie sind für ein um seine Stabilisierung und Anpassung ringendes Frühgeborenes wohl eher als Ballast zu betrachten.

Die Diagnostik

Die naturwissenschaftliche Medizin beurteilt den Zustand »gesund« oder »krank« (pathologisch) anhand entsprechender Messdaten. »Gesund« ist demnach derjenige, dessen Messwerte im sogenannten »Normalbereich« liegen. Doch was ist schon »normal« bei einem kleinen Frühgeborenen? Die Normalwerte in der Neonatologie wurden ja vielfach aus der Erwachsenenmedizin übernommen oder von größeren Kindern, zumindest aber von reifen, gesunden Neugeborenen. Was also ist normal bei einem Kind in der 24. Schwangerschaftswoche?

»Wer in einer pathologischen Situation pathologisch reagiert, ist normal«, heißt es bei Viktor Frankl. Und ich halte es für eine pathologische Situation, in der 24. oder 25. Schwangerschaftswoche sein Leben plötzlich selbst meistern zu müssen. Vielleicht sind manche Reaktionen des kleinen Frühgeborenen, die uns »pathologisch« erscheinen, durchaus seiner außerordentlichen Situation angepasst.

Überdies konnten wir in der Intensivneonatologie ja kaum »Normalwerte« erheben, weil wir die Kinder nie »normal« haben leben lassen. Kaum waren sie aus dem Mutterleib heraus, wurden sie intubiert, beatmet, künstlich ernährt. Sie durften ja von vornherein kein »normales« Leben führen, sondern wurden in einem künstlichen Gleichgewicht gehalten, das uns als das Richtige erschien. Wir wussten, was für die Kinder gut war, und sie wurden ins Schema gepresst. Die Messwertgrenzen wurden von uns bestimmt. Das galt für das Kohlendioxid, für den Blutdruck, für die Elektrolytwerte – für alles. Wenn man sich allerdings anschaut, wie zum Beispiel die Blutdrucknormalwerte festgestellt und festgelegt wurden, wird deutlich, anhand von wie wenigen Fallzahlen und Messungen diese bestimmt wurden. Aber wenn erst einmal etwas im Lehrbuch steht, dann gilt es als »Wahrheit«.

Wir haben uns bemüht, die Kinder kontinuierlich und genau zu beobachten und aus diesen Informationen Rückschlüsse auf ihr Befinden zu ziehen. Da die Kinder weder durch ruhigstellende Medikamente (sogenannte Sedativa) noch durch ein Übermaß an technischen Maßnahmen in ihren Lebensäußerungen behindert waren, konnten sie uns auch jede Menge Informationen geben.

Ihre Haltung, ihre Bewegungen, ihr Gesichtsausdruck, die Farbe und Beschaffenheit ihrer Haut sagten mehr aus als so manche Labordaten. Vieles ist auch messtechnisch gar nicht erfassbar. Was zwischen einer Mutter und ihrem Kind vorgeht, wenn sie es zu sich auf die Brust nimmt, kann man nicht in Milligrammprozent ausdrücken. Man kann Blutdruckveränderungen oder die Veränderung der Sauerstoffsättigung dabei messen, aber man wird die Komplexität aller Vorgänge, die sich dabei abspielen, nicht erfassen können. Außerdem sind Messdaten in ihrer prognostischen Aussagekraft oft sehr unzuverlässig (wie man z.B. beim genauen Studium der kritischen Literatur zur Infektionsdiagnostik in zahlreichen Publikationen sehen kann). Um wie viel informativer – und das wird jeder erfahrene Arzt bestätigen – ist da die Bemerkung einer Schwester: »Das Kind gefällt mir heute nicht so ganz!« Ein sensiblerer und früherer Alarm als viele Laborparameter.

»Routine-Labordiagnostik« beschränkte sich daher bei uns auf die Zeit der Aufnahme des Kindes auf die Station und auf wenige Eckdaten wie Blutbild, Blutzuckerspiegel, Blutgruppe, Syphilis- und Aids-Test (zum Schutz des Personals). Alle weiteren Untersuchungen orientierten sich am Befinden des Kindes und wurden vor allem nur in jenen Fällen durchgeführt, in denen das Ergebnis zur Entscheidung einer therapeutischen Konsequenz benötigt wurde. Wie viele Befunde werden »einfach so, damit man es halt weiß« erhoben. L'art pour l'art – die Kunst um der Kunst willen – und Laborcomputer haben heute ein hohes »künstlerisches« Niveau erreicht: Aus derselben Blutprobe können sie zu den ursprünglich gewünschten auch noch 13 andere Werte errechnen. Wenn man aber dann die Informationen bekommt, dass manche Parameter »außerhalb« der sogenannten Norm sind, dann heißt es auch »reagieren«. Dann beginnt das, was ich die »Befund-Behandlerei« nenne. Ein geringfügig veränderter Wert (z.B. im Bereich der Elektrolyte) wird dann (durch intravenöse Zufuhr) korrigiert, die Korrektur durch eine neuerliche Blutabnahme kontrolliert, dann muss die Korrektur korrigiert werden, dann die Korrektur der Korrektur und so weiter. Und dann gibt es Intensivneonatologen, die (stolz?) berichten, dass in ihrer Abteilung die Summe der Blutabnahmen innerhalb der ersten neun Lebenswochen des Kindes in etwa dessen gesamtem Blutvolumen entspricht. Was in weiterer Folge dazu führt, dass dann auch noch die Anämie (Blutarmut) korrigiert werden muss.

Wir dagegen haben uns immer bemüht, die Kinder nicht durch häufige Blutabnahmen zu stressen. Und weil wir sie weniger belasteten, konnten sie ihre Balance halten, und es bedurfte nicht häufiger Blutabnahmen. Man kann die Kinder auch so lange stressen, bis sie entgleisen, und fühlt sich dann natürlich in seinem Behandlungsbedarf bestätigt. Es ist aber unsere Aufgabe, einen solchen Teufelskreis gar nicht erst zu starten. Auch wenn das unserem Drang, aktiv zu sein, nicht entgegenkommt.

In gleicher Weise versuchten wir auch alle übrigen für das Kind belastenden Maßnahmen einzuschränken. Das hatte beispielsweise zur Folge, dass die Zahl der Röntgenaufnahmen entscheidend zurückging. Auch hier wurden Aufnahmen nur noch als Grundlage therapeutischer Entscheidungen angefertigt und nicht zur Befriedigung ärztlicher Neugierde. Dies führte dazu, dass wir im Jahr 1991/92 bei den ganz kleinen Frühgeborenen unter 1500 Gramm Geburtsgewicht im Schnitt nicht einmal mehr zwei Lungenröntgenbilder pro Patient während des gesamten Aufenthaltes hatten. Früher war ich an Stöße von Röntgenbildern neben jedem Kind gewöhnt, fallweise waren es bis zu 80 Aufnahmen bei länger beatmeten Patienten. Allerdings führe ich diesen Rückgang an Röntgendiagnostik nicht nur auf unsere »Beschränkung der Neugier« zurück. Es war wohl auch die deutlich geringere Häufigkeit an künstlich beatmeten Kindern und die damit verbundene geringere Anzahl an Beatmungskomplikationen, vor allem Pneumothoraces (Lungenzerreißungen), die uns einen Großteil der Röntgendiagnostik einsparen halfen. Auch die nicht mehr auftretende Nekrotisierende Enterokolitis (eine bestimmte Form der Darmentzündung bei Früh- und Neugeborenen, auf die ich noch später zu sprechen komme) machte die früher so häufigen Röntgenbilder des Darmbereichs nahezu überflüssig. Sehr selten nur veranlasste uns ein deutlich aufgetriebener, geblähter Bauch eines Kindes zu einer entsprechenden Diagnostik.

Regelmäßig durchgeführt wurden Ultraschalluntersuchungen des Gehirns zur Feststellung etwaiger Hirnblutungen oder sonstiger Störungen in diesem Bereich. Die kontinuierliche Überwachung der Kinder erfolgte durch EKG-Monitore und Pulsoxymeter, wobei wir darauf achteten, technisch einfache, aber verlässliche Geräte zu verwenden. Die gewünschten Informationen (Herztätigkeit, Sauerstoffsättigung, Blutdruck etc.) sollten gut sichtbar und klar sein, eine optische Reizüberflutung trachteten wir zu vermeiden. Der »Raumschiff-Enterprise«-Eindruck sollte auf der Station nicht entstehen. Die technischen Geräte der heutigen Zeit tendieren ja dazu, immer mehr zu »können«, immer mehr Informationen zu geben, immer sensitiver, damit aber auch störanfälliger zu sein. Wie im Bereich von Autos, Stereoanlagen und Haushaltsgeräten beeindruckt auch in der Medizintechnik ein immer aufwendigeres Design. Viele blinkende Lämpchen vermitteln den Eltern wie auch dem medizinischen Personal den Eindruck, »hier geht's toll zu«.

Je mehr elektronische Informationen wir aber haben, desto schwieriger wird es, die Spreu vom Weizen zu trennen, das heißt, das wirklich Wichtige aus der Flut von Informationen herauszufiltern. Und es stört damit die Konzentration auf das Wesentliche.

Aber nicht nur die optische Reizüberflutung wurde tunlichst vermieden, auch der Lärm und die Geräusche wurden auf ein Minimum reduziert. Hier haben die Schwestern einen wichtigen Beitrag geleistet, indem sie die piepsenden EKG-Monitore auf »stumm« schalteten; das heißt, es wurde zwar noch durch ein Abweichen der kindlichen Herztätigkeit oder der Sauerstoff-Sättigung ein akustisches Warnsignal ausgelöst, aber eben nur im Alarmfall. Ansonsten arbeiteten die Überwachungsgeräte ohne Piepston. Früher war es üblich, jeden Herzschlag jedes Kindes auch akustisch anzuzeigen. »Piep, piep, piep« hundertzwanzig Mal in der Minute im Normalfall, und das bei zehn Kindern auf der Station. Das heißt tausendzweihundert Mal in der Minute »Piep«, stundenlang, wochenlang, jahrelang. Eine Belastung für die Kinder, für die Eltern, für das Personal. Natürlich nimmt man es nach einiger Zeit nicht mehr bewusst wahr, aber der Körper muss die Reize trotzdem verarbeiten. Meiner anfänglichen Gegenargumentation, eine erfahrene Schwester würde bereits an den langsamer werdenden Piepstönen die bevorstehende Alarmsituation erkennen und durch ein frühzeitiges Eingreifen dem Kind das tatsächliche Absinken der Herzfrequenz ersparen, begegneten die Schwestern mit einem Höherstellen der Alarmgrenzen. Heute könnte ich mir das Arbeiten auf einer Station mit dauerndem Gepiepse gar nicht mehr vorstellen.

Für die Überwachung der Kinder wurden auch keine Geräte eingesetzt, die Messdaten auf *invasivem*, das heißt auf blutigem Wege lieferten oder zur Messung in die Blutbahn eingebracht werden mussten. Wie bereits erwähnt, verwendeten wir keine zentralen Katheter, auch die Blutdruckmessung geschah unblutig mit einer peripheren Blutdruckmanschette. Zugegebenermaßen sind die damit gemessenen Werte nicht extrem genau und verlässlich, allerdings habe ich die Fragwürdigkeit von »Blutdruck-Normalwerten« bereits erwähnt, und ein erfahrener Neonatologe wird aus dem Gesamterscheinungsbild eines Kindes, seiner Hautfarbe, dem Durchblutungszustand seiner Haut, seinen Bewegungen wohl mehr Informationen gewinnen als aus einem einzelnen Messwert. Dazu bedarf es allerdings der beobachtenden und wahrnehmenden Nähe zum Kind.

Anlässlich eines Besuches bei einem befreundeten Kollegen wurde mir schlagartig klar, warum Ärzte sich so gern und zuallererst in die Kurven mit den Labordaten der Kinder vertiefen, wenn sie Visite machen, und warum sie Labordaten brauchen. Es handelt sich bei dem Kollegen um einen mir seit vielen Jahren befreundeten Professor, der die Intensivneonatologie einer deutschen Universitätsklinik leitet. Als ich ihn unangemeldet aufsuchte und direkt zu seiner Station ging, wo ich ihn vermutete, erklärte mir die Stationsschwester, er sei nicht auf der Station, sondern in seinem Dienstzimmer. Sie erklärte mir den Weg dorthin (das Zimmer lag in einem anderen Häuserblock), und ich irrte 15 Minuten durchs Unigelände, bevor ich den Block fand. Ich fuhr mit dem Lift in den fünften Stock – die Stationsschwester hatte mir Zimmer 587 genannt – und suchte unter den wie Bienenwaben angeordneten Türen der Professoren und Assistenten die richtige Nummer.

Endlich hatte ich sein Zimmer gefunden, ich klopfte und öffnete auf sein »Herein«. Da sah ich ihn sitzen: an einem Schreibtisch voll von aufgetürmten Büchern und Zeitschriften, eifrig schreibend an einem Manuskript. Das kleine Zimmer von einer kahlen Neonröhre beleuchtet, ein grauer Januartag vor dem Fenster, eine hässliche Betonmauer gegenüber. An den sicher seit zwanzig Jahren nicht mehr frisch gestrichenen Wänden standen Regale mit vielen Büchern und Aktenordnern, verstaubt und trist. Keine Atmosphäre, die Schönheit und Harmonie ausstrahlte, um die Kreativität einer wissenschaftlichen Arbeit zu beflügeln, kein Raum, in dem man sich wohlfühlen konnte und vor allem eines: immens weit weg von den Kindern. Ihm schien es nicht mehr aufzufallen – er hatte sich sicherlich schon lange an dieses Zimmer gewöhnt, und auf meine Bemerkung zur Entfernung von der Intensivstation meinte er: »Ich habe mir jetzt ein Fahrrad gekauft, um in Notfällen schneller dort zu sein.«

Ich aber verstand plötzlich, warum die Ärzte ihre Entscheidungen so sehr an Messdaten orientieren! Sie haben ja sonst keine Informationen über die Kinder. Sie kommen zwei- oder dreimal am Tag auf die Station zur Visite, aber die übrige Zeit verbringen sie weit entfernt bei ihren Büchern und Computern. Ihnen fehlen all die kleinen Bemerkungen und Vorkommnisse, die sich im Laufe eines Tages ereignen. Keine großartigen Dinge, aber in ihrer Summe ein komplettes Bild des kindlichen Wohlergehens. Ich saß an meinem Schreibtisch mitten in der Station, ich las auch oder telefonierte, aber ich bekam mit, wenn eine Schwester mit einem Kind sprach, weil es so häufig Alarm gab, ich hörte im Hintergrund, wie sich die Schwestern darüber unterhielten, dass eine Mutter heute noch nicht zu Besuch gekommen oder eine andere krank sei. Ich hörte die Schwestern zum Kind sagen: »Na, heute schmeckt dir wohl deine Milch nicht!« oder einer Kollegin zurufen: »Du, der hat heute so einen aufgeblähten Bauch.« Ich hörte Alarme, wusste, welche Kinder ihn ausgelöst hatten, wusste, welche stabil waren und welche weniger stabil. Mütter stellten mir, wenn sie zu Besuch kamen, stolz die Flasche mit abgepumpter Milch auf den Schreibtisch, und ich sah schon an ihrem Gesichtsausdruck, wie es ihnen – und damit oft auch dem Kind – ging.

Und immer wieder stand ich auf und drehte meine Runde durch die Station, von Inkubator zu Inkubator. Ich liebte es, die Kinder anzuschauen. Die vielen Informationen nahm ich dabei fast unbewusst auf, aber ich wusste gut Bescheid über die Kinder. Diese vielen Informationen fehlen jedoch, wenn man sich nicht laufend am Ort des Geschehens aufhält. Und dann zieht man natürlich die seit der letzten Visite erhobenen Messdaten zur Information heran. Es war mir nun klar, warum Ärzte immer so viel in den Krankengeschichten blättern und ganz versessen auf »Befunde« sind.

Die Medikamente

Ebenso groß wie das technische Arsenal der Maschinen ist auch das Waffenarsenal der Chemie in der neonatologischen Intensivmedizin. Es entspricht der Philosophie der heutigen Zeit, für jedes medizinische Problem eine medikamentöse Lösung zu haben. Dass dieser Strategie Grenzen gesetzt sind, müssen wir derzeit im Bereich der Antibiotika durch ein weltweites Ansteigen der resistenten Keime und der damit verbundenen Zunahme »unbehandelbarer« Infektionen schmerzlich zur Kenntnis nehmen.

Auch bei Frühgeborenen kann man keineswegs alle Probleme mit Medikamenten lösen. Trotzdem werden Unmengen von teilweise giftigen Chemikalien in die kleinen Körper hineingepumpt, in der Hoffnung, ihr Leben damit erhalten zu können.

Unser Umgang mit den Kindern war dagegen getragen vom Vertrauen in ihre Fähigkeiten zur Selbstregulation, und es war unser Bestreben, in die natürlichen Regelkreise so wenig wie möglich einzugreifen. Die Kinder nicht aus dem Gleichgewicht zu bringen war oberstes Ziel. Das machte sich auch in einem deutlich geringeren Medikamentenverbrauch bemerkbar. Der Einsatz von Medikamenten orientierte sich am Zustand des Kindes, nicht an Befunden. Einige Neonatologen argumentierten dagegen: »Dann kann es zu spät sein, wenn das Kind bereits Krankheitserscheinungen hat!« Wer aber macht sich Gedanken darüber, wie oft viel zu früh und damit überflüssig behandelt wird? Kann das nicht genauso gefährlich für das Kind sein? Ein erfahrener Neonatologe, eine erfahrene Schwester wird bereits an winzigsten Anzeichen erkennen, dass etwas mit dem Kind nicht stimmt, lange bevor es wirklich krank wird und aus dem Gleichgewicht gekommen ist.

Wieder verweise ich auf den Gesichtsausdruck, das Aussehen der Haut, die Körperhaltung, die Geschwindigkeit der Atmung und des Herzschlags, die Verdauungstätigkeit und anderes mehr. Ein Mensch hat viele, viele Lebensäußerungen, die uns wahrnehmen lassen, wie er sich fühlt, wie es ihm geht. Vorausgesetzt, wir sind ihm nahe genug, ihm zugeneigt und überdies sensibel genug, um ihn in seinem Zustand zu begreifen. Dann wird auch der Einsatz von Medikamenten genau auf den einzelnen Patienten und seine augenblickliche Situation abgestimmt sein. Die vorauseilende Behandlung »zur Sicherheit« bedeutet für den Patienten oft keineswegs Schutz, sondern im Gegenteil den Beginn eines sich immer weiter aufschaukelnden Ungleichgewichts, an dessen Ende die völlige Entgleisung stehen kann.

Das alte medizinische Prinzip *Primum nil nocere* – in erster Linie nicht zu schaden – ist heute leider in Vergessenheit geraten, und auch die Achtung vor der Unversehrtheit eines Körpers scheint kaum mehr einen Stellenwert zu besitzen. Was nun die Verwendung von Medikamenten auf unserer Station betraf, so erhielten 50 Prozent der Frühgeborenen unter 1500 Gramm Geburtsgewicht Antibiotika. Die Indikation dazu ergab sich entweder aus der Situation während der Geburt, das heißt, ein mehr als 24 Stunden vor der Geburt zurückliegender Blasensprung, missfarbiges Fruchtwasser oder eine – klinisch manifeste – Infektion der Mutter während der Geburt führten zu einer antibiotischen Behandlung des Neugeborenen, um etwaige bereits im Mutterleib erworbene Infektionen des Kindes zu verhindern. Andererseits wurden Antibiotika auch aufgrund kindlicher Infektionszeichen, die nicht mit der Geburt in Zusammenhang standen, eingesetzt.

Wie bereits erwähnt, halte ich die Infektionen durch Spitalskeime auf der Intensivstation für die wesentliche Bedrohung der kleinen Frühgeborenen. Diese Überlegung ist nicht unbedingt neu: In einem wissenschaftlichen Fachbuch von Prof. Theodor Escherich aus dem Jahr 1907 findet sich das Zitat: »Im Hospital des *enfants malades* stirbt das Kind nicht an der Krankheit, welche es in das Spital führt, sondern an derjenigen, welche es dort erwirbt.« Daraus wird gefolgert: »Der kranke Säugling gehört zu seiner Mutter, nicht ins Spital.«

Durch einen ungeheuer großzügigen, oft routinemäßigen, aber sicher nicht immer notwendigen Einsatz von hochwirksamen Antibiotika haben vorwiegend jene Bakterien überlebt, die es im Laufe der Zeit geschafft haben, sich gegen viele der Antibiotika-Präparate unempfindlich zu machen. Sie sitzen gut eingenistet in den Spitälern, vorwiegend auf den Intensivstationen, am liebsten bei den Frühgeborenen. Das führt dazu, dass gegen diese »resistenten« Bakterien besonders wirksame und spezialisierte Medikamente eingesetzt werden, die wiederum eine Vermehrung besonders gefährlicher und unempfindlicher Bakterien nach sich ziehen. Durch den (oft aussichtslosen) Kampf gegen diese Bakterien kommt es schließlich – durch Störung des natürlichen Gleichgewichts von Bakterien, Viren und Pilzen sowie durch eine Behinderung der körpereigenen Immunabwehr – zum Überwuchern von Pilzen im kindlichen Organismus und zur gefürchteten Pilzinfektion (-Sepsis). Die daraufhin eingesetzten Anti-Pilzmittel sind noch giftiger und verursachen oft massive Nebenwirkungen im Körper des Kindes. Ähnliches gilt für den übermäßigen Einsatz von Desinfektionsmitteln, die auch oft zu einer Einseitigkeit der Keimbesiedlung und zu einer Zerstörung des natürlichen Hautschutzes beim Kind führen.

Wir haben uns bemüht, diese immer höher gedrehte Spirale zwischen Bakterien und Antibiotika zu durchbrechen, sozusagen das gegenseitige »Hochreizen« nicht mitzumachen. Es kamen möglichst einfache, nicht hochspezialisierte Antibiotika zum Einsatz. Vor allem wurden nicht Keimbefunde, sondern Kinder behandelt. Wenn man nämlich bei einem Kind, das bereits einige Zeit auf einer Intensivstation liegt, bakteriologische Untersuchungen macht (und das geschieht an manchen Abteilungen mehrmals wöchentlich, wobei oft Proben aus allen verfügbaren kindlichen Körperöffnungen – Rachen, Nase, Ohr, Darm etc. – entnommen werden), so erhält man praktisch immer positive Keimbefunde. Jedes Kind wird ja von den in der Station heimischen Bakterien nach einiger Zeit »besiedelt«. Behandelt man diese Keimbefunde auch bei klinisch gesunden Kindern (die sich also offenbar mit den Keimen »arrangiert« haben), so heizt man diesen Wettlauf mit den immer unempfindlicher werdenden Bakterien laufend an und erzeugt damit ein immer gefährlicheres Umfeld für die Kinder.

Um den Verbrauch an Antibiotika möglichst niedrig zu halten beziehungsweise einzusparen, setzten wir Immunpräparate zur Unterstützung der körpereigenen Abwehr ein – etwa die Hälfte der Kinder unter 1500 Gramm erhielt derartige Immunglobuline im Rahmen einer Infektionsbehandlung. Allerdings gibt es inzwischen Studien, die die Sinnlosigkeit einer solchen Immunersatztherapie diskutieren.

Damit sind aber die auf unserer Station am häufigsten verwendeten Medikamente bereits genannt, fallweise wurde Plasmaproteinlösung zur Kreislaufunterstützung gegeben. In ganz vereinzelten Fällen wurden blutdruckwirksame Medikamente (Dopamin, Tolazolin) verabreicht. Für mich ist deren wirkliche Effizienz aber bis heute fraglich. Wie bereits erwähnt, mussten Sedativa (Beruhigungsmittel) nicht verwendet werden, da der Einsatz schmerzhafter und für die Kinder unerträglicher Prozeduren auf ein Minimum reduziert wurde und bei einem »Dagegen-Atmen« des Kindes gegen das Beatmungsgerät die Einstellung des Gerätes verändert, nicht jedoch das Kind »ruhiggestellt« wurde. Nur in einem einzigen Fall kam es zu einer derart schwierigen Beatmungssituation, dass wir das Kind nicht nur sedieren (ruhigstellen), sondern auch relaxieren (die Aktivität seiner Muskeln komplett ausschalten) mussten. Zur Nicht-Verwendung von Surfactant habe ich bereits im Kapitel »Atmung und Beatmung« (S. 117 ff.) Stellung genommen. Harn- oder stuhltreibende Medikamente mussten wir nicht verabreichen; die Nieren funktionierten bei entsprechend angepasster Flüssigkeitszufuhr ohne Probleme, auf die Stuhlausscheidung komme ich an anderer Stelle noch zu sprechen. Elektrolytsubstitutionen waren wegen des geringen Infusionsausmaßes und der frühen oralen Ernährung äußerst selten notwendig.

Puffersubstanzen zur Entsäuerung des Blutes (Natriumbicarbonat) kamen aufgrund unserer toleranten Einstellung gegenüber einem höheren CO_2-Wert und einem daraus resultierenden niedrigen pH-Wert kaum zum Einsatz. Eine konstante Pufferung fand erst unter 7,11 pH statt – Werte, die die Kinder aber selten aufwiesen. Fast alle der kleinen Frühgeborenen entwickelten innerhalb der ersten Lebenswochen und -monate die für frühgeborene Kinder typische Blutarmut (Anämie). Ein Drittel von ihnen erhielt aus diesem Grund Bluttransfusionen, allerdings nur bei hochgradiger Anämie (Hämatokrit unter 24 Prozent) *und* anhaltendem Sauerstoffbedarf über 21 Prozent (= Raumluft). Mäßiggradige Anämien wurden nicht behandelt (wobei wir keine erhöhte Infektionsanfälligkeit oder schlechtes Gedeihen bei den Kindern beobachten konnten), Eisenpräparate vermieden wir aufgrund der obstipierenden (verstopfenden) Wirkung auf die Darmtätigkeit.

Es waren somit wenige Medikamente, mit denen wir auskamen. Dass dies die Pharmakonzerne nicht freut, verstehe ich.

Die Pflege

Nach den medizinischen möchte ich nun zu den pflegerischen Maßnahmen kommen. Aus Sicht vieler Ärzte mag – vor allem im Intensivbereich – die Medizin im Vordergrund stehen, ich für meinen Teil halte die Pflege des Patienten für ebenso wichtig, wenn nicht sogar insofern wichtiger, als die Pflege das Fundament bildet, auf dem die Medizin aufbauen kann. Wird ein Kind nicht so sorgfältig und liebevoll gepflegt, dass es sich wohlfühlen und seine Lebenskraft entfalten kann, nützt wohl auch die beste Medizin nichts. Daher sind die Schwestern unentbehrliche Partner für uns Ärzte, und ich wage zu behaupten, dass sie auf unserer Station wahrscheinlich 80 Prozent der Arbeit geleistet haben.

Natürlich orientierten sich die Möglichkeiten der Pflege wiederum an den medizinischen Gegebenheiten. Weil auch die kleinsten Kinder so wenig invasiv wie möglich behandelt wurden, weil durch eine zurückhaltende, abwartende Erstversorgung vielen auch sehr unreifen Kindern eine künstliche Beatmung erspart blieb, weil dadurch eine Sedierung nicht notwendig war und die Kinder lebhaft reagierten und ihre normalen Lebensäußerungen zeigten, konnten die Schwestern mit ihnen auch wie mit »normalen« Babys umgehen. Auch hier ergab sich ein Schritt aus dem anderen.

Die Lagerung

Wie wichtig ist es, gut zu liegen! Das weiß jeder, der einmal in einem schlechten Hotelbett übernachten musste. Frühgeborene übernachten aber nicht nur einmal in der Intensivstation, sie liegen wochen-, manchmal sogar monatelang in ihren Inkubatoren. Und haben meist weder die Fähigkeit noch die Kraft, ihre Lage selbstständig zu wählen. Als ich vor 30 Jahren in der Neonatologie zu arbeiten begann, waren die Inkubatoren mit dünnen Plastikmatratzen ausgestattet, über die eine Stoffwindel gebreitet wurde – in keiner Weise ein weicher, angenehmer Aufenthaltsort. Die Kinder lagen flach darauf, 24 Stunden von grellem Neonlicht beschienen, oftmals noch an Händen und Füßen festgebunden, da die medikamentöse Ruhigstellung nicht immer ausreichend funktionierte. Zwei Bedingungen mussten aus unserer damaligen Sicht erfüllt sein: Erstens musste man das Kind gut sehen können, und zweitens musste das Kind daran gehindert werden, sich die mühsam applizierten Schläuche wieder zu entfernen.

So war ich es viele Jahre gewohnt gewesen und fand es ganz normal – im Gegensatz zu den Schwestern meiner neuen Station: »Warum müssen die Kinder so ungemütlich da drinnen liegen?«, fragten sie unbelastet von irgendwelchen Erfahrungen an neonatologischen Intensivstationen und begannen, rund um die Kinder ein Nest zu bauen. Zuerst mit vielen Tüchern, Windeln und Flanell, irgendwann auch mit kleinen Fellen. Sie füllten chirurgische Handschuhe mit warmem Wasser und legten sie den Kindern seitlich an den Körper, alles in der Absicht, den Kindern Grenzen und damit das Gefühl der Geborgenheit zu geben. Immer weniger konnte ich von den Kindern sehen. Die Flanelltücher bedeckten zuerst nur die kleinen Körper, später breiteten die Schwestern sie ganz über die Kinder. Oft sah ich bei den Visiten nur einen einzigen rosa Fuß herauslugen, allerdings konnte man auch durch das Tuch hindurch die wohligen, sich räkelnden Bewegungen der Kinder erkennen. Mir war nicht bang um sie. Und die Sauerstoffsättigung am Pulsoxymeter, die regelmäßige Herztätigkeit am Monitor zeigten auch, wie wohl sich die Kinder fühlten. Keine Rede mehr vom unruhigen Herumrutschen im Inkubator, das ich von früher kannte, wo Kinder, in die Ecke des Inkubators gerutscht, ihre Stirn an die Plexiglaswand pressten, sodass es einem schon beim Hinschauen wehtat und man sie nahm und wieder in die Mitte des Inkubators zurücklegte. Doch gleich begannen sie wieder mühsam zu robben, bis sie sich wieder mit einem Körperteil ans Plexiglas drücken konnten, immer auf der Suche nach Grenzen und Orientierung.

Plötzlich hatten sie jetzt ihre Grenzen, ihr Nest, in dem sie im Dunkeln vor sich hin schlummern konnten, wohlig entspannt und vielleicht durch das Tuch, das sie bedeckte, auch vor Augenschäden geschützt. Ich konnte mir nämlich nicht erklären, wieso wir in all den Jahren bei keinem der kleinen Frühgeborenen unter 1500 Gramm Geburtsgewicht eine Beschädigung der Augen geschweige denn eine Erblindung beobachten mussten. Das Problem der Augenschädigung wurde ja allgemein auf die hohe Sauerstoffzufuhr zurückgeführt. Die von uns angestrebten Sauerstoffwerte im Blut unterschieden sich aber nicht von denen auf anderen Stationen, wieso kam es bei uns nicht zu Augenschäden? (Wobei mir die Erklärung mit dem Sauerstoff nie ganz schlüssig erschien, denn es kann doch für die Augen letztlich nur die Sauerstoffmenge im Blut eine Rolle spielen, nicht aber die Sauerstoffkonzentration in der Einatmungsluft oder in den Lungenbläschen. Nur dort aber muss sie bei Frühgeborenen manchmal sehr hoch – bis zu 100 Prozent – sein, um die schlechte Sauerstoffübernahme von der Lunge ins Blut zu kompensieren. Wenn die Sauerstoffkonzentration im Blut des Frühgeborenen den üblichen Wert, dem ja auch die Augen normalgeborener Kinder ausgesetzt sind, erreicht und nicht darunter liegt, sind wir froh und stellen die Sauerstoffzufuhr von außen entsprechend darauf ein.) Warum also die Augenschäden bei den anderen und bei uns nicht?

Eines Tages berichtete mir mein damals schon pensionierter Chef Dr. Potacs von einem Vortrag des Vorstandes der Augenklinik München, in dem dieser die frühe Lichteinwirkung auf die Augen von Frühgeborenen für die Schäden verantwortlich machte. Durch die zu frühe Geburt und die dadurch vor der vorgesehenen Zeit stattfindende Lichteinwirkung auf das Auge des Kindes würden von der Peripherie (also vom äußeren Rand) her in die Netzhaut einwachsende Blutgefäße ihr Wachstum einstellen. Dadurch entstünden die Schäden an der Netzhaut. Plötzlich war mir klar, warum unsere Kleinsten keine Schäden hatten: Sie lagen ja bedeckt von Tüchern oder Fellen im Inkubator oder bei den Eltern und wurden damit dieser aggressiven Lichteinwirkung nicht so stark ausgesetzt. Diese Erklärung erschien mir plausibel. Allerdings soll eine Studie in Heidelberg diese Theorie widerlegt haben. Von einer ehemaligen Patientenmutter, die mittlerweile in die USA übergesiedelt ist, wurde mir aber von einer großen amerikanischen Studie berichtet, die Augenschäden bei Frühgeborenen mit zu früher Lichteinwirkung in

Zusammenhang bringt. Vielleicht stimmt diese Theorie also doch. Sie würde unsere Ergebnisse jedenfalls erklären.

Zurück zur Lagerung der Kinder: Die Schwestern achteten auch sehr genau darauf, welche Lage, ob Bauch- oder Rückenlage, die Kinder bevorzugten. Ebenso, wie es unter uns Bauch- bzw. Rückenschläfer gibt, gibt es auch bei Frühgeborenen solche, die lieber auf dem Bauch, und solche, die lieber auf dem Rücken liegen. Manchmal ändert sich das auch im Laufe der Zeit, und ein ursprünglicher Bauchschläfer liegt plötzlich lieber auf dem Rücken. Da die Kinder sich ja noch nicht selbst umdrehen können, sind sie auf die Hilfe der Schwestern angewiesen, wobei diese die bevorzugte Lage am Pulsoxymeter erkennen können, je nachdem, ob bei Veränderung der Lage die Sauerstoffsättigung steigt oder fällt. Dazu bedarf es allerdings der genauen Beobachtung des Kindes und einer ständigen Zuwendung. Überwachungsgeräte ersetzen keine Schwestern!

Wenn die Stabilität des Kindes es gestattete, wurde natürlich auf einen regelmäßigen Lagewechsel geachtet. Ein Wundliegen der Haut konnten wir kaum jemals beobachten, so etwas gab es höchstens bei extrem unreifen Kindern mit hochrot glänzender Haut, deren Allgemeinzustand so schlecht war, dass sie praktisch keine Spontanmotorik zeigten. In diesen extrem seltenen Fällen wurde Fettgaze an den wunden Stellen verwendet. Durch die Art der Lagerung bemühten sich die Schwestern auch, alle Lebensfunktionen der Kinder zu unterstützen, zum Beispiel verwendeten sie kleine Flanellrollen, um den Schultergürtel des Kindes anzuheben und damit die Atmung durch eine Erweiterung des Brustkorbes zu erleichtern. Oft können »kleine« Maßnahmen große (wie z.B. eine künstliche Beatmung) ersetzen.

Auch der Kopfhaltung der Kinder galt die Aufmerksamkeit der Schwestern. Kleinste Frühgeborene sind nicht in der Lage, ihren Kopf selbst zu heben und auf die andere Seite zu drehen, sie können ihn in Rückenlage auch nicht in der Mittelstellung halten. Dadurch liegt der Kopf üblicherweise immer auf der Seite und nimmt, vor allem bei Kindern, die sehr lange liegen, eine flache, seitlich abgeplattete Form an (Fachleute erkennen an dieser Schädelform und den schmalen Gesichtern Frühgeborene auch oft nach Jahren noch als solche). Unsere Schwestern gaben den Kindern in Rückenlage seitlich zwei kleine Röllchen links und rechts an den Kopf oder legten einen kleinen mullüberzogenen Ring unter den Hinterkopf (ursprünglich verwendeten wir diese kleinen selbst gebastelten Ringe, um bei Röntgenaufnahmen zur Kontrolle der Tubuslage den Kopf korrekt in der Mitte zu halten). Das verhinderte ein Zur-Seite-Fallen des Kopfes.

Vor einigen Jahren wurde eine Studie der Uniklinik Ulm publiziert, in der die seitliche Abflachung der Frühgeborenenschädel auf die noch nicht vorhandene Knochenhärte durch Mangel an Calcium und Phosphor zurückgeführt wurde. Seitdem müssen die Kinder sehr viele Blutabnahmen zur Bestimmung von Calcium und Phosphor und auch entsprechende Infusionszusätze über sich ergehen lassen, was vor allem bei Calcium im Hinblick auf Gewebsschäden bei nicht korrekt liegender Infusionsnadel keineswegs ungefährlich ist. Wir haben Calcium und Phosphor nicht bestimmt, weil wir keine Schädelverformungen beobachten konnten. Ich führe dies auf die sorgfältige Lagerung der Kinder, auf das häufige Zusammensein mit den Eltern und auf die sehr frühe Entwicklung einer Spontanmotorik zurück. Die Kinder konnten sich sehr bald gut selbst bewegen, weil wir sie nicht niedergespritzt hatten und sie durch intensivmedizinische Technik wenig bis kaum beeinträchtigt und außerdem in gutem Allgemeinzustand waren. Vielleicht hat auch der von Ernest Freud angesprochene »Glaube ans Kind« zu ihrer guten und selbstständigen Entwicklung beigetragen. Wir überforderten die Kinder nicht, wie oft unterstellt wird, aber wir forderten sie, weil wir ihnen etwas zutrauten. Der Mensch aber wächst an seinen Aufgaben und an dem Vertrauen, das ihm entgegengebracht wird. Das spürt er offensichtlich auch mit 700 Gramm.

Die Fütterung

Auch bei der Nahrungsaufnahme wiesen uns die Kinder den Weg ihrer Bedürfnisse. Es galt ja früher als festgeschriebenes Gesetz, dass kleine Frühgeborene bis zu einem Gewicht von 1600 oder gar 1800 Gramm nicht selbst trinken konnten und daher auch nicht normal gefüttert werden durften. Waren sie zur Verdauung fähig, bekamen sie bis zu diesem Gewicht die Milch über einen Plastikschlauch in den Magen gespritzt (der Schlauch lag durch die Nase und behinderte seinerseits wieder die Atmung), aber man ging einfach davon aus, dass kleine Frühgeborene nicht die Kraft zum Saugen hätten und dass sie zur Koordination von Saugen, Schlucken und Atmen noch nicht fähig seien. Fütterungsversuche wurden daher aus Angst vor einer Aspiration (wenn Milch beim Schlucken in die Lunge statt in den Magen gerät) tunlichst vermieden. In einem Rundbrief des *Deutschen Bundesverbandes von Frühchen-Eltern* findet sich in der Nummer 10/11 aus dem Jahr 1992 unter dem Titel »Julia, unser Frühchen« der Satz: »Über die Flasche soll sie aber nicht vor der 36. Schwangerschaftswoche ernährt bzw. der Versuch dazu unternommen werden.« Dass Julia dann, wie in der Geschichte weiter beschrieben, doch »schon« in der 35. Woche trinken durfte, verdankte sie ihren deutlichen Nuckelbewegungen und dem hartnäckigen Drängen ihrer Mutter.

Uns lehrten die Kinder Mitte der 1980er-Jahre noch ganz anderes. Nachdem viele auch von den ganz Kleinen nach der Geburt nicht beatmet und daher auch nicht sediert werden mussten, konnten wir auch bei 600- und 700-Gramm-Kindern ein ganz normales Verhalten hinsichtlich Suchen und Saugen beobachten. Auch winzige Kinder wandten auf Berührungsreize hellwach ihren Kopf und sperrten gierig ihre kleinen Münder auf. Erstaunt über diese aufgeweckten Reaktionen, träufelten ihnen die Schwestern einige Tropfen Traubenzuckerlösung mit einer Spritze auf die Zunge und siehe da – die kleinen Mäuse leckten und schmatzten wie die Alten! Aus dem Tropfen wurden halbe Milliliter und dann ganze, aus der Traubenzuckerlösung wurde Muttermilch, und eines Tages hatte so ein Winzling einen Flaschensauger im Mund. Natürlich ohne Flasche hinten dran, der halbe Milliliter hätte sich in der Flasche wohl verlaufen, aber die Schwester füllte die Flüssigkeit mit der Spritze in den Schnuller und das Kind trank daraus! Damals unfassbar, heute an vielen Stationen nachvollzogen und von der Industrie aufgegriffen – es werden spezielle Schnuller für Frühgeborene produziert; wir suchten damals noch in Puppengeschäften.

Es war also damit bewiesen, dass auch kleinste Kinder saugen und schlucken konnten. Natürlich schafften es nicht alle, aber wir hatten gesehen, dass auch 600-Gramm-Kinder prinzipiell dazu in der Lage waren. Und noch etwas hatten wir gesehen: dass auch für kleinste Frühgeborene Essen ein Vergnügen sein konnte. Abgesehen davon, dass wir den Kindern früher durch die lange Sondenernährung das normale Trinkverhalten abgewöhnt hatten (das mussten sie dann oft mühsam mithilfe einer Heilgymnastin wieder trainieren), hatten wir sie mit diesem Plastikschlauch in den Magen auch um jegliches Geschmackserlebnis gebracht und ihnen das gesamte sinnliche Erleben der Nahrungsaufnahme genommen! Wie wir an uns selbst (und an unserem häufigen Übergewicht) beobachten können, essen wir ja des Öfteren nicht so sehr aus Hunger, sondern weil es uns gut schmeckt und Freude macht. Warum also sollten wir den Kindern diese Freude verwehren?

Wie gesagt, nicht allen gelang es, vor allem bei den Schwerkranken nicht. Da bedurfte es auch der Infusion oder der Sondenernährung. Aber wir bemühten uns von Anfang an um ein größtmögliches Maß an natürlicher Zufuhr. Das bedeutete aber auch, dass wir Muttermilch brauchten. In früheren Jahren waren Mütter von sehr kleinen Frühgeborenen ja unmittelbar nach der Geburt abgestillt worden, weil man meinte, wenn das Kind überhaupt überleben könnte, würde es viel zu lange dauern, bis man ihm Milch verabreichen könne, ein Abpumpen würde sich daher gar nicht lohnen. Und im Übrigen hätte man dafür wunderbare industrielle Milchpräparate, die auf Basis wissenschaftlicher Erkenntnisse für Frühgeborene durch die Anreicherung mit Eiweiß und Spurenelementen etc. ohnehin besser geeignet seien als die normale Muttermilch. (Man glaubt ja nach wie vor, der Muttermilch spezielle chemische Zusätze beimengen zu müssen, um den Bedarf des Frühgeborenen in jeder Hinsicht zu decken.) Wir haben diese Zusätze anfänglich auch verwendet, sind aber wegen der Verdauungsprobleme der Kinder – sie waren obstipiert (verstopft) und konnten den Stuhl schlecht abgeben – wieder davon abgekommen. Die Kinder gediehen auch mit nicht denaturierter Muttermilch gut.

Da wir also auch die kleinsten Kinder von Anfang an zu ernähren versuchten und Muttermilch einfach für die bestverträgliche, weil artgleiche und von der Natur dafür vorgesehene Ernährung hielten, begannen wir die Mütter bereits unmittelbar nach der Geburt zum Abpumpen der Milch zu animieren. Unsere Schwestern leisteten wirklich gute Überzeugungsarbeit. Die Mütter pumpten fleißig und brachten uns mehr als genug Milch. Und abgesehen von der artgerechten Zusammensetzung der Muttermilch und dem Gehalt an wertvollen Immunsubstanzen war es für die Mütter auch ein immens wichtiges und wohltuendes Gefühl, ihre Kinder selbst ernähren zu können. Hatten sie ihrem Kind schon den geschützten Aufenthalt in der Gebärmutter nicht lange genug geben können, konnten sie ihm jetzt wenigstens die für das Leben notwendige Ernährung gewährleisten.

Die Mütter brachten so eifrig ihre Milch, dass wir oft »Überschuss« hatten und diesen entweder für Kinder, deren Mütter keine eigene Milch hatten, oder sogar auf unserer Säuglingsstation verwenden konnten. Die Milch der eigenen Mutter wurde zur Fütterung im Mikrowellenherd erwärmt, fremde Muttermilch wurde erhitzt. Regelmäßige bakterielle Kontrollen der Muttermilch wurden nicht durchgeführt, allerdings fanden sich bei Stichproben auch niemals bösartige Keime. Die Mütter wussten um die Bedrohung der Kinder durch Infektionen und achteten daher selbst auf eine entsprechende Brust- und Milchhygiene. Auch wurde fremde Muttermilch nie ohne Zustimmung der Mutter verfüttert. Muttermilch wurde maximal 24 Stunden im Eisschrank aufbewahrt, nach dieser Zeit entsorgt.

Sobald es der Zustand des Kindes erlaubte (in der Regel sehr bald), legten die Mütter die Kinder auch an. Wobei es bei einem 600-Gramm-Kind wohl weniger auf die Menge ankommt, die das Kind an der Brust trinkt, als vielmehr auf das Erlebnis, auf die Begegnung von Mutter und Kind. »Stillen stillt alles«, heißt es, das Stillen bedeutet nicht nur Nahrungszufuhr, sondern auch Nähe, Innigkeit, Geborgenheit. Daher sollte das Stillen auch immer ein »stiller« Akt sein – selbst auf einer Intensivstation.

Und wer glaubt, kleine Frühgeborene könnten nicht an der Brust saugen, der irrt. Zwei Drittel der Mütter unserer Kinder unter 1500 Gramm hatten Milch, ein Drittel kam sogar zum normalen Stillen. Wir haben Kinder beobachtet, die auch mit 500 Gramm Körpergewicht in der Lage waren, an der Brust zu saugen. Wir mussten also nicht nur unsere Meinung von der »Atemunfähigkeit« kleinster Frühgeborener revidieren, sondern auch unsere Vorstellungen über ihre vermeintliche Trinkunfähigkeit ändern. Dass Frühgeborene schon im Mutterleib am Daumen saugen und schluckweise Fruchtwasser trinken, wissen wir mittlerweile durch den Ultraschall. Es wäre also ohnehin unlogisch, wenn die Kinder Saugen und Schlucken mit dem Moment der zu frühen Geburt verlernten. Unsere Erfahrungen mit kleinen Frühgeborenen haben uns jedenfalls gelehrt, dass wir die Kontinuität dieser Fähigkeiten möglichst erhalten und nicht willkürlich unterbrechen sollten. Es zeigte sich jedenfalls bei keinem unserer Kinder ein späteres Essproblem.

Erst kurz vor der Entlassung wurden jene Kinder, deren Mütter nicht selbst Milch hatten, auf ein volladaptiertes Milchpräparat umgestellt. Vorwiegend bestand die Ernährung in unserer Station also aus nicht denaturierter Muttermilch. Künstliche Zusätze zur Muttermilch, spezielle hypoallergene oder Frühgeborenenpulvermilch wurden nicht verwendet. Dass eine derartige Ernährungsweise die Milchfirmen nicht freut, liegt auf der Hand.

Vielleicht noch ein Wort zur Trinkmenge. Ich bin im Rahmen des Kapitels »Die Ernährung« auf S. 132 ff. bereits auf die in etwa angestrebte Flüssigkeitsmenge eingegangen. Die Art der Verabreichung orientierte sich am Zustand des Kindes: nur Infusion, Infusion plus orale Ernährung (d.h. Milch) oder nur orale Ernährung. Auch die Art und Menge der oral zugeführten Ernährung orientierte sich am Vermögen des Kindes. Trinkversuche wurden immer gemacht, die Fütterungssonde so bald wie möglich entfernt. Auch kleinste Kinder durften ad libitum trinken, das heißt, sie durften Zeitpunkt und Menge ihrer Ernährung selbst bestimmen. In früheren Jahren wäre so etwas bei Frühgeborenen undenkbar gewesen, da gab es genau vorgeschriebene Ernährungsregeln, bis die Kinder ein Gewicht von 2500 Gramm erreicht hatten. Ich dagegen glaube nach meinen Erfahrungen am Mautner Markhofschen Kinderspital daran, dass auch ein Kind mit 700 Gramm weiß, wie viel es braucht und wie viel ihm guttut. Vorausgesetzt, es ist im Besitz seiner normalen Vitalität. Das waren in unserer Station Gott sei Dank sehr viele Kinder, und ich habe es daher als meine vordringlichste neonatologische Aufgabe betrachtet, diese natürliche Vitalität nach Möglichkeit nicht zu (zer-)stören.

Die Ausscheidung

Wie bereits an früherer Stelle erwähnt (siehe Kapitel »Die Ernährung«, S. 132 ff.), hatten selbst kleinste Frühgeborene kein Problem mit der spontanen Harnausscheidung. Auch das Wort »Nierenunreife« muss daher im Licht unserer Erfahrungen neu überdacht werden. Was aber sehr wohl eine Besonderheit im Bereich der Frühgeborenen darstellt, ist die Stuhlausscheidung. Kleine frühgeborene Kinder besitzen nämlich etwas noch nicht, was wir alle täglich beim Stuhlgang benötigen: eine ausreichend entwickelte Bauchdeckenmuskulatur. Das heißt, sie können noch nicht pressen. Beobachten Sie einmal die Bauchdecke eines frühgeborenen Kindes: Nicht nur, dass der Bauch nach beiden Seiten ausladend wirkt wie bei einem kleinen Frosch, Sie können praktisch auch jede stärker geblähte Darmschlinge einzeln sehen. Manchmal sehen Sie auch im Bereich des Magens das Ende der Ernährungssonde. Mit dieser zarten Bauchdecke sind die sehr unreifen Kinder noch nicht in der Lage, beim Stuhlgang aktiv mitzudrücken. Ein aufgeblähter und schlecht entleerter Bauch hat aber wiederum eine negative Auswirkung auf die Atmung, da die Zwerchfelle hochgedrängt werden und die Lungen weniger Platz zur Ausdehnung haben. (Man möge nur einmal versuchen, nach einer ausgiebigen Mahlzeit mit vollem Magen zu laufen!) Eine gute Darmentleerung ist für die Kinder also auch im Hinblick auf ihre Atemtätigkeit wichtig.

Hier haben sich die Schwestern bemüht, fehlenden Bauchmuskeldruck durch mehrmalige tägliche Bauchmassagen zu ersetzen und den Stuhlgang auf diese Art zu unterstützen. Neben der mechanischen Komponente spielen hier offensichtlich auch wohlige Berührungsreize eine positive Rolle. Nicht nur, dass die entspannte Körperhaltung der Kinder und ihre sich räkelnden Bewegungen Wohlbehagen ausdrückten, in einer amerikanischen Studie wurde 1974 auch die Beobachtung beschrieben, dass neugeborene kleine Katzen, deren Mutter daran gehindert wurde, sie zu lecken, binnen kurzem an Darmverschluss starben. Anscheinend kommt es durch die streichelnde Berührung des Bauches und der Haut zur Stimulation wichtiger vegetativer Reflexe. Bereitete die Stuhlentleerung der Kinder trotz ausreichender Massage Schwierigkeiten, verwendeten die Schwestern fallweise auch Darmröhrchen oder verabreichten kleine Darmspülungen. Medikamente, wie ich das in früheren Jahren gewohnt war (wir hatten damals in meiner Ausbildungszeit sogar Prostigmin unter die Haut gespritzt), mussten auf unserer Station jedenfalls nicht mehr eingesetzt werden. Auch auf diesem Gebiet regelte sich plötzlich vieles von selbst.

Das Bad

So früh wie möglich wurden die Kinder gebadet. Nicht weil sie im Inkubator so schmutzig wurden, sondern weil das Baden zur normalen Säuglingspflege gehört. Und es lag ja immer in unserem Bestreben, den Eltern den Eindruck der Normalität zu vermitteln, sie sollten mit ihrem Kind, auch wenn es nur 600 Gramm wog, so normal wie möglich umgehen können. Dazu gehörte eben auch das Baden. Allerdings bewegen sich Badewannen für 600-Gramm-Kinder in einer anderen Größenordnung. Für die Allerkleinsten verwendeten wir Salatschüsseln aus Plastik, da passten sie gerade gut hinein. Wenn sie etwas größer waren, durften sie auch schon in eine »richtige« Babybadewanne. Die meisten Kinder mochten das Bad sehr, die wenigen, die dabei weinten und sich offensichtlich unwohl fühlten, wurden unter laufendem warmen Wasser im Waschbecken »geduscht«. Es ist sehr einfach, ein 700-Gramm-Kind zu duschen, man hält es einfach mit einer Hand unter den Wasserhahn.

Interessanterweise haben die Kleinen nie geweint, wenn ihnen das warme Wasser über den Kopf lief (wer Kleinkinder schon einmal die Haare gewaschen hat, weiß, wie diese sich üblicherweise gebärden, wenn ihnen das Wasser über den Kopf rinnt!), bei den kleinen Frühgeborenen gibt es hier vielleicht noch tiefe Erinnerungen an das Leben im Fruchtwasser, jedenfalls waren sie unter dem warmen Wasser immer völlig entspannt.

Die Eltern badeten ihre Kinder nach kurzer Anleitung durch die Schwestern selbst, und auch die Väter schienen das sehr zu genießen. Und obwohl die Kinder immer draußen im normaltemperierten Raum gebadet wurden, kühlten sie nicht aus, da sie aus dem warmen Wasser direkt in ein warmes Badetuch zum Abfrottieren kamen.

Die Stimulation

Weniger Intensivmedizin und weniger Sedierung (Ruhigstellung mit Medikamenten) bedeuteten für die kleinen Frühgeborenen auch weniger Beeinträchtigung ihrer Lebensäußerungen und ihrer sinnlichen Wahrnehmungsfähigkeit. Man mag geteilter Meinung darüber sein, was ein Frühgeborenes »sieht« – zum Sehen gehört ja nicht nur die Aufnahme des optischen Reizes in Auge und Sehnerv, sondern auch das »Erkennen« des Gesehenen im Gehirn, zum Erkennen aber bedarf es wiederum der Erfahrung, und wir wissen nicht, welche »Erfahrungen« Ungeborene haben –, aber dass Reize wahrgenommen werden und auch Reaktionen in den Kindern auslösen, weiß jeder, der einmal in die tiefen dunklen Augen eines Frühgeborenen geschaut hat. Auch auf akustische und taktile Reize reagieren die Kinder, und wahrscheinlich lösen auch Geruchsreize Wahrnehmungen in ihnen aus, das Riechsystem gehört ja zu unseren »Urorganen«.

Da die Kinder nun schon einmal so viel zu früh ein Leben außerhalb der Gebärmutter führen mussten, nahmen wir sie in unsere Lebensgemeinschaft auf und boten ihnen auch entsprechende Stimulationen an. Dazu gehört in erster Linie der Kontakt. Der Mensch ist kein Einzelwesen, er wünscht sich die Gemeinschaft, die Nähe, die Berührung. Die Kinder wurden bei uns nicht mehr wie früher üblich in »Isolationshaft« im Inkubator gehalten, sie verbrachten einen guten Teil des Tages draußen bei ihren Eltern oder bei uns Ärzten und Schwestern. Sie wurden einfach im Arm mitgenommen zum Flaschenwärmen, zum Windelholen, auch zu unserem Frühstück im Schwesternzimmer (700-Gramm-Kinder passen hervorragend ins Brotkörbchen!). Diejenigen Kinder, die noch Sauerstoff brauchten oder gar künstlich beatmet wurden, mussten in der Nähe des Inkubators bleiben, aber auch sie durften auf dem Körper eines vertrauten Menschen liegen und menschliche Wärme und Nähe spüren. Wer je ein Kind länger bei sich auf der Brust liegen gehabt hat, der weiß, wie kommunikationsfähig diese kleinen Kinder sind, wie aufmerksam sie einem zuhören und einen anschauen, auch wenn sie nur 700 Gramm wiegen. In solchen Situationen sieht man sehr schön ihre Querfalten auf der Stirn, Zeichen ihres nach außen gewandten Interesses. Was ist uns da früher an Kommunikationsmöglichkeiten verloren gegangen, wenn die Kinder so gefesselt und niedergespritzt, fast wie »lebende Leichname«, in ihren Inkubatoren lagen!

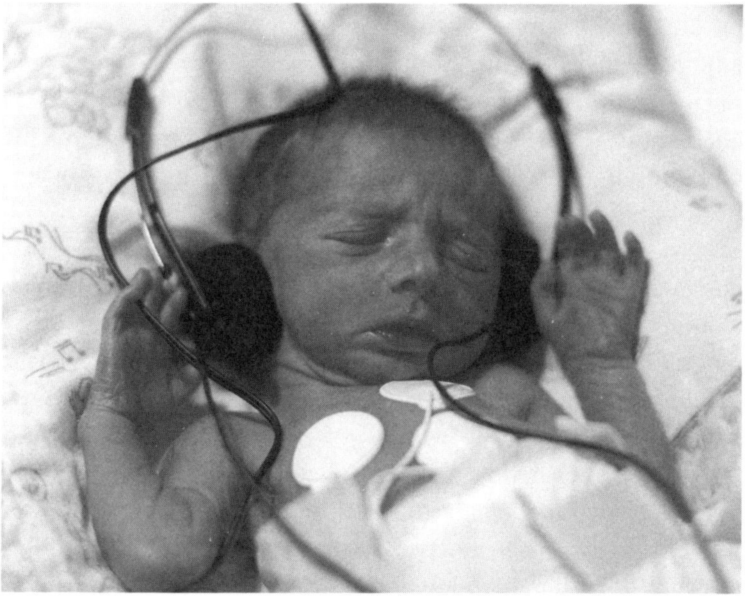

Auch die Reaktion auf akustische Reize war interessant zu beobachten. Wir hatten an den Inkubatoren kleine Tonbandgeräte (»Walkman«) installiert und spielten den Kindern über kleine Lautsprecher Kassetten vor. Wir besaßen eine Kassette von Ruth Rice (jener Amerikanerin, die die sogenannte *RISS-Methode* – Rice Infant Stimulating System – entwickelt hat), auf der intrauterine Geräusche wie z.B. der mütterliche Herzschlag oder das »Summen« des Fruchtwassers, daneben auch bestimmte Musikstücke zu hören waren. Auch wir selbst bespielten Kassetten oder baten die Eltern, welche zu bringen, um ihnen das Gefühl zu geben, dass sie etwas für ihr Kind tun konnten. Überdies heißt es ja, dass neugeborene Kinder besonders gern jene Musik hören, die die Mutter während der Schwangerschaft gehört hat; vielleicht gibt es hier so etwas wie einen Wiedererkennungseffekt.

Die affektive Wirkung von Musik kennt jeder, der mit seinem Auto schon einmal im Stau kurz vor der innerlichen Explosion stand, dann das Autoradio aufgedreht hat und durch eine Melodie zum Mitsummen plötzlich nur noch halb so gereizt war. Musik hat eine entspannende, beruhigende oder auch stimulierende Wirkung; wir versuchten das bei den Kindern durch Auswahl der entsprechenden Musik zu nutzen. Unruhige kleine Mäuse, die im Inkubator »herumwetzten«, bekamen Mozart oder einen Langsamen Walzer zur Beruhigung vorgespielt; Faule, die laufend Atempausen einlegten, wurden mit einem flotten Rock'n'Roll angetrieben. Manchmal gab es plötzlich einen Alarm am Herzmonitor! Was war geschehen? Die herbeieilende Schwester fand, dass die Kassette zu Ende war. Sie wurde gewendet, neu gestartet, und schon war alles beim Kind wieder stabil. (Ein besonders cleverer kleiner Bursche alarmierte immer schon, kurz bevor die Kassette zu Ende war, er kannte sein Programm offenbar schon auswendig.) Aber auch bei diesem ganzen Angebot an Reizen gilt: Rücksichtnahme auf die individuellen Bedürfnisse der Kinder. Was der eine mag, muss dem anderen nicht angenehm sein. Eine gut beobachtende Schwester wird »ihre« Kinder kennen und wissen, was jedem einzelnen guttut.

Die Ruhe

Stimulationen fördern die Entwicklung der Kinder, aber ebenso wichtig ist die Ruhe. Wir dürfen den Kindern, auch wenn sie auf einer Intensivstation liegen, die Rückzugsmöglichkeiten nicht nehmen. Die Kinder müssen – wie jeder Mensch – ausreichende Ruhe- und Schlafphasen haben. Natürlich gestaltet sich auch dies zeitlich individuell, aber generell herrschte auf unserer Station Tag-Nacht-Betrieb. In der Nacht war es in den Räumen dunkel, die Pflegehandlungen wurden so weit wie möglich reduziert, und beim jeweiligen Inkubator wurde nur eine kleine Lampe eingeschaltet. Die

Monitore liefen lautlos vor sich hin, durch die geringe Zahl der Beatmungspatienten war auch kaum Maschinenlärm zu hören. Während die Kinder schliefen, wurden die Inkubatoren mit Flanelltüchern abgedeckt, um sie optisch und akustisch zu dämpfen. (Anthroposophisch orientierte Eltern brachten uns rosa Tücher, weil sie eine bestimmte Lichtqualität für die Kinder wollten.) Oft schliefen die Kinder auch an der Brust der Mutter, und dann schlief die Mutter gleich mit – eine Entspannung, die sich nach beiden Seiten hin ausbreitete und beiden guttat. Wir konnten das auch an gestressten Vätern beobachten, die abends nach dem Büro noch rasch ihr Kind besuchen kamen, es sich unter ihr Hemd legten und binnen zehn Minuten tief und fest eingeschlafen waren. Wer je ein kleines Frühgeborenes bei sich auf der Brust liegen gehabt hat, so warm und weich, der weiß, wie herrlich sich das anfühlt und wie leicht man dabei einschläft.

Überdies glaube ich, dass auch die friedliche Stimmung auf der Station zur Ruhe der Kinder beigetragen hat.

Der Eltern-Kind-Kontakt

Die Eltern waren bei uns auf der Station willkommen. Keine Hemmschwellen schreckten die Eltern ab, sie kamen einfach herein, nahmen einen Übermantel (mehr aus verhaltenspädagogischen denn aus hygienischen Gründen – eine amerikanische Studie hat gezeigt, dass sich Besucher in weißen Übermänteln sauberer und artiger verhalten als solche ohne; sie lümmeln sich nicht überall hin, lehnen sich nicht überall an, achten mehr auf Handhygiene etc.), stellten uns wie eine Trophäe die zu Hause gepumpte und gesammelte Muttermilch auf den Schreibtisch und gingen zu ihrem Kind. Wie bereits erwähnt, bemühten wir uns immer, den Eltern einen möglichst normalen und vor allem angstfreien Umgang mit ihrem

Kind zu vermitteln. Keine Pflegehandlung wurde vor den Eltern zur Kulthandlung hochstilisiert. Die Eltern konnten nach Anleitung durch die Schwestern ihre Kinder im Inkubator waschen oder draußen baden, sie fütterten sie – auch über die Sonde –, sie legten sie an, sie schliefen zusammen mit ihnen. Sie wussten, wie man die Inkubatortürchen öffnete, den Alarm am Monitor unterbrach, die Elektrokabel ab- und wieder ansteckte. Wir machten sie so selbstständig wie möglich, gaben ihnen aber immer Rückendeckung. Die Eltern lernten auch entsprechend zu reagieren, wenn die Kinder Apnoen (Atemaussetzer) hatten, sie wussten, dass man sie dann stimulieren musste, der Atembeutel blieb allerdings den Schwestern vorbehalten. Die Eltern hatten Liegestühle oder Liegebetten neben den Inkubatoren, wo sie ihre Kinder zu sich herausnehmen und mit ihnen ruhen konnten. Manchmal gaben wir den Müttern kleine Spiegel in die Hand, damit sie sich das Gesichtchen ihres Kindes anschauen konnten, während es bei ihnen auf der Brust lag, allerdings hielten wir die Mütter tunlichst davon ab, dass sie mit dem Spiegel die Herzfrequenz des Kindes auf dem Monitor mitverfolgten, sie sollten kind- und nicht monitorfixiert werden. Durch die in unserer Station eng stehenden Inkubatoren und die noch größere Enge zwischen den Liegestühlen entwickelte sich rasch ein naher zwischenmenschlicher Kontakt unter den Müttern. Gemeinsames Schicksal verbindet, und man versteht einander, selbst wenn die eine türkisch, die andere nur arabisch spricht.

In den letzten Jahren ist dieses hautnahe Zusammensein von Frühgeborenen und ihren Eltern sehr in die Diskussion gekommen und wird als Känguru-Methode bezeichnet. Oft wurde auch unsere Arbeit damit identifiziert. Zeigt das nicht, wie weit wir uns vom Natürlichen entfernt haben? Würde es irgendjemandem in den Sinn kommen, eine Mutter, die ihren Säugling in den Arm nimmt, mit Vergleichen aus dem Tierreich zu belegen? Ist der Mensch nicht Tragling, und haben nicht Mütter durch Jahrtausende ihre Neugeborenen und Säuglinge in den Arm genommen und mit sich getragen? Mussten wir das wirklich erst neu erfinden? Bedarf es der wissenschaftlichen Beweise, und dürfen Mütter erst nach zahlreichen Studien, in denen diverse physische Reaktionen gemessen werden, ihr frühgeborenes Kind in den Arm nehmen? Irgendwie erinnert mich das an Erich Kästner, der in den 1930er-Jahren dichtete:

In ihren Händen wird aus allem Ware,
in ihrer Seele brennt elektrisch Licht,
sie messen selbst das Unberechenbare,
was man nicht zählen kann, das gibt es nicht.

Manchmal glaubt man wirklich, es ist uns jeder Instinkt abhanden gekommen. Das Natürlichste von der Welt: Eine Mutter nimmt ihr Kind in den Arm. Mehr war es bei uns nicht. Das war keine »Methode«, sondern ein sich natürlich ergebender Teil der Eltern-Kind-Beziehung. Warum sollte man ein Kind, das man badete, wickelte, fütterte, nicht auch in den Arm nehmen? Bloß weil es nur 600 Gramm wog oder weil es verkabelt war? An zahlreichen Stationen wird jetzt dieser Hautkontakt mit dem eigenen Kind den Eltern angeboten. Allerdings habe ich den Eindruck, dass viele Ängste mitschwingen – auf beiden Seiten, bei den Eltern und beim medizinischen Personal. Wie sonst ist es zu erklären, dass bei den Neonatologen solche Bedenken bestehen, Kinder, die nicht stabil sind, den Eltern auf die Brust zu legen? Gerade ein Kind, dem es schlecht geht und das um seine Stabilität ringt, braucht Unterstützung durch Geborgenheit, durch das Gefühl, gehalten zu werden und nicht allein und ausgeliefert zu sein. Je schlechter es dem Kind geht, desto dringender braucht es das Wohlfühlen, um sich erholen zu können.

Ich erinnere mich an eine Szene in den Anfangsjahren unserer Arbeit: Wir bekamen damals den kleinen Christoph, in der 25. Woche geboren und an seinem »leichtesten« Tag 480 Gramm schwer. Er atmete spontan, erkrankte aber etwa zwei Wochen nach der Geburt an einer Infektion. Eines Morgens war seine Haut fahl, fast grünlich-gelb, er hatte einen Atemaussetzer nach dem anderen, und die Schwestern waren ständig darum bemüht, ihn mit Stimulation, Sauerstoff-Duschen und kurzen Beutelbeatmungen vor dem endgültigen Absturz zu bewahren. Ich machte Visite, er sah gar nicht gut aus. Als wir gerade alle besorgt um seinen Inkubator standen, kam seine Mutter zu Besuch. »Frau Böhm«, sagte vorsichtig die Stationsschwester zu ihr, »dem Christoph geht's heute leider nicht gut. Es ist besser, wenn Sie ihn nicht herausnehmen; streicheln Sie ihn halt im Inkubator.«

Die Mutter war erschreckt, täglich hatte sie ihn bei sich auf der Brust gehabt, plötzlich lag er so winzig und einsam und wie sterbend in seinem Kasten, und sie durfte ihn nicht an sich drücken! Wir machten weiter Visite, und ich warf ab und zu einen Blick zu ihr hin. Und mit einem Mal konnte ich den Anblick nicht mehr ertragen: Wie gebrochen stand sie am Inkubator, ihre Hände streichelten mutlos über den kleinen Körper, ihre Tränen tropften auf den Deckel des Kastens. Eine Situation, so negativ und traurig und verzweifelt, das konnte dem Kind nicht guttun! Und der Mutter auch nicht. »Frau Böhm«, sagte ich und brachte den Liegestuhl, »legen Sie sich hin und nehmen Sie Christoph doch lieber heraus. Er fühlt sich wohler, wenn er bei Ihnen liegt. Wenn Sie da so traurig neben ihm stehen, verliert er doch auch jeden Mut.« Minuten später lag sie im Liegestuhl, Christoph lag bei ihr auf der Brust, den Sauerstoffschlauch vor dem Gesicht und zugedeckt mit Tüchern und Fell. Die Mutter hatte die Hände darunter und hielt und streichelte ihn. Langsam wurden seine Herzalarme seltener, die Sauerstoffsättigung stabilisierte sich, die

Atmung blieb von selbst aufrecht. Und der Gesichtsausdruck der Mutter hatte sich ganz verwandelt. Ruhig und froh lag sie mit Christoph da. Die beiden hatten sich aneinander aufgerichtet. Es gibt Dinge zwischen Menschen, die man nicht in Milligrammprozent messen kann.

Ich denke, es ist unsere Aufgabe, den Eltern die Angst zu nehmen. Angst ist ein so hemmendes Gefühl, und die Angst der Mutter überträgt sich sicherlich auf das Kind. Anlässlich eines Besuches auf einer anderen Intensivneonatologie wurde mir das deutlich bewusst. Es war vor einigen Jahren, ich war damals in einem süddeutschen Krankenhaus zu einem Vortrag über unsere Arbeit eingeladen, und man führte mich vor Beginn auf die Intensivstation, um stolz zu zeigen, dass man auch schon »kängurute«. Ich werde den Anblick, der sich mir dort bot, nie vergessen: Eine Mutter saß unendlich angespannt auf der Kante eines weißlackierten Schaukelstuhls, ängstlich und steif hielt sie ihren kleinen Sohn an sich, aufrecht, als hätte sie einen Stock verschluckt. Wahrscheinlich hatte sie Angst, der Stuhl würde zu schaukeln beginnen, wenn sie nicht ganz ruhig saß, und damit würde der Beatmungsschlauch des Kindes vielleicht verrutschen. Das kleine Frühgeborene wirkte ebenso angespannt wie die Mutter. Aufrecht, fast nach hinten durchgebogen »stand« er an ihrer Brust. Beide hatten Angst, von Kuscheln keine Spur. Und die Anspannung war im Raum fast körperlich zu spüren. Dieses »Känguruen« war wohl eher eine Belastung für alle statt einer wohligen Entspannung. Angst birgt viel negative Energie in sich.

Dabei kann alles auch so positiv und unkompliziert sein, und das seelische Wohlsein wirkt sich ebenso auf die körperliche Situation des Kindes aus. Wir konnten das immer wieder beobachten. Zum Beispiel an einem 640-Gramm-Kind, dem kurz nach der Geburt ein Teil des Darmes operativ entfernt werden musste. Zwei Stunden nach Beendigung der Operation legten wir das Kind der Mutter auf die Brust. Es atmete bereits wieder spontan. Hätten wir dem Kinderchirurgen erzählt, dass wir ein Kind in dieser Gewichtsklasse zwei Stunden nach der Operation zur Mutter herauslegten, noch dazu auf den Bauch (!), es hätte ihn wohl der Schlag getroffen. Tatsache war, dass das Kind die ersten zehn Stunden nach der Operation friedlich hingekuschelt und warm zugedeckt bei seiner Mutter verbrachte und keinerlei schmerzstillende Medikamente benötigte. Im Inkubator wäre der Kleine wohl nicht so ruhig gewesen. Gerade in schwierigen Situationen braucht man die Nähe eines vertrauten Menschen. Wer würde sich hier besser eignen als die eigene Mutter?

Auch mit den Vätern haben wir sehr gute Erfahrungen gemacht. Üblicherweise spielen Männer ja die zweite Geige beim Thema Schwangerschaft-Geburt-Kinderaufzucht. Da mögen noch so viele Väter im Kreißsaal bei der Geburt dabei sein, die Fortpflanzung ist in erster Linie eine weibliche Angelegenheit. In diesen ersten Tagen nach der Geburt, wenn die Frühgeborenen bei uns auf der Station lagen, die Mütter aber noch auf der Geburtshilfestation waren, spielten die Väter die Hauptrolle beim Besuchen der Kinder. Und wenn sie dann das erste Mal die Mutter mitbrachten, dann schlugen sie stolz wie die Pfauen ein Rad, weil sie schon wussten, wie man den Inkubator öffnete, das Kind herausnahm, den Sauerstoffschlauch hielt. Sie hatten endlich einen Vorsprung, und es war rührend zu beobachten, wie sie ihn genossen.

Einmal holte ein Vater seine Frau aus der Geburtshilfe ab und brachte ihr zur Entlassung ein hochgeschlossenes Rollkragenkleid mit Rückenzippverschluss mit. Als sie zu uns auf die Station kamen, öffnete er sofort weit sein Hemd, um sich das Kind auf die nackte Brust legen zu lassen, die Mutter aber stand im hochgeschlossenen Kleid da und konnte sich nicht freimachen. Ich weiß nicht, ob der Vater das mit Absicht getan hat, aber wir haben sehr gelacht, als wir die Eltern beobachteten, er kostete seine wichtige Rolle offenbar aus.

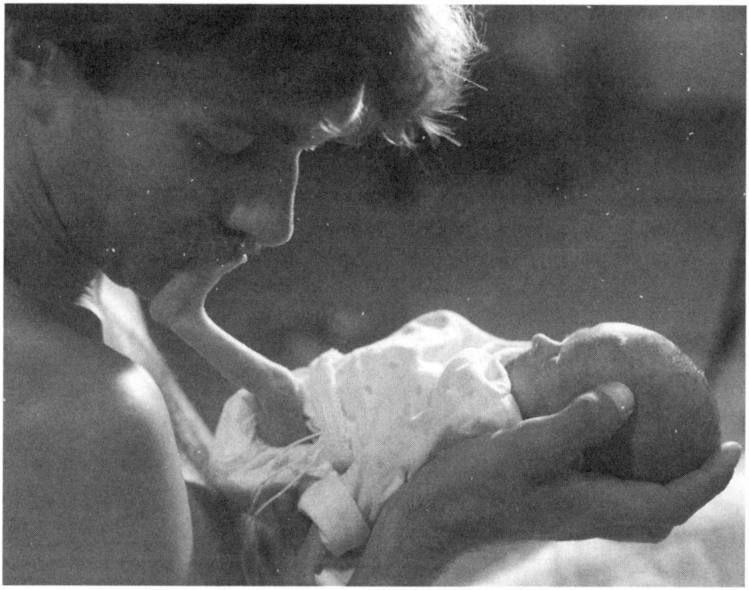

Ich finde es sehr gut, wenn Väter von Anfang an enge Beziehungen zu ihrem frühgeborenen Kind knüpfen und sich wichtig und angenommen fühlen. Eine Frühgeburt ist für die Eltern ohnehin eine sehr belastende Situation, die der Beziehung viel abverlangt. Je besser die Väter eingebunden sind, desto eher wird das Kind nachher eine intakte Familie vorfinden, die es dringend braucht. Jedenfalls sollten wir die Beziehung der Eltern zu ihrem Kind nicht zu sehr »verkopfen« und wissenschaftlich analysieren. Damit meine ich solche Studien wie jene britische, für die 100 zu früh geborene Babys, die in ihren ersten Lebenswochen täglich 20 Minuten lang bewusst gestreichelt worden waren, zwölf Jahre lang beobachtet wurden: Ab ihrem Schuleintritt schnitten sie bei Intelligenztests (!) besser als Gleichaltrige ab. Mit solchen Analysen und Diskussionen nehmen wir Eltern nur die Spontaneität und Sicherheit im Umgang mit ihrem Kind. Auch hier gilt: geschehen lassen und sich selbst zurücknehmen können. Oder würde jemand auf die Idee kommen, einer Mutter zu Hause vorzuschreiben, wie lange sie täglich ihren Säugling im Arm halten darf? Natürlich sind Eltern anfangs unsicher, und Unsicherheit verlangt nach »Kochrezepten«. Wir sollten den Eltern aber keine Kochrezepte geben, sondern sie stattdessen sicher machen.

Ähnliches möchte ich auch für die Pflege der Kinder sagen: Es gibt nicht *die* ideale Pflege. Jedes Kind hat in seiner Individualität andere Bedürfnisse. Diese Bedürfnisse zu erkennen und die Pflege und auch die medizinischen Maßnahmen danach zu orientieren ist Aufgabe sorgfältiger und erfahrener Schwestern und Ärzte. »Kochrezepte« und strenge Zeitpläne, wie das früher an neonatologischen Stationen üblich war (»das Kind wird stündlich, zweistündlich, dreistündlich abgesaugt«), haben in einer an die Bedürfnisse des Patienten angepassten Pflege nichts verloren. Gute Schwestern werden auch keine »Kochrezepte« brauchen. Und sie werden sich der Tatsache bewusst sein, dass sie einen entscheidenden Anteil an der intensivmedizinischen Arbeit leisten.

Als sich nach Veröffentlichung unserer Erfahrungen rasch die Bezeichnung »sanfte Pflege« dafür einbürgerte, wollten die Kollegen damit wohl zum Ausdruck bringen, dass es sich bei den von uns beschriebenen Dingen um ein neues Konzept für Schwestern handelte. Eben um solche Nebensächlichkeiten wie Kinderschaukeln und Nestchen bauen, aber nicht um ernsthafte Fragen wie Beatmungsdruck und Infektionsbekämpfung. Aus der vielleicht unbewussten Absicht, diese Art Arbeit in eine »unwissenschaftliche« Ecke zu drängen, haben die Ärzte der Pflege damit aber genau jenen zentralen Stellenwert zugeordnet, der ihr gebührt.

3
Das Frühgeborene als empfindendes Wesen und Persönlichkeit

Ab welchem Zeitpunkt ist ein Mensch eine Persönlichkeit? Ab dem ersten Moment seines Lebens? Hat die Eizelle, eine Samenzelle, ein Zellhaufen, ein Embryo Persönlichkeit? Was macht Persönlichkeit aus? Die Fähigkeit zur Wahrnehmung? Das Ich-Bewusstsein? Fragen, auf die ich keine Antwort weiß. Wissenschaftler haben festgestellt, dass Ungeborene bereits Fähigkeiten zur Wahrnehmung von Berührung und Tönen besitzen.

Aber was lösen diese Reize in den Ungeborenen aus? Was geht in ihnen vor? Denken sie darüber nach? Fragen, die mich auch immer im Hinblick auf die frühgeborenen Kinder beschäftigt haben.

Noch bis vor einigen Jahren bestand eine, fast könnte man sagen, indifferente Einstellung, was Frühgeborene als empfindende Wesen betraf. Allein die Tatsache, dass man diese Kinder als »Frühgeburten« bezeichnete (und fallweise leider immer noch tut), zeigt deutlich, dass man sie nicht als Menschen, sondern als Dinge einordnete. »Die Geburt« ist ein Vorgang, das Kind ist ein »Geborenes«, also »Frühgeborenes«. Durch konsequentes Hinweisen auf diese fälschliche Formulierung »Das Kind ist eine Frühgeburt« ist es mir allerdings in den letzten Jahren gelungen, diese sprachliche Verdinglichung der Kinder wenigstens in Neonatologenkreisen (und auch in den Medien) weitgehend auszumerzen.

Die Sprache ist ja oft ein sehr entlarvendes Instrument, man muss nur genau auf den Sprachgebrauch von Menschen achten, dann erfährt man viel über ihre innere Einstellung. So erinnere ich mich noch heute an einen geburtshilflichen Ordinarius, der vom Fötus als dem »Fremdkörper in der Frau« sprach, und in einer Publikation der Universitätsklinik Wien aus dem Jahr 1927 steht zu lesen: »Dadurch ist es möglich, auch das große *Neugeborenen-Material* der Wiener klinischen Gebäranstalten für den Unterricht in der Kinderheilkunde zu *benützen.*« Auch wenn man in diesem Satz Neugeborene zu benutztem Material degradiert, so spricht man doch von Neugeborenen und nicht Neugeburten, warum also Frühgeburten? Damit wird wieder dieses Defektbild deutlich, das man von frühgeborenen Kindern immer hatte: Das sind eben noch keine fertigen Menschen. Die stehen als Früh*geburt* der Tot*geburt* näher als den Neu*geborenen*. Die kann man bei Bedarf in eine Tasse oder einen Kübel tun, und auch das Personenstandsgesetz hat sie lange nicht für voll genommen. Eigene Begräbnisse für »Frühgeburten« gab es kaum, sie wurden einfach in den Sarg eines Erwachsenen »beigelegt«.

Vor einigen Jahren sprach mich eine Mutter an, die vor nun über 30 Jahren Zwillinge zu früh geboren hatte. Ein Kind hatte überlebt, eines war gestorben. Und sie war noch immer auf der Suche nach dem Verbleib des verstorbenen Kindes. Sie hatte in der Geburtsklinik, der Kinderklinik, in der Pathologie, in der Anatomie, in der Gerichtsmedizin, auf den Ämtern nachgefragt, niemand konnte ihr Auskunft geben. Das Protokoll vermerkte nur lakonisch: »Als Studienleiche abtransportiert.« Die Mutter aber suchte nicht die Studienleiche, sondern ihr totes Kind.

Durch die Möglichkeiten der modernen Medizin, durch die damit verbesserten Überlebenschancen für frühgeborene Kinder, aber auch durch unsere Erfahrungen der letzten Jahre, was die Fähigkeiten dieser Kinder betrifft, hat sich doch vieles in der Einstellung zu frühgeborenen Kindern positiv verändert. Man nimmt sie heute als Mitmenschen wahr und ist mehr und mehr bereit, auf ihre Bedürfnisse einzugehen. Sogar auf das Seelenleben Ungeborener wird im Rahmen der Pränatalpsychologie bereits Rücksicht genommen. (Allerdings sollten wir auch auf das Seelenleben werdender Mütter Rücksicht nehmen und sie nicht in dem Sinn unter Druck setzen, dass wir ihnen ihre eigenen seelischen Schwankungen als dauernde Erschütterung des ungeborenen Kindes hinstellen. Auch eine Schwangere muss einmal nervös oder aggressiv sein dürfen, ohne gleich um die psychische Ausgeglichenheit ihres werdenden Kindes fürchten zu müssen!)

Dass aber trotz aller verbesserten Einstellung zu Frühgeborenen noch genügend Nachholbedarf im Umgang mit ihnen besteht, zeigt ein Artikel in einer Wiener Ärztezeitung vom Juni 1997 zum Thema »Schmerztherapie bei Kindern«, in dem sich der Satz findet: »(...) bis vor kurzem wurde Ungeborenen und Neugeborenen die Fähigkeit zur Schmerzempfindung generell abgesprochen.« Das erklärt, warum man nichts dabei findet, Frühgeborene bei vollem Bewusstsein und ohne jede Schmerzvorbeugung zu intubieren, und warum bis vor einigen Jahren Frühgeborene an manchen Kliniken ohne Narkose operiert wurden. Nun hat die Wissenschaft ihre Fehlmeinung offenbar revidiert, hätte man allerdings Mütter zu diesem Thema befragt, hätten die schon viel früher eine klare Antwort gegeben.

Es ist aber nicht nur unsere Aufgabe, auf die Vermeidung körperlicher Schmerzen bei den Frühgeborenen zu achten, sondern auch auf die Vermeidung seelischer Schmerzen, vor allem auf die Vermeidung von Angst. Angst führt nicht nur zur Dysregulation und Desorganisation aller Lebensprozesse (auch der körperlichen wie z.B. der Atmung und des Kreislaufs), Angst zerstört auch Vertrauen! Und der Erhalt des Urvertrauens und damit der Liebesfähigkeit ist wohl eine grundlegende Voraussetzung für die spätere Lebensqualität dieser Kinder. Unsere Aufmerksamkeit muss daher nicht nur auf die Sauerstoffsättigung gerichtet sein, sondern auch darauf, durch einen liebevollen, sorgfältigen, Geborgenheit vermittelnden und die Würde des Kindes wahrnehmenden Umgang die Unversehrtheit seiner Seele zu bewahren.

4
Vom Umgang mit Eltern

In der Neonatologie ist nicht nur das Kind Patient, in gewisser Weise sind es auch seine Eltern. Nicht nur die verzweifelte Angst um das Leben des Kindes, auch die für den Außenstehenden fremde, fast bedrohliche Atmosphäre einer Intensivstation macht Eltern hilflos und erfüllt sie mit Unbehagen und Misstrauen.

Darüber hinaus neigen Institutionen wie Krankenhäuser dazu, mit dem Kind umzugehen, als wäre es ihr Eigentum. Ernest Freud, der älteste Enkel Sigmund Freuds, hat das vor mehr als 30 Jahren in seiner Arbeit *The Whose Baby Syndrom* (wem gehört das Kind?) sehr deutlich beschrieben. Aus diesem Umgehen mit dem Kind, als wäre es Eigentum der Intensivstation, resultiert auch das Umgehen mit den Eltern, als wären sie Bittsteller. Gerade Intensivstationen neigen dazu, die Macht ihres Territoriums zu verteidigen und die Angehörigen ihrer Patienten auszugrenzen. Als Intensivmediziner und Neonatologen dürfen wir aber nie vergessen, dass uns die Kinder zwar medizinisch anvertraut sind, dass ihr Leben vielleicht des Öfteren in unserer Hand liegt, dass sie aber trotz allem Kinder *ihrer* Eltern bleiben.

Eltern werden ihr Kind in mancher Weise besser begreifen als wir, sie werden ihnen gefühlsmäßig näherstehen, und wir werden als Ärzte und Schwestern gut beraten sein, wenn wir uns diese emotionale Nähe und Kraft zwischen Eltern und Kind im Sinne einer positiven Bereicherung unserer medizinischen Maßnahmen zunutze machen, statt sie als »laienhaft« und »unprofessionell« besserwisserisch zur Seite zu schieben.

Solche Überheblichkeit ist unangebracht, wie hochmütiges und überhebliches Benehmen ja immer bloß ein Zeichen eigener Unsicherheit ist und von den Eltern höchstens anfänglich als »Kompetenz« empfunden wird. Natürlich sind Eltern fast immer medizinische Laien. Sie werden nicht beurteilen können, wie hoch der Druck am Beatmungsgerät eingestellt oder wie oft ein Medikament verabreicht werden muss. Aber sie werden instinktiv spüren, ob es dem Kind besser oder schlechter geht, und sie werden vor allem spüren, wie wir uns ihrem Kind nähern: liebevoll, einfühlsam, rücksichtnehmend oder herrisch, überheblich, distanziert.

Niemand darf darauf hoffen, Eltern etwas vormachen zu können, weder mit vielen Fachausdrücken noch mit wichtigtuerischem Gehabe. Im Gegenteil, je bescheidener jemand auftritt, je eher er bereit ist, ungeklärte Probleme zuzugeben, desto glaubwürdiger und sattelfester wird er wirken. Sicherheit in der Begegnung mit den Eltern wird es aber nur dort geben, wo exzellentes Wissen und große Erfahrung den Arzt selbstsicher machen. Aus dieser Sicherheit heraus wird er auch in der Lage sein, Eltern so aufzuklären, dass sie die ärztlichen Überlegungen nachvollziehen, das heißt »verstehen« können. Man kann alles so formulieren, dass es auch ein Nichtfachmann versteht.

Und wo Verständnis, da Vertrauen. Auf diese Weise wird alles ein freundschaftliches Miteinander. Dann müssen Eltern auch nicht mehr hinausgeschickt werden, wenn ihre Kinder schmerzhaften Prozeduren unterzogen werden müssen (es sei denn, sie wünschen das, aber in den meisten Fällen stehen sie bloß auf dem Gang und machen sich schreckliche Sorgen, was da drin an ihrem Kind geschieht, wären viel lieber dabei und würden ihm liebevoll die Hand halten, und stellen sich meistens alles viel schlimmer vor, als es tatsächlich ist!), dann müssten wir auch keine Absicherungsverträge in Form von Einwilligungen von den Eltern unterschreiben lassen, weil wir uns nicht gegen die Eltern absichern müssten (wer muss sich gegen einen Freund absichern?), wir müssten auch keine Angst mehr vor Prozessen haben (denn wer zeigt einen Menschen an, von dem er überzeugt ist, dass er das Beste für sein Kind tut?). Dann würde es auch keiner Psychologen an den Stationen bedürfen! Denn was ist ein Psychologe? Letzten Endes doch ein Mittler zwischen Fronten. Wo aber kann es Fronten geben, wenn alle auf einer Seite stehen?

Wenn Eltern, Schwestern und Ärzte in ihrer Sorge um das Kind freundschaftlich vereint sind, dann kann es keine Fronten geben und dann wird das selbstverständliche, liebevolle Miteinander-Umgehen auch alle menschlichen Bedürfnisse befriedigen und die Probleme gemeinsam lösen lassen. Diese Professionalisierung unseres Innenlebens erscheint mir als unangenehmer Trend, und ich bin daher sehr froh, dass Ernest Freud (selbst Psychoanalytiker und profunder Kenner zahlreicher Neugeborenen-Intensivstationen auf der ganzen Welt) nach einem mehrtägigen Aufenthalt an unserer Neonatologie gemeint hat: »Wenn es auf einer Station zugeht wie hier, dann braucht man keinen Psychologen.«

Anlässlich des Deutsch-Österreichischen Neonatologie-Kongresses in Mannheim 1994 war eine ganze wissenschaftliche Sitzung dem Thema »Psyche des Frühgeborenen« gewidmet. Endlich, so dachte ich, hat man verstanden, dass die Neonatologie auch eine emotionale Seite hat. Wie enttäuscht war ich, als es in dieser Sitzung aber letztlich wieder nur um Studien ging, Studien, wie man Mütter frühgeborener Kinder mittels psychologischer Betreuung aus ihrer Psychopathologie helfen könnte (warum geht man eigentlich davon aus, dass Mütter von frühgeborenen Kindern automatisch psychisch gestört sein müssen?), Studien, in denen man mit Eltern ein Sensitivity-Training durchführte, um ihnen mehr Verständnis für die Signale ihrer Kinder beizubringen (müssen Eltern wirklich von Psychologen angeleitet werden, um ihr Kind besser zu verstehen?), also letzten Endes wiederum Stigmatisierung und Verkomplizierung statt Selbstverständlichkeit und Natürlichkeit.

Eine Uniklinik stellte sogar ein psychologisches Modell vor, in dem die Mütter fünf gleichzeitig ablaufenden psychologischen Studien unterzogen wurden, was eine liebe alte Krankenhausseelsorgerin in der Diskussion zu der Frage veranlasste: »Gibt es eigentlich eine Studie, die sich mit den Auswirkungen von Studien auf Menschen beschäftigt?« Sie hat damit den Nagel auf den Kopf getroffen. Wir brauchen nicht so sehr psychologische Kopfarbeit als zwischenmenschliche Nähe. Dann werden wir einander unsere Sorgen und Nöte, unsere gemeinsamen Ängste in kritischen Situationen mitteilen, wir werden uns gemeinsam freuen und gemeinsam weinen, wenn es nicht so gut geht.

Wir brauchen nur selbstverständlich, natürlich und liebevoll miteinander umzugehen, und das ist primär eine Bringschuld von uns Ärzten und Schwestern – wir sind die Stärkeren –, keine Holschuld der ohnehin hilflosen Eltern. Es wird in letzter Zeit öfter der Ruf laut, Eltern »müssten sich halt mehr auf die Hinterbeine stellen«, sie müssten ihre Rechte als Eltern einfordern. Wie können sie das denn aus ihrer Situation heraus? Vor einiger Zeit erzählte mir eine Mutter folgende Geschichte: Ihr kleiner Sohn – 1300 Gramm Geburtsgewicht, also eigentlich gar nicht so klein – wäre seit drei Wochen in einer neonatologischen Intensivstation. Jeden Tag hätte sie ihn besucht und dabei jedes Mal gebeten, ob sie ihn nicht aus dem Inkubator heraus zu sich auf die Haut legen könne. Dann sei das Wunder geschehen, man hätte ihn ihr auf die Brust gelegt und sie hätte den ganzen Nachmittag mit ihm gelegen – glückselig, ihn endlich zu spüren. Abends wäre sie ganz erfüllt heimgegangen, hätte »so gut wie schon lange nicht« geschlafen und wäre am nächsten Tag »schon ganz früh« voll Freude wieder auf die Station geeilt. Dort empfing sie die Schwester am Inkubator ihres Kindes mit den Worten: »Die ganze Nacht hat er gebraucht, um sich davon zu erholen, dass er gestern bei Ihnen draußen war!« Können Sie sich vorstellen, was in dieser Mutter vorgegangen ist?

Verstehen Sie nun, warum Eltern in so einer Situation ausgeliefert sind? Warum sie einfach nichts »verlangen« können? Welche Mutter will ihrem Kind denn schaden? Welcher Vater würde sagen: »Nein, beatmen Sie mein Kind nicht«, wenn der Arzt ihm sagt, das Kind muss beatmet werden. Wie man an der Geschichte sieht, können Eltern in Intensivstationen auf subtilste Art und Weise unter Druck gesetzt werden. Es ist daher *unsere* Aufgabe als Ärzte und Schwestern, den Eltern entgegenzukommen, ihnen den Eintritt in unsere Welt so leicht wie möglich zu machen, sie anzunehmen, uns ihr Vertrauen zu erwerben, ihnen die Scheu zu nehmen. Schon die Intensivstation als solche »beeindruckt« ja die Eltern: die vielen Geräte, die optischen und akustischen Signale, das Kabelgewirr, eben all das, was das »Repräsentative« und »Tolle« einer Intensivstation ausmacht. Dieses »Beeindrucktsein« der Eltern mag unser Geltungsbedürfnis als Intensivmediziner befriedigen, Vertrautheit lässt es keine aufkommen. Statt optisch zu beeindrucken, sollten wir uns bemühen, alles so einfach und selbstverständlich wie möglich aussehen zu lassen – Technik funktioniert auch im Hintergrund!

Unsere Station war zwar mit allen nötigen technischen Geräten ausgestattet, trotzdem war die Atmosphäre sehr ruhig und unaufgeregt. Das veranlasste Hans Harald Bräutigam, jetzt Journalist, vor seiner Emeritierung Chefarzt der größten geburtshilflichen Abteilung Hamburgs, in einem Artikel über unsere Arbeit für »Die Zeit« im Jahr 1994 zu schreiben: »Auf der Station sieht es aus wie in der Wohnküche in einem der ärmlichen Häuser der Umgebung.« Er meinte dies lobend, im Gegensatz zu einer Krankenschwester, die in den Sommermonaten 1991, von einer anderen Abteilung unseres Hauses kommend, bei uns in der Intensivneonatologie aushalf und nach Rückkehr auf ihre eigene Station zu ihren Kolleginnen sagte: »So was wie da oben« – gemeint war unsere Station – »das ist ja gar keine richtige Intensivstation. So, wie die Anästhesisten das nebenan haben, das ist eine richtige Intensivstation!« Sie meinte es wohl abschätzig, ich empfand es als ausgesprochenes Kompliment.

Wir wollten die Eltern nicht durch technische Ausstattung beeindrucken, im Gegenteil, wir wollten die Hemmschwelle für sie möglichst herabsetzen und ihnen das Gefühl vermitteln, hier wäre eine normale Säuglingsstation, auf der sie normal mit ihrem Kind umgehen könnten. Wir wollten sie ja kompetent machen, um ihnen die Verantwortung für ihr Kind so früh wie möglich überlassen zu können.

Es ist nämlich ein interessantes Phänomen an neonatologischen Intensivstationen, dass Eltern einerseits jegliche Kompetenz abgesprochen wird – was den tatsächlichen Gegebenheiten nicht entspricht, Eltern sind in vielerlei Hinsicht sehr kompetent, was ihre Kinder angeht –, ihnen andererseits Verantwortung für Dinge zugeschoben wird, für die sie die Verantwortung in Wirklichkeit nicht übernehmen können. Unter dem Motto *informed consent* – Einwilligung nach erfolgter Aufklärung – werden Eltern Entscheidungen abverlangt, die sie nicht treffen können. Ärzte holen sich aber auf diese Art, nämlich mit der Unterschrift auf Einwilligungsformularen, eine Generalvollmacht von den Eltern (und zugleich eine Generalabsolution für alles, was schiefgeht), und das sogar häufig gleich bei der Aufnahme des Kindes auf die Intensivstation, also zu einer Zeit, in der die Eltern vor Angst und Aufregung sowieso kaum einen klaren Gedanken fassen können.

Eltern können nicht entscheiden, ob ihr Kind beatmet werden soll, der Fachmann muss wissen, ob das notwendig ist oder nicht. Ich erwarte ja von meinem Mechaniker auch

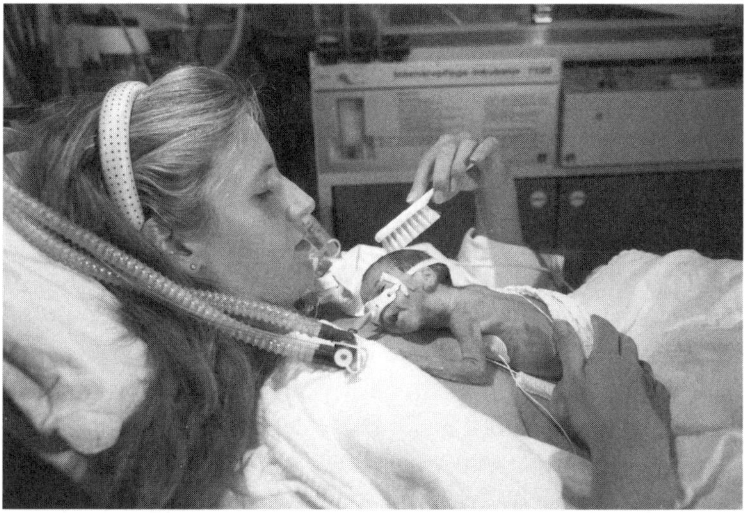

nicht, dass er mich fragt, ob er die Bremsen neu belegen soll oder nicht. Meine Antwort darauf wird sein: »Mich als Laien fragen Sie? Das müssen Sie doch als Mechaniker wissen!« Gleiches gilt in der Medizin. Natürlich haben Patienten, in dem Fall die Eltern, ein Recht auf Aufklärung – und zwar auf eine Information, die sie sprachlich und inhaltlich verstehen können –, aber letzten Endes muss der Arzt wissen, was zu geschehen hat. Es wäre wohl nicht zielführend, die Eltern zu fragen: »Sollen wir Ihr Kind beatmen oder nicht?« Die Eltern werden mit Recht von uns erwarten, dass wir das aufgrund unserer Sachkenntnis entscheiden. Und wenn wir von Patienten die Einwilligung fordern – »Sind Sie mit einem Kaiserschnitt einverstanden?« –, dann werden sie so entscheiden, wie wir sie beraten. Oder kann sich jemand eine Gebärende vorstellen, die den Kaiserschnitt verweigert, obwohl ihr der Arzt versichert, dass sie damit das Leben ihres Kindes massiv gefährdet?

Insofern ist dieser *informed consent* eine rechte Augenwischerei, eine Form der Absicherung des Arztes gegenüber dem

Patienten, dies aber in einem intakten Vertrauensverhältnis nicht notwendig wäre. Wir müssen Eltern auf dem Weg unserer medizinischen Entscheidungen mitnehmen, sie einbinden, aber nicht verantwortlich machen.

Das empfinde ich auch im Hinblick auf eine generelle Therapiebeendigung so. Wenn sich die Frage stellt, ob wir ein Kind aufgrund seiner klinischen Situation sterben lassen sollten (diese Frage hat sich Gott sei Dank in all diesen Jahren im Mautner Markhofschen Kinderspital nicht gestellt, da wir keine Kinder hatten, die nach endlosen Therapien nur mehr beatmet, aber ansonsten hirntot oder schwerstbehindert waren), wenn sich die Frage nach dem Sinn einer weiteren Therapie stellt, halte ich es auch nicht für zumutbar, dass man Eltern die Frage stellt: »Sollen wir die Maschine abstellen oder nicht?« Wie immer Eltern entscheiden, sie werden durch ihre Entscheidung ein Leben lang belastet sein.

Entscheiden sie sich für eine Fortsetzung der Therapie und das Kind überlebt schwerstbehindert, fühlen sie sich verantwortlich dafür, dem Kind ein derartiges Leben aufgezwungen zu haben. Entscheiden sie sich für eine Beendigung der Therapie, fühlen sie sich wie Mörder ihres Kindes und werden diesen Gedanken möglicherweise nie los: »Vielleicht wäre es doch noch gut gegangen, aber wir haben das verhindert.«

Wir haben nicht das Recht, Eltern so zu belasten. In die Entscheidung einbinden, Seite an Seite mit den Eltern gemeinsam sein – ja. Eltern überfordern, indem man Entscheidungen auf sie abwälzt – nein.

Eltern gehören zu dem Kind, für dessen Leben wir kämpfen. So wie das Kind brauchen auch sie unsere ganze Liebe. Um es noch einmal ganz klar zu sagen: Eltern sind keine Bittsteller. Sie vertrauen uns das Kostbarste an, was sie haben: ihr Kind. Daher müssen wir ihnen dankbar sein.

5
Die Heimkehr

Die magische 2500-Gramm-Hürde galt (und gilt leider vielfach noch immer) als Grenze, welche die Kinder erreichen mussten, um endlich nach Hause zu dürfen. Wenn ein Kind einmal mit 2350 Gramm das Krankenhaus verlassen durfte, wurde dies den Eltern schon als großartige Ausnahme und besondere Toleranz der Ärzte dargestellt. Aber ebenso wie ein Unterschreiten der 2500-Gramm-Marke bei der Geburt als unbedingte Indikation für eine Verlegung des Kindes (und damit Trennung von der Mutter) gewertet und nicht hinterfragt wurde, so wurde auch dieses Entlassungsgewicht als »notwendig« und daher selbstverständlich empfunden. Auch wir hatten das in früheren Jahren so gehalten, wir hatten zwar fallweise Kinder schon mit 2100 Gramm entlassen, uns dabei aber sehr großzügig gefühlt.

Im Oktober 1990 fragte mich dann eines Tages eine Mutter: »Wann kann denn meine Kleine nach Hause gehen?« »Na, demnächst!«, gab ich zur Antwort, schließlich betreute sie ihr frühgeborenes Kind seit Wochen sehr selbstständig, sie badete, wickelte, fütterte die – mittlerweile pausbäckige – junge Dame, der Überwachungsmonitor war schon längere Zeit abgehängt, das Kind war stabil und gedieh gut. Dann warf ich einen Blick in die Krankenkurve und sah erschreckt, dass das Kind erst 1350 Gramm wog. »Demnächst« hatte ich der Mutter die Entlassung versprochen, aber dem Kind fehlte ja noch mehr als ein Kilogramm zu den ominösen 2500 Gramm. Ich habe dann einige Tage mit mir und auch mit meinem Chef gerungen – er wiegte bedenklich den Kopf, er stand kurz vor der Pensionierung und stammte aus einer Zeit, in der man Frühgeborene aus Angst vor Infektionen noch ganz anders abgeschottet hatte. Wir rangen uns gegenseitig durch – weil wir eigentlich keinen Grund fanden, das Kind noch im Krankenhaus zu behalten – und entließen es mit 1 439 Gramm!

Ich fand das damals noch so ungewohnt und aufregend, dass ich Mutter und Kind mit dem eigenen Auto nach Hause brachte. Ich wollte mich sozusagen vergewissern, dass ein so kleines Kind tatsächlich in seinem eigenen Zimmer fernab des Spitals sein konnte. Und wie es konnte! Völlig problemlos gedieh es besser als in der Station, Eltern und Geschwister gingen ganz normal mit ihm um – als wäre es nichts Besonderes und immer so gewesen.

So begannen wir uns nach und nach zu fragen, warum es denn tatsächlich immer 2500 Gramm sein mussten, bis ein Kind nach Hause durfte. Und wir begannen, Kinder immer öfter dann zu entlassen, wenn sie stabil waren, wenn sie gepflegt werden konnten wie jedes andere Baby auch, und wenn die Eltern mit ihnen umgehen konnten. Das führte dazu, dass immer kleinere Kinder nach Hause entlassen wurden. Anfang 1992 wog das kleinste damals entlassene Kind 1180 Gramm, als es das Spital verließ. Die guten Erfahrungen gaben uns recht, die Kinder gediehen zu Hause bestens, und die Eltern waren froh, ihre Kinder daheim zu haben. Betonen möchte ich, dass keines der Kinder mit irgendwelchen Therapiegeräten entlassen wurde (ich höre von Eltern immer wieder, dass sie Kinder heimbekommen, die noch über eine Sonde ernährt werden müssen, die Sauerstoff brauchen und die sich an einem langen Sauerstoffkabel durch die Wohnung bewegen, die an Überwachungsmonitoren hängen etc.), alle unsere Kinder wurden als völlig »normale Babys« nach Hause entlassen, man konnte mit ihnen umgehen wie mit jedem anderen Kind.

Mit der Zeit entließen wir auch Kinder unter 1000 Gramm – und auch das bewährte sich. Im Sommer 1992 betreuten wir ein Kind mit 980 Gramm Geburtsgewicht (29. Schwangerschaftswoche), es musste zwei Tage künstlich beatmet werden, und wir haben es nach 14 Tagen mit 960 Gramm voll gestillt nach Hause gelassen. Ich berichte das nicht, um mich mit Rekorden zu brüsten, ich will damit nur sagen, dass der Zeitpunkt der Entlassung sich nach der jeweiligen Situation richten sollte, nicht nach irgendeiner Gewichtsgrenze, die irgendjemand irgendwann einmal willkürlich festgelegt hat. Manchmal geht's sehr rasch, ein anderes Mal dauert es vielleicht bis 2700 Gramm oder länger, aber wir haben uns am Kind orientiert und nicht an irgendwelchen Daten.

Aufgedrängt haben wir den Eltern ihre Kinder nie, wir haben immer die Eltern drängen lassen, allerdings haben wir sie so behandelt, dass sie bald gedrängt haben. Man kann jeden Menschen so behandeln, dass er unsicher und unfähig wird, oder man kann ihm Kompetenz geben, ihm vertrauen, dann wird er das Vertrauen auch rechtfertigen. Eltern haben uns nie enttäuscht, sie haben das mit ihren Kindern tadellos gemeistert. Aber irgendwie gab es auch nichts Besonderes zu meistern. Die Eltern gingen mit ihren Kindern ganz normal um, wir hatten sie ja monatelang davon überzeugt, dass es ganz »normale« Kinder waren, wenn auch nur kleiner als üblich. Und weil die Eltern die Kinder als so normal empfunden haben, haben sie sie auch zu Hause in ihr ganz normales tägliches Leben mitgenommen. Manchmal berichteten sie uns lustige Erlebnisse, wie sie mit ihren winzigen Kindern Aufsehen erregt haben, im Supermarkt, beim Friseur. Oder auch in der Eisdiele. Es war im Sommer 1993. An einem heißen Juli-Samstag nahmen Eltern ihre beiden Zwillingsmädchen mit nach Hause. Je 1000 Gramm wogen sie bei der Entlassung, und um das Ereignis gebührend zu feiern, gingen die Eltern am nächsten Tag mit ihnen in die Eisdiele. Da saßen sie, jeder von ihnen hatte ein 1000-Gramm-Mädchen auf dem Schoß, und die Bedienung kam. Voll Schreck starrte sie auf die beiden Kinder, machte dann kehrt und kam mit einer Kollegin wieder. Ungläubig musterten die zwei Frauen die Kinder, dann fragte eine von ihnen vorsichtig: »Sind die echt?«

Auch Bekleidungsprobleme gab es manchmal. Als türkische Eltern, nicht sehr vermögend und schon mit einigen Kindern zu Hause, ihren kleinen Buben heimholten, brachten sie dazu – es war Winter – den kleinsten Overall mit, den sie daheim hatten. Als sie den Kleinen mit seinen 1400 Gramm dann hineinpackten, verschwand er im rechten Hosenbein, und es war gar nicht so einfach, ihn da wieder herauszubekommen, ohne den Overall zu zerschneiden.

Manchmal kauften die Eltern in Puppengeschäften ein, und bezüglich der Windeln riefen wir immer bei der Firma Pampers an, um für die Eltern die kleinen Micropampers, die es damals nur für Krankenhäuser, aber nicht im Handel zu kaufen gab, als Geschenk für zu Hause zu erbitten.

Es war schön mitzuerleben, wie die kleinen Kinder zu Hause gediehen, welche Freude die Eltern mit ihnen hatten. Eines Tages überfiel unseren alten Chef plötzlich die Angst. Er ließ mich rufen: »Wenn Sie die Kinder schon so klein nach Hause schicken, dann brauchen sie wenigstens einen Überwachungsmonitor! In Deutschland bekommen alle Kinder, die unter 1500 Gramm nach Hause entlassen werden, einen Apnoe-Monitor.« Das war natürlich geschwindelt, in Deutschland wurden zu dieser Zeit keine Kinder unter 1500 Gramm nach Hause gelassen, aber wahrscheinlich dachte er, mich beeindrucken zu können, wenn er mit dem Ausland argumentierte. Ich war in einer Zwickmühle. Ich wollte ihm gegenüber nicht unehrlich sein und vorgeben, den Kindern einen Monitor zu verordnen. Auf der anderen Seite hätte die Verordnung eines Apnoe-Monitors ja das genaue Gegenteil von der Einstellung bedeutet, die wir den Eltern während des wochenlangen Aufenthaltes ihrer Kinder auf der Station zu vermitteln versucht hatten, nämlich, dass sie ein gesundes, normales, unkompliziertes Kind hätten, dem sie vertrauen könnten. Jede Stigmatisierung dieser Kinder als krank, schwächlich, unverlässlich wollte ich doch immer vermeiden – und dann das! Nach wochenlangem Vertrauensaufbau sollte ich den Eltern im Finish einen Monitor in die Hand drücken und ihnen damit signalisieren, dass man der Stabilität des Kindes eigentlich doch nicht so vertrauen könnte. Ich war ratlos.

»Stellen Sie sich vor«, hatte mir der Chef gesagt, »da passiert einmal mit einem Kind etwas zu Hause. Da würden doch die von der Uniklinik aufheulen!« Wie konnte ich dagegenhalten? Doch nur mit Aussagen von Unikliniken, dachte ich. Rasch begann ich alle mir bekannten »berühmten« Neonatologen im deutschsprachigen Raum zu kontaktieren und um eine Stellungnahme bezüglich Apnoe-Monitoren zu ersuchen. Es antworteten 17, teils mündlich, teils schriftlich, und ihre Meinung war überraschend einheitlich: Apnoe-Monitore bringen gar nichts. Es gäbe keine einzige Feldstudie, die die wirkliche Absicherung der Kinder bestätigen würde: Allerdings seien die unangenehmen Nebenerscheinungen der Monitore wie Fehlalarme, Abhängigwerden der Eltern vom Gerät, verbunden mit der Schwierigkeit der Überwachungsbedingungen etc., hinlänglich bekannt. Man verordne Monitore eigentlich nur auf Wunsch der Eltern (dazu muss ich auch hier sagen: Der Wunsch bzw. die Angst muss erst erregt werden!), damit es, falls etwas passiert, nicht hieße, man hätte den Eltern etwas vorenthalten. Alle diese Stellungnahmen fasste ich in einer Expertise zusammen, legte sie dem Chef vor – und damit war das Thema Heimüberwachungsmonitore vom Tisch.

6 Die Nachkontrollen

Das Wort »Kontrolle« klingt so streng. Wir wollten die Eltern nicht kontrollieren. Aber da wir Kinder wie beschrieben bereits mit durchschnittlich 1400 Gramm, in einzelnen Fällen sogar unter 1000 Gramm nach Hause entließen, sollten die Eltern nicht das Gefühl haben, »ins Nichts« zu gehen. Sie sollten wissen, dass sie jederzeit zu uns in die Station zurückkommen konnten mit allen Sorgen und Problemen, dass dort rund um die Uhr jemand war, der sie und ihr Kind kannte und ihnen im Bedarfsfall mit Rat und Tat zur Seite stand. Daher bestellten wir unter 2500 Gramm entlassene Kinder zwei Tage nach der Entlassung wieder, einfach um von ihren Eltern zu hören, wie sie zu Hause zurechtkamen. Dann untersuchten wir die Kinder in wöchentlichen, später in zweiwöchentlichen Abständen, bis sie ein Gewicht von 2,5 Kilo erreicht hatten.

Diese Nachkontrollen wurden von den Eltern immer gern und ohne Probleme eingehalten, es war ja kein strenger Kontrolltermin, sondern so etwas wie eine freundschaftliche Begegnung. Die Eltern waren stolz, ihr gut gedeihendes Kind zu präsentieren, und wir freuten uns, die wohlgepflegten und gesunden Kinder zu sehen. Wir hätten die Kinder mit diesem niedrigen Gewicht auch gar nicht zum normalen niedergelassenen Kinderarzt zur Betreuung schicken können, denn was macht ein niedergelassener Kinderarzt mit einem 1100-Gramm-Kind? Er schickt es ins nächste Kinderspital zur Aufzucht. Wir konnten bei diesen so »früh« nach Hause entlassenen Kindern keinerlei erhöhte Infektionsanfälligkeit bemerken, kein Kind musste wieder aufgenommen werden, weil es zu Hause nicht klappte. Im Gegenteil, die Kinder gediehen hervorragend.

Hatten die Kinder die 2500-Gramm-Grenze überschritten, erfolgten die üblichen kinderärztlichen Kontrollen bei einem Kinderfacharzt nach Wahl der Eltern. Zu uns kamen die Kinder bloß noch zur Entwicklungskontrolle. Speziell dafür geschulte Neonatologen, die aber in unserem Intensivteam mitarbeiteten und die Kinder daher seit der Geburt kannten, führten diese Entwicklungskontrollen durch, wobei Kinder, die sich ein Jahr lang völlig unauffällig entwickelten und frei laufen konnten – und das waren Gott sei Dank die meisten –, aus den engeren Kontrollen entlassen wurden. Fallweise wurde eine begleitende Physiotherapie durchgeführt.

7
Die Ergebnisse

Die Qualität einer Arbeit wird am Ergebnis beurteilt. Neben vielen schwer zu messenden Faktoren, wie der Zufriedenheit der Eltern, der Innigkeit der Eltern-Kind-Beziehung, der Erhaltung des kindlichen Urvertrauens etc., sollten natürlich auch die »Eckdaten« Mortalität und Morbidität in einem »normalen« Bereich liegen. Vor allem, wenn man so neue Wege in der Betreuung dieser Kinder geht, wie wir das getan haben, müssen die Ergebnisziffern dem Vergleich mit anderen Abteilungen standhalten können. Das konnten unsere Daten. Während all der Jahre waren unsere Ergebnisse deutlich besser als der österreichische Durchschnitt.

Während ich dies auf unsere neuen Erfahrungen mit den Kindern und eine daraus resultierende Verringerung an invasiven intensivmedizinischen Maßnahmen zurückführte, meinten Kollegen, unsere guten Zahlen seien das Ergebnis einer »positiven Selektion«. Wir hätten uns, gleichsam nach dem Aschenputtel-Prinzip, die »guten« Kinder herausgesucht, die »schlechten« hätten wir auf der Geburtshilfe zum Sterben liegen gelassen beziehungsweise ihre Übernahme von vornherein abgelehnt. Durch diese Auswahl am Beginn hätten wir schlussendlich gute Ergebnisse erzielt.

Das Gegenteil war der Fall. Durch unser gutes Vertrauensverhältnis zu den geburtshilflichen Abteilungen scheuten sich diese nicht, uns auch zu »aussichtslosen« Fällen zu rufen oder sich im Falle einer Absage einer anderen neonatologischen Station (»In dieser frühen Woche hat das sowieso keinen Sinn«) an uns zu wenden. Die Geburtshelfer wussten, wir kamen immer!

Der Vorwurf einer positiven Selektion konnte letztlich durch eine 1993 im Auftrag der Stadt Wien durchgeführten Studie widerlegt werden. Dabei zeigte sich, dass von den fünf in Wien tätigen Neonatologien in der Uniklinik und in unserer Abteilung die kleinsten Kinder mit der ungünstigsten Prognose (d.h. den niedrigsten durchschnittlichen Apgar-Werten) behandelt wurden. Das bedeutete also eine maximal schlechte postpartale Ausgangssituation bei unseren Patienten. Trotzdem zeigte sich, dass bei unseren Frühgeborenen eine invasive Reanimation deutlich seltener durchgeführt wurde als bei Kindern, die nach der Geburt in der Uniklinik betreut wurden. Wir bemühten uns eben von Anfang an um einen schonenden Umgang mit den Kindern auch in der Erstversorgung und um einen möglichst zurückhaltenden Einsatz von Intensivmedizin.

Wie sich in der Studie weiter zeigte, starben primär invasiv reanimierte Kinder doppelt so häufig, das heißt, unsere Ergebnisse hinsichtlich Therapie-Erfolg (Überleben der Kinder) waren in weiterer Folge wesentlich besser als die der Uniklinik. (Die Studie war ursprünglich eher in der Absicht begonnen worden, die mindere Qualität unserer Arbeit nachzuweisen.) Der Vorwurf, eine positive Selektion hätte unsere besseren Ergebnisse bedingt, konnte also widerlegt werden. (Unikliniken begründen ihre oft gar nicht guten Ergebnisse ja permanent mit dem Argument der negativen Selektion. Eben weil sie so schlechtes »Ausgangsmaterial«, sprich die meisten Hochrisikokinder hätten, seien ihre Komplikations- und Todesfallraten so hoch. Manchmal fragt man sich allerdings: Was war zuerst – Henne oder Ei?)

Weiterhin wurde uns unterstellt, unsere Statistiken seien gefälscht. Ich denke, keine neonatologische Abteilung auf der ganzen Welt wurde derart von auswärtigen Kollegen begutachtet und durchleuchtet wie die unsere. Während ich niemals Daten anderer Wiener Abteilungen aus diesen Jahren zu Gesicht bekam und sie auch nirgends publiziert wurden, waren die Krankengeschichten unserer Station allgemein zugänglich und wurden in Fotokopie anderen (vor allem uns übel gesinnten) Chefärzten auswärtiger Abteilungen überlassen. Es wäre also längst ein Leichtes gewesen, sogenannte »gefälschte« Statistiken von außen zu korrigieren. Aber allein die Tatsache, dass man die Nachuntersuchung unserer ehemaligen Patienten von diversen Seiten – vor allem von der Stadt Wien und der Österreichischen Gesellschaft für Kinderheilkunde – seit Jahren aufhält, spricht ja dafür, dass man offenbar ein zu positives Ergebnis fürchtet und die Nachuntersuchungen wenigstens so lange hinauszögern möchte, bis andere Wiener Neonatologien, die bisher einen öffentlichen Ergebnisvergleich verweigert haben, ihre Therapiemethoden nach unseren Erfahrungen neu orientiert haben und dann ihrerseits auch mit besseren Ergebnissen als in den Jahren 1989 bis 1992 aufwarten können. Sogar im österreichischen Rundfunk und in offiziellen Pressemeldungen des Wiener Gesundheitsstadtrates wurden falsche Zahlen veröffentlicht, um unsere Arbeit schlecht zu machen. Aber auf Dauer kann die Wahrheit nicht unterdrückt werden.

Ich habe mich in den veröffentlichten Statistiken immer auf die Kinder unter 1500 Gramm Geburtsgewicht, also auf die sogenannten *very low birthweight infants* beschränkt, aus einem einfachen Grund: Wie bereits ausgeführt, hatten wir uns ja in unserer Abteilung sehr bemüht, den frühgeborenen Kindern eine Trennung von der Mutter nach der Geburt wenn irgendmöglich zu ersparen und eine Transferierung auf die Neonatologie zu vermeiden. Das führte mit der Zeit dazu, dass Kinder, die zwar per Definition »frühgeboren«, das heißt unter 2500 Gramm Geburtsgewicht, ansonsten aber gesund waren, nicht mehr in unsere Station überführt wurden. Wir hatten also immer mehr ganz kleine und unreife Frühgeborene. Von den 1600-Gramm- oder 1800-Gramm-Kindern behandelten wir nur jene, die Probleme hatten oder krank waren. Die sogenannten »Aufzuchtkinder«, die wegen ihres »Untergewichts« in die Neonatologie aufgenommen wurden, gab es bei uns kaum mehr. Damit waren aber die Kinder dieser Gewichtsklasse mit denen anderer Abteilungen statistisch nicht mehr vergleichbar, da bei uns nur wirklich kranke lagen. Es war also keine »Homogenität« der Patienten mehr gegeben. Die gab es nur mehr bei den Kindern unter 1500 Gramm, denn so kleine Kinder ließen auch wir (außer in einem einzigen Fall eines Zwillingsmädchens mit 1350 Gramm Geburtsgewicht) nicht in den Geburtshilfeabteilungen.

Daher beziehen sich die folgenden Daten alle auf Kinder bis 1500 Gramm Geburtsgewicht. Die Ziffern sind »ungereinigt«, das heißt, Kinder mit angeborenen Fehlbildungen wurden aus der Statistik nicht ausgegliedert. Der Anteil an *small for date-Kindern*, das heißt solchen, die eher untergewichtig als unreif waren, entsprach dem üblichen Schnitt. (Auch das war primär als Erklärung für unsere guten Ergebnisse von den Kollegen herangezogen worden, dass wir bloß zu klein geratene, aber keineswegs wirklich unreife Frühgeborene behandelt hätten.)

Unsere erste im März 1992 veröffentlichte Statistik über die Erfahrungen der vorangegangenen 14 Monate ergab bei 42 Frühgeborenen bis 1500 Gramm folgende Überlebensraten:

91 Prozent insgesamt
93 Prozent ohne *small for date babies*
96 Prozent ohne angeborene Fehlbildungen

Damals lagen die Überlebensraten an anderen österreichischen Abteilungen deutlich niedriger beziehungsweise die Sterblichkeitsraten höher:

	Mautner	Salzburg	Linz	II UFK Wien
bis 1500 g	9%	15%	30%	32%
bis 1000 g	17%	36%	36%	71%

International wurde von Sterblichkeitsraten bei Kindern bis 1500 Gramm um etwa 25 Prozent berichtet.

Nun könnte man argumentieren, dass es sich bei unseren Ergebnissen um einen kurzen Zeitraum und nur eine kleine Zahl von Kindern, also sozusagen eine Momentaufnahme zu einem besonders günstigen Zeitpunkt gehandelt hätte. Allerdings hatte ich die Veröffentlichung auch einer noch kleinen Zahl von Patienten nach unseren erstaunlichen Erfahrungen mit den kleinen Frühgeborenen für verpflichtend gehalten. Ich wollte ja die Kollegen so früh wie möglich daran teilhaben lassen.

Nicht nur die Überlebensraten bei diesen 42 Kindern waren für damalige Verhältnisse ungewöhnlich hoch, auch die Komplikationen waren deutlich zurückgegangen: Unser größtes Problem, die Hirnblutung, früher bei bis zu einem Drittel der kleinen Frühgeborenen zu beobachten, war plötzlich auf ein überraschendes Maß geschrumpft: 98 Prozent dieser 42 Kinder hatten keine oder eine minimale (Grad I) Blutung. Nur ein Kind hatte eine Grad-II-Blutung, und keines der Kinder hatte eine schwere (Grad III oder IV) Blutung im Gehirn, was auch die Ergebnisse im Hinblick auf die spätere Entwicklung entscheidend verbesserte.

Und noch etwas ganz Wesentliches bedeuteten diese niedrigen Hirnblutungsraten: Wir Neonatologen mussten uns nun fragen, ob denn tatsächlich immer der Sauerstoffmangel während der Geburt für die späteren cerebralen Schäden der Kinder verantwortlich gemacht werden konnte. Auch die von uns betreuten Frühgeborenen hatten ja niedrige Apgar-Werte – sogar die niedrigsten von Wien –, die Ausgangssituation nach der Geburt war also bei unseren Kindern eher schlechter als besser im Vergleich zu anderen Abteilungen. Sollten es vielleicht die intensivneonatologischen Maßnahmen sein, die Hirnblutungen und andere Schäden nach sich zogen? Für die Neonatologen damals ein beunruhigender Gedanke, man hatte ja bis zu diesem Zeitpunkt alle Probleme auf die geburtshilflichen Umstände geschoben. Plötzlich sollten die Neonatologen selbst daran schuld sein?

Auch hier ist die primäre Empörung der Kollegen langsam einer Einsicht gewichen. Es erscheinen zunehmend Studien, die den Zusammenhang von invasiven Eingriffen (z.B. der künstlichen Beatmung) und entsprechenden Beschädigungen der Frühgeborenen (nicht nur im Gehirn, sondern auch an anderen Organen wie z.B. der Lunge) zu beweisen scheinen. Die Neonatologen haben also dazugelernt, und die Geburtshelfer sind deutlich erleichtert. (Damit wird vielleicht auch dieses »Beschönigen« der Apgar-Werte langsam aufhören, wenn sich die Erfahrung verbreitet hat, dass ein 1-Minuten-Apgar-Wert von vier oder sogar eins oder zwei für ein Frühgeborenes der 25. Schwangerschaftswoche durchaus »normal« sein kann und nicht automatisch eine schwere Gehirnblutung mit folgender Behinderung nach sich ziehen muss. Auch bei der Zustandsbewertung nach der Geburt haben wir ja die Normalwerte von reifgeborenen Kindern auf kleine Frühgeborene umgelegt, aber ein Kind mit 600 Gramm hat nach der Geburt üblicherweise einen geringeren Muskeltonus als ein Vier-Kilo-Kind und braucht oft etwas länger, bis die Atmung einsetzt, also keine Angst vor Apgars!)

Über einen Vierjahreszeitraum (1990 bis 1993) mit 174 Kindern bis 1500 Gramm Geburtsgewicht hatten wir letztendlich eine Sterblichkeit von 13 Prozent. Bei den Allerkleinsten bis 1000 Gramm verstarben 20 Prozent. Zum Vergleich die österreichischen Durchschnittsziffern in diesen Jahren: 28 Prozent Verstorbene bei Kindern bis 1500 Gramm (gegenüber 13 Prozent bei uns) und 55 Prozent Verstorbene bis 1000 Gramm (gegenüber 20 Prozent bei uns). Auch die Komplikationsraten blieben über die Jahre erfreulich niedrig. Bei keinem einzigen der Kinder unter 1500 Gramm war eine bronchopulmonale Dysplasie (Lungenschaden nach künstlicher Beatmung) zu beobachten, keines der Kinder trug einen Augenschaden, geschweige denn eine Erblindung davon. Keines der Kinder litt an einer Nekrotisierenden Enterokolitis (spezielle Darmerkrankung Frühgeborener, die oft mit einer operativen Entfernung eines Darmteils einhergeht).

Unsere Beatmungsrate lag bei Kindern unter 1500 Gramm bei 31 Prozent, bei Kindern unter 1000 Gramm bei 51 Prozent. Die durchschnittliche Beatmungsdauer lag bei acht beziehungsweise sechs Tagen. Durch die deutlich zurückgegangene Beatmungshäufigkeit blieben auch die Beatmungskomplikationen großteils aus. Unsere Schwestern verlernten langsam, Bülau-Drainagen zusammenzusetzen, da nur noch sehr vereinzelt Lungenzerreißungen auftraten, nur zwei Prozent der Kinder entwickelten einen hämodynamisch (den Blutstrom einschränkenden) wirksamen *Ductus arteriosus Botalli*, nur ein einziges Kind musste in all diesen Jahren deswegen operiert werden. Überhaupt war die Operationsfrequenz (Shunt-Operationen wegen Wasserköpfen nach Hirnblutungen, Laser-Operationen wegen Kehlkopfverletzungen durch Beatmungsschläuche, Luftröhrenschnitte wegen Langzeitbeatmung, Darmresektion wegen Nekrotisierender Enterokolitis etc.) praktisch gleich Null. Daher trugen die Kinder auch keine Narben davon. Und gibt es etwas Schöneres, als die Unversehrtheit eines kleinen Frühgeborenen zu erhalten?

Apropos Unversehrtheit: Fast 90 Prozent unserer Kinder bis 1500 Gramm entwickelten sich unauffällig und normal, nur vier Prozent trugen schwere Behinderungen davon. Ein deutlich besseres Ergebnis als international üblich, wo Behinderungsraten von 30 Prozent keine Seltenheit sind.

Eines Tages, so hoffe ich, wird auch eine Langzeitentwicklungskontrolle unserer ehemaligen Patienten, die ja mittlerweile herangewachsene junge Erwachsene sind, nicht mehr aufgehalten werden, und ich bin überzeugt, dass sich die Kinder unter dieser zurückgenommenen Form der Intensivtherapie nicht nur motorisch und intellektuell, sondern auch emotional gut entwickelt haben.

8
Die Kosten

Die Neonatologie gilt als kostenintensive Medizin, wobei hohe Kosten nicht nur durch die – manchmal monatelange – Intensivpflege am Lebensbeginn entstehen, sondern oft auch zurückbleibende Schäden eine lebenslange aufwendige und damit teure Betreuung notwendig machen. In einer amerikanischen Studie aus dem Jahr 1991 werden die durchschnittlichen Kosten für die Aufzucht eines Kindes unter 1500 Gramm Geburtsgewicht mit 150.000 Dollar angegeben. Dies betrifft aber nur diejenigen, die nach der Intensivpflege gesund nach Hause kommen. Für jene Kinder, die bleibende Schäden davontragen, werden noch einmal 450.000 Dollar Pflegekosten veranschlagt. Leistungen, die die Eltern dabei erbringen, sind wahrscheinlich gar nicht eingerechnet.

Durch die in unserer Station möglich gewordene Reduktion intensivmedizinischer Maßnahmen haben sich auch die Kosten entsprechend verringert. Die für unsere Kinder anfallenden durchschnittlichen Intensivpflegekosten bei Patienten unter 1500 Gramm lagen bei 20.000 Dollar, also zirka 13.000 Euro, betrugen dementsprechend nicht einmal ein Siebtel der in Amerika ermittelten Kosten. Wenn man argumentiert, dass man Amerika und Wien schon aufgrund der verschiedenen Lebenshaltungskosten nicht vergleichen könne, so schneiden unsere Kosten auch bei einem Vergleich innerhalb Wiens deutlich besser ab. Unsere Tageskosten pro Patient lagen etwa bei der Hälfte der Tageskosten der damals größten neonatologischen Intensivstation im Bereich der Wiener Gemeindespitäler (knapp 4000 öS gegenüber mehr als 7000 öS

= zirka 300 bzw. 500 Euro), und das bei einer um durchschnittlich 25 Prozent kürzeren Aufenthaltsdauer (bei Kindern unter 1500 Gramm durchschnittlich 57 Tage).

Allerdings brachte das unserem Krankenhaus hinsichtlich der Budgetverteilung keinerlei Vorteile. Von Seiten der österreichischen Krankenhaus-Finanzierungsgesellschaft (Krazaf) wurden nämlich Punkte pro Leistung vergeben:

- 50 Punkte für intensivmedizinische Betreuung *mit* assistierter Beatmung,
- 10 Punkte für neonatologische Intensivbetreuung.

In den Richtlinien dazu hieß es:

Neonatologische Intensivbetreuung inkludiert: organisatorisch eigenständige stationäre Intensivbetreuung vital gefährdeter Neugeborener *mit* assistierter Beatmung, insbesondere die Gewichtsgruppe unter 1500 Gramm.

Exkludiert: Verlaufsbeobachtung innerhalb der allgemeinen Neugeborenenbetreuung, Aufenthalt auf Neonatologie-Intensivstationen *ohne* Beatmungs-Notwendigkeit.

Das führte dazu, dass die erwähnte große Wiener Neonatologie im Jahr 1990 für 258 Patienten 2035 Intensivbetreuungen verrechnen konnte, unsere Station für 138 Patienten aber nur 149! Unsere Zurückhaltung bei der Beatmung von kleinen Frühgeborenen war aus Sicht des Budgets ein großer Verlust. Wen wundert es da, dass auf anderen Stationen so viel wie möglich künstlich beatmet wurde?

9
Die Nachteile

Abgesehen von den Problemen, die durch die Veröffentlichung unserer Erfahrungen für mich persönlich entstanden sind, gibt es ein paar wenige negative Punkte in unserer Arbeit:

1. Mangelnde ärztliche Routine: Woher nehmen Ärzte die Übung beim Intubieren, wenn Kinder immer seltener intubiert werden müssen? Ich konnte meine jungen Mitarbeiter noch auf andere Stationen mit hoher Beatmungsfrequenz schicken – aber wenn alle Stationen verstanden haben, dass Kinder deutlich seltener als bisher intubiert werden müssen, was dann?

Woher sollen Schwestern und Ärzte eine komplizierte Bülau-Drainage zusammensetzen können, wenn seit der letzten mehr als ein Jahr vergangen ist, weil Pneumothoraces (Lungenplatzer) kaum noch vorkommt?

Viele Dinge muss man laufend üben, um sie im Ernstfall rasch und gut zu können. Woran aber soll man üben, wenn intensivmedizinische Komplikationen dank deutlichst reduzierter intensivmedizinischer Interventionen nur noch sehr selten auftreten? Für eine Intensivstation durchschnittlicher Größe müssen etwa sechs Ärzte und 20 Schwestern tadellos ausgebildet und »in Schuss« sein.

2. Mangelnder Repräsentationswert: Unsere Art, Intensivmedizin zu betreiben, war in keiner Weise spektakulär. Wir haben anfänglich nur deshalb erhöhte Aufmerksamkeit geerntet, weil unsere Erfahrungen neu und revolutionär waren. Wenn diese Art, mit Frühgeborenen umzugehen, einmal Routine werden wird, was ich hoffe, dann wird dem Ganzen wohl nichts mehr Spektakuläres anhaften. Besonderen Eindruck wird man damit nicht mehr erwecken. Ob das wirklich ein Nachteil ist?

Mediziner, die gern glänzen und möglichst sensationell arbeiten wollen, werden es vielleicht als solchen empfinden. Die Frage ist, ob es für die Kinder einen Nachteil darstellt, wenn solche Mediziner nicht mehr in die Neonatologie gehen.

3. *Keine Sponsoren:* Als ich im Oktober 1991 für eine Schwester unserer Station einen Kongresszuschuss erbitten wollte, fand ich keine Firma mehr, die bereit war, finanzielle Unterstützung zu gewähren. Da wurde mir schlagartig bewusst, dass eine solche Art der Intensivmedizin für Firmen nicht attraktiv ist. Mir hat es nicht wehgetan, ich habe mein Arbeitsleben lang keine finanzielle Unterstützung von Firmen erhalten, auch nicht gewollt, aber wer Sponsorengelder braucht, der ist in einer zurückhaltenden und kostengünstigen Medizin nicht am besten Platz.

4. *Die verrechnungstechnischen Nachteile*, auf die ich bereits im Rahmen der vorangegangenen Kostendiskussion hingewiesen habe.

Nimmt man nun alles summa summarum, so glaube ich doch, dass die Vorteile unserer Methode die Nachteile bei Weitem überwiegen.

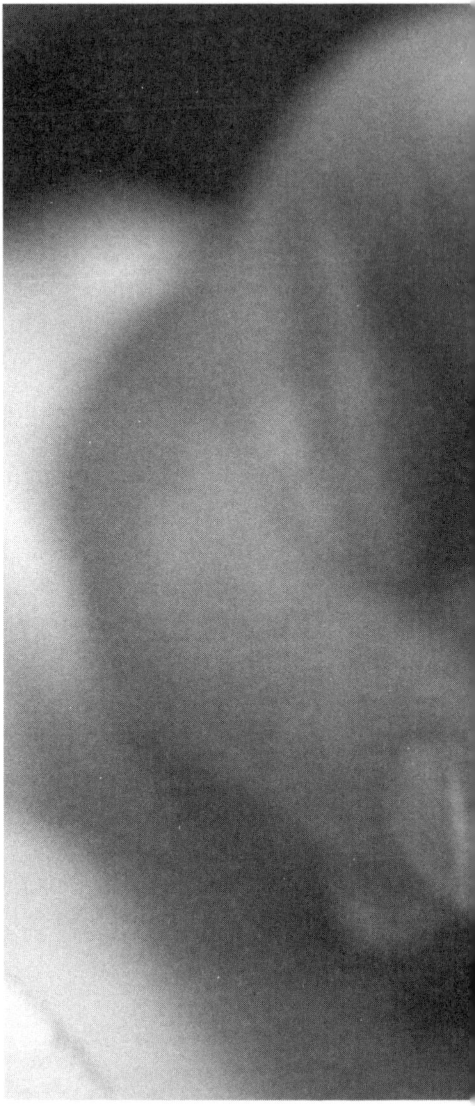

Teil III

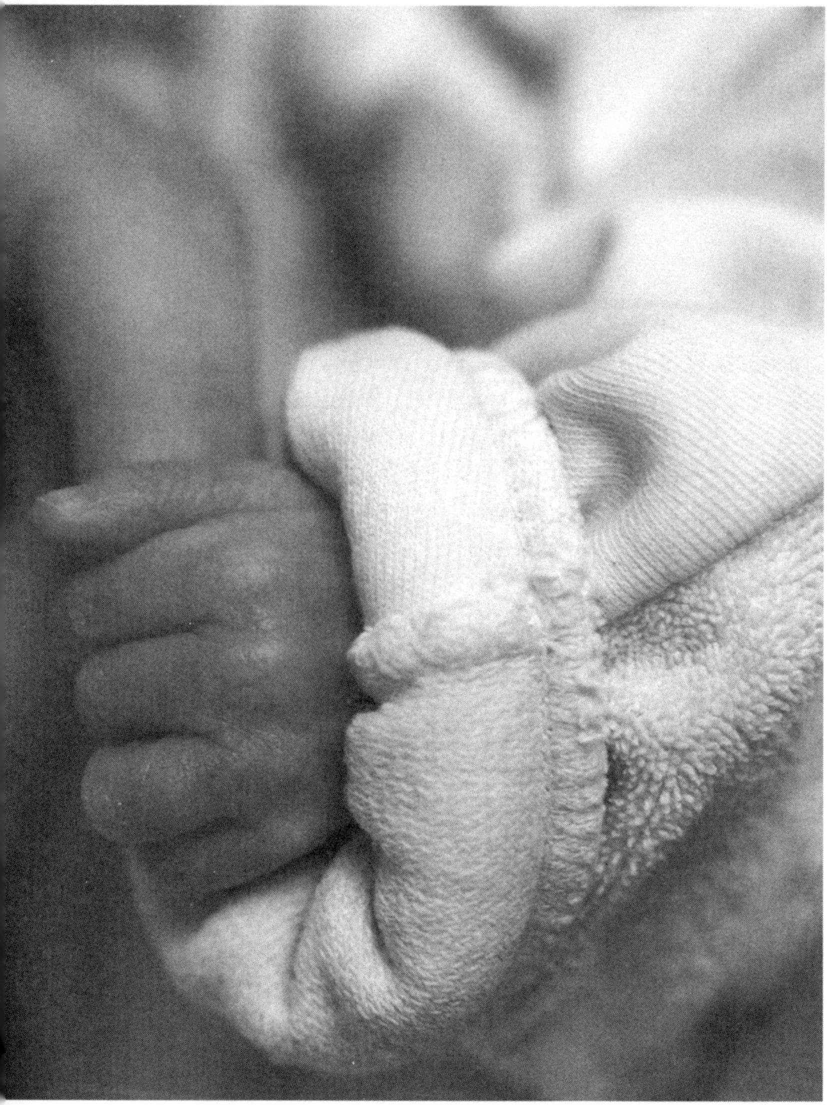

von Theresia Maria de Jong

1 Endlich daheim: Die erste Zeit zu Hause

Der Tag, an dem Eltern von Frühgeborenen endlich ihr Kind mit nach Hause nehmen können, bietet viel Grund zur Freude. Lange Zeit haben die Eltern darauf gewartet. Manchmal war der Moment schon greifbar nahe, doch dann ließ eine plötzliche Verschlechterung diesen Tag wieder in weite Ferne rücken. Es ist ein Tag, an dem sich Eltern »erstmals wie ganz normale Eltern fühlen«, wie es eine Frühchenmutter ausdrückte.

Erst zum Zeitpunkt der Entlassung beginnen manche Eltern daran zu glauben, dass sie tatsächlich ein Kind haben, für das sie selbst die Verantwortung tragen, zu lange waren sie in dem Zustand zwischen Hoffnung und Verzweiflung, dass der Gedanke, ihr Kind tatsächlich mit nach Hause nehmen zu dürfen – trotz aller Freude –, erst gewöhnungsbedürftig ist. Manchmal trauen sich Eltern erst jetzt, eine Geburtsanzeige aufzugeben. Manchmal werden Verwandte und Bekannte erst von der Entlassung informiert, wenn das Kind tatsächlich zu Hause ist, zu groß ist die Angst, dass vielleicht doch in letzter Sekunde noch etwas dazwischenkommen könnte, wie Kerstin erzählt:

»Nun konnten wir beruhigt die Ausstattung kaufen. Und dann kam der große Tag, auf den wir kaum zu hoffen gewagt hatten. Janine wurde endlich nach 121 Tagen Krankenhausaufenthalt entlassen. Sie wog 2320 Gramm und war 44 Zentimeter groß. Niemandem hatten wir etwas von Janines Entlassung gesagt, noch nicht einmal meinen Eltern. Wir wollten alle überraschen und Klatsch und Tratsch bei der Nachbarschaft nicht zu voreilig in Gang bringen. Man hatte sowieso schon viel zu viel Gerüchte über Janine bei uns im Dorf verbreitet.

Wir waren schon sehr aufgeregt, aber wer ist das nicht, der mit seinem Kind das Krankenhaus verlassen darf. Aber Angst hatte ich nicht. Zumindest nicht vor meinem Kind. Einige Mütter, die ich im Krankenhaus kennengelernt hatte, freuten sich zwar auf die Entlassung ihres Kindes, aber sie hatten auch Angst vor der Aufgabe mit dem Kind zu Hause, vor allem, wenn es noch krank war. Das brauchte ich nicht, denn ich hatte mein Kind kennengelernt und immer begleitet. Aber um meine Tochter hatte ich schon Angst, wie zum Beispiel vor Infektionen und vor allem vor einer Lungenentzündung. Wir bekamen noch einen Kurs über Säuglingswiederbelebung, denn wir hatten uns für ein Atmungsüberwachungsgerät entschieden. Mit einem Medikamentenplan und der Bemerkung: ›Ihre Tochter schreit viel, das ist normal‹ verließen wir das Krankenhaus. Von der Intensivstation vorbelastet, sprühten wir zu Hause fast alles mit Desinfektionsmitteln ein und hielten uns fern von Leuten mit Erkältungen.«

Die Umstellung vom Krankenhaus auf zu Hause ist auch für Eltern mit termingeborenen Kindern nicht immer problemlos. In den ersten Tagen muss sich zunächst alles einspielen. Oft haben es Eltern von Frühgeborenen sogar etwas leichter, denn häufig sind sie bereits längere Zeit mit ihrem Kind vertraut und haben sich schon lange an der Versorgung und Pflege beteiligt. Deshalb ist die Umstellung manchmal sogar weniger »wild«, als sie es vielleicht erwartet hatten. Nochmals Kerstin:

»Ich hatte mir viel vorgestellt mit Janine zu Hause am ersten Tag, aber nicht das. Sie aß und schlief wieder bis zur nächsten Mahlzeit. Nichts war mit Schreien. Am ersten Abend schlug allerdings gleich Janines Alarmgerät an, und da bekamen wir Angst. So lange hatte sie keine Atemaussetzer mehr gehabt, und nun gleich bei uns. Aber schnell stellten wir fest, dass es Fehlalarme waren. Die erste Nacht zu Hause schlief Janine auch schon durch. In dieser Angelegenheit ist sie bis heute wirklich pflegeleicht.«

Die Furcht vor ständigen Fehlalarmen ist es auch, die viele Eltern davon abhält, sich ein Atemüberwachungsgerät geben zu lassen. Nicht alle Intensivstationen raten Eltern, ein solches Gerät mit nach Hause zu nehmen. »Wir hatten bei unseren Entlassenen keinen Fall von plötzlichem Kindstod, und wir glauben, dass ein Überwachungsgerät mehr Panik schafft als Beruhigung gibt«, meint Dr. Albrecht Klaube. Bei gesund entlassenen Frühgeborenen ist das statistische Risiko für plötzlichen Kindstod nicht erhöht. Bei Kindern, die noch bei der Entlassung Atemprobleme haben, ist ein Überwachungsgerät eventuell angezeigt. Letztendlich muss diese Entscheidung natürlich bei den Eltern selbst liegen und so ausfallen, dass sie sich selbst am besten fühlen.

Noch kurz eine Anmerkung zur bislang noch immer »magischen Grenze«, dem Entlassungsgewicht von 2500 Gramm. Es besteht kein Grund, ein gesundes Frühchen einzig aus Gründen des Gewichts nicht nach Hause zu entlassen, wie in Kapitel »Die Heimkehr« auf S. 187 ff. beschrieben wurde. Dr. med. Marina Marcovich hat Frühchen schon ab 1000 Gramm entlassen. Inzwischen macht sich ein leichter Trend bemerkbar, auch Kinder, die leichter als 2500 Gramm sind, zu entlassen. Aber oft wird so getan, als sei dies eine große Ausnahme von der Regel. Ilka berichtet von ihrer Erfahrung:

»Der Stationsarzt teilte uns mit, dass wir vor Marvins Entlassung noch ein Reanimationstraining durchführen müssten. Denn wenn wirklich ein Notfall eintreten würde, müssten beziehungsweise sollten wir sofort und situationsbedingt fachgerechte Hilfe leisten können. Wir einigten uns auf Datum und Uhrzeit des Trainings. Dann sagte ich zum Arzt: ›Anschließend können wir Marvin anziehen und mit nach Hause nehmen?!?‹ – ›So schnell geht das nicht. Marvin wiegt außerdem noch keine 2500 Gramm‹, antwortete der Doc. ›Wir werden sehen‹, war mein Kommentar, ›ich kann nicht mehr und ich will nicht mehr. Wachsen und zunehmen kann er auch zu Hause.‹« Ilka setzte sich durch und nahm Marvin nach dem Reanimationstraining mit 2110 Gramm und 41,5 Zentimetern mit nach Hause.

Die Kinderärzte Prof. Dr. Remo Largo und U. A. Hunziker – Spezialisten für die kindliche Entwicklung – führten eine Studie mit Eltern frühgeborener Kinder im ersten Lebenshalbjahr durch. Darin beschreiben sie die vielfältigen Belastungen, die Mütter in der ersten Zeit zu Hause erleben: »Alle Mütter erwähnten, dass in den ersten Tagen zu Hause Bilder aus der neonatologischen Abteilung vor ihnen aufstiegen: ›Plötzlich sah ich mein Kind wieder mit all den Schläuchen im Inkubator. Ich musste nachts aufstehen und zu ihm gehen, um sicher zu sein, dass es noch atmet. Ich hatte immer wieder das Piepsen der Apparate in den Ohren.‹«[1] Obwohl die Mütter glücklich waren, ihr Kind bei sich zu Hause zu haben, vermissten sie dennoch manchmal die geschützte Atmosphäre der Intensivstation, in der alles unter Kontrolle war: »Verglichen mit den Schwestern im Spital, fühlte ich mich so ungeschickt. Eine kleine Hustenepisode meines Kindes versetzte mich in Panik. Ich hielt mich streng an den Zeitplan der Mahlzeiten, wie er im Spital bestanden hatte. Wegen der plötzlichen Verantwortung für das Kind wurde es mir schwindelig. Tagsüber fühlte ich mich manchmal sehr allein mit dem Kind.«[2]

Zu der Belastung, auf einmal eigenverantwortlich für das Kind zu sorgen, kommen sogenannte »Erstkindprobleme«. Damit werden die Umstellungsschwierigkeiten benannt, die im Prinzip jede Frau mit ihrem ersten Kind durchmacht. Auf einmal verändert sich das gesamte Leben. Nicht sie selbst steht mehr im Vordergrund, sondern das Kind. Das Leben scheint auf einmal rund um die Uhr nur noch aus Kind zu bestehen: »Ich fand keine Zeit mehr für Dinge wie Haushalt, Hobbys oder einen Mittagsschlaf. Zeitungen und Fernsehen interessierten mich nicht mehr. Die Welt um mich herum war plötzlich nicht mehr so wichtig.«[3]

Diese ausschließliche Konzentration aufs Kind kann auf die Dauer sehr ermüden. Es besteht eine permanente innerliche Alarmbereitschaft, auf die Bedürfnisse des Kindes einzugehen. Vielleicht existiert auch die unbewusste Absicht, »etwas wiedergutzumachen«, die Zeit der Trennung und der Schmerzen aufzuwiegen. Dabei verausgaben sich viele Mütter. Ihr Körper reagiert mit ständiger Müdigkeit, hinzu kommen Gefühle der Unlust, des Ausgebranntseins. Obwohl sie den ganzen Tag zu Hause sind, kommen sie häufig nicht dazu, den Haushalt »auf Vordermann« zu bringen, sie haben das Gefühl, »nichts mehr zu schaffen«. Eine aufgeräumte Wohnung zu präsentieren ist in dieser Zeit (sowie überhaupt) sicherlich zweitrangig.

Jeder Mutter sei wärmstens empfohlen, sich gemeinsam mit ihrem Kind zum Mittagsschlaf zu legen und nicht zu versuchen, in dieser »freien Zeit« noch schnell zu waschen, zu putzen, zu bügeln, abzuwaschen oder auf andere Weise »Ordnung« zu machen. Es kann als sehr entlastend empfunden werden, wenn Frauen die Zuständigkeit für »Ordnung und Sauberkeit« im Haushalt nicht nur bei sich allein sehen, sondern ihren Mann abends – auch wenn er bereits gearbeitet hat – dazu beitragen lassen, dass die Wohnung so aussieht, wie sie aussehen sollte.

Es kann nicht oft genug betont werden, dass Mütter in dieser ersten Zeit sehr viel Ruhe und Erholung brauchen. Die psychische Anspannung der letzten Wochen und Monate geht nicht spurlos vorbei. Deshalb sollten sie ganz bewusst versuchen, sich das Leben mit ihrem Kind schön zu machen. Ganz ohne ein schlechtes Gewissen, weil dabei viel liegen bleibt.

Manchmal haben Frauen die Vorstellung, dass »alles gut wird«, sobald das Kind nur zu Hause ist, und sind dann enttäuscht, wenn Probleme auftreten. Der Bundesverband *Das frühgeborene Kind* gibt in seiner Broschüre *Frühgeborene nach der Entlassung* Tipps für die ersten 24 Stunden beziehungsweise die erste Woche zu Hause:

»*Die ersten 24 Stunden*: Begrenzen Sie die Zahl der Besucher. Lassen Sie in den ersten zwei oder drei Nächten ein schwaches Licht brennen und/oder ein Radio leise laufen, um die Rahmenbedingungen der Neugeborenen-Intensivstation nachzuahmen. Wenn Ihr Baby fortwährend schreit, versuchen Sie:

- erst einmal Licht und Geräusche zu vermindern,
- ihm einen Schnuller anzubieten,
- es sanft, aber fest einzupacken,
- es sanft zu klopfen und sich langsam zurückzuziehen, wenn es eingeschlafen ist,
- zu vermeiden, mehrere Dinge auf einmal zu tun; vermindern Sie die Aktivität, und seien Sie möglichst klar und ruhig im Umgang mit dem Baby.

Die erste Woche: Machen Sie sich bewusst, dass die Anpassung an eine neue Umgebung Zeit braucht.

Versuchen Sie, feste Zeiten für das Baden und Spielen einzuführen, aber seien Sie sich bewusst, dass das nicht sofort gelingen mag, denn oft wehren sich Babys in dieser Phase gegen feste Rhythmen. Wenn Ihr Baby regelmäßige Wachzeiten erreicht hat, setzen Sie Ihr Gesicht und Ihre Stimme behutsam ein, um seine Aufmerksamkeit zu erlangen; achten Sie dabei auf Überforderungssignale, die zeigen, dass das Baby eine Pause braucht (z.B. Vermeiden des Blickkontakts, Wegschauen, Schläfrigkeit, Erschöpfung).«

Wichtig ist eine gute Abstimmung zwischen Eltern und Kind. Diese wird durch ein intuitives Eingehen auf die Bedürfnisse des Babys erreicht. Hatten Eltern bereits in der Klinik die Möglichkeit, ihr Kind kennenzulernen, eine Beziehung zu ihm aufzubauen – durch langen, engen Haut-zu-Haut-Kontakt, Einbeziehung in die Versorgung und Pflege –, fällt es ihnen auch zu Hause leichter, intuitiv zu erspüren, was ihr Kind braucht. Waren die Kennenlernmöglichkeiten in der Klinik beschränkt und ist es erst zu Hause möglich, damit zu beginnen, fällt die gegenseitige Anpassung und Abstimmung natürlich schwerer und dauert länger. Hinzu kommt die oftmals höhere Irritabilität und geringere Aufmerksamkeitsphase frühgeborener Kinder, die Außenreize nicht so gut verarbeiten können.

Verhaltensforscher fanden heraus, welche Interaktionsformen für eine positive Abstimmung kennzeichnend sind:[4]

- Verlangsamung und Überbetonung der eigenen (sprachlichen) Beiträge
- Wiederholung der eigenen Beiträge
- Imitieren der kindlichen Verhaltensweisen
- Belohnen kindlicher Beiträge
- Abwechseln im Dialog
- Beachtung kindlicher Signale (Pausen)

Frühgeborene Kinder unterscheiden sich von termingerecht geborenen häufig durch geringere Reaktionen auf Reizangebote. Sie zeigen dabei oft eine Alles-oder-nichts-Reaktion und es fällt ihnen schwerer, für längere Zeit in einem Zustand wacher Aufmerksamkeit zu bleiben. Frühgeborene Kinder in einem korrigierten Alter (ausgehend vom ursprünglich errechneten Geburtstermin) von drei, vier und acht Monaten charakterisiert der Psychologe Klaus Sarimski, Uni Heidelberg (ehemals Kinderzentrum München) anhand von Literaturrecherchen wie folgt: »Die Kinder sind oft schläfrig, wenn sie aber auf einen Reiz reagieren, dann oft mit hoher Aktivität. Sie verharren länger in solchen hohen Aktivitätszuständen und kommen schlechter selbst wieder zur Ruhe. Die Schreizeiten sind ausgedehnter (...) Auf Reizangebote wie ein Gesicht, eine Stimme, eine Rassel oder einen Ball (...) reagieren sie weniger aufmerksam (...) Die Kinder nehmen seltener von sich aus Blickkontakt auf, weichen dem Blick der Mutter häufiger und länger aus (...) Frühgeborene Kinder lächeln seltener in der Interaktion mit der Mutter, machen seltener ein fröhlich-entspanntes Gesicht, vokalisieren weniger.«[5]

Diese Verhaltensweisen erschweren es Eltern natürlich manchmal, ein unbeschwertes Verhältnis zu ihrem Kind aufzubauen. Es ist nicht immer einfach, diese Reaktionen nicht auf sich selbst zu beziehen. Gerade Mütter, die sich vielleicht noch immer mit unbewussten Schuldgefühlen auseinandersetzen, fühlen sich durch ein Kind, das nicht so fröhlich auf sie reagiert, wie sie es sich vielleicht erhoffen, als »schlechte Mütter« und suchen die »Schuld« für dieses Verhalten bei sich selbst. Kinder, die viel schreien und dabei schlecht wieder zu beruhigen sind, bereiten ihren Eltern große Sorgen.

Sheila Kitzinger beschreibt in ihrem Buch »Wenn mein Baby weint« sehr einfühlsam die Ängste der Mutter, gibt aber auch die Gewissheit, dass sich Mütter deshalb nicht selbst anklagen müssen: »Es ist nicht Ihr falsches Verhalten als Mutter, weshalb Ihr Baby schreit, es weint vielmehr als Reaktion auf Belastungen, denen Sie beide ausgesetzt waren (...) Sie können die Vergangenheit nicht ändern. Doch Sie können der Verzweiflung Ihres Babys Einhalt gebieten, es im Arm halten und ihm Geborgenheit geben, indem Sie den Schmerz erkennen und akzeptieren, ohne ihn aus der Welt schaffen zu wollen. Es geht nicht darum, dass Sie ständig auf Trab sind und einen Trick nach dem anderen probieren, damit Ihr Baby aufhört zu schreien. Das führt nur zu weiteren beiderseitigen Frustrationen. Wenn irgendjemand Ihnen, als Ihr Stress am größten war, gesagt hätte, Sie sollten sich keine Sorgen machen und nicht mehr deprimiert sein, oder Sie sollten still sein und nicht mehr weinen, wäre es Ihnen noch schlechter gegangen. Ebenso hilft es wenig, das Baby mit aller Macht zum Aufhören zu bewegen.«[6]

Was hier bei Sheila Kitzinger anklingt, ist die Tatsache, dass Weinen auch eine Funktion hat. Weinen kann erlösend wirken. Wir kennen das bei uns selbst. In dem Moment, in dem wir über einen Kummer oder einen Schmerz weinen können, fühlen wir uns hinterher besser. Wenn wir uns überlegen, welche Erfahrungen ein Baby auf der (konventionellen) Intensivstation gemacht hat, welche Schmerzen, welche Prozeduren es über sich hat ergehen lassen müssen, ist es sehr verständlich, dass diese Spannungen und Verspannungen durch Weinen einer (Er-)Lösung entgegenstreben. Wie beschrieben, weinen Frühchen auf der Intensivstation vielfach selbst bei schmerzhaften Eingriffen nicht mehr. Jetzt, zu Hause in der Geborgenheit, können sie das »nachholen«. Es ist vielleicht sogar als positives Zeichen zu sehen, wenn Ihr Kind sich von seinen »Altlasten« befreien will. Und es bedeutet auch in gewisser Weise einen Vertrauensbeweis Ihnen gegenüber, denn das Baby fühlt sich offenbar sicher genug, um zu wissen: »Hier darf ich weinen und werde gehört.«

Nicht jedes Weinen muss einen aktuellen Anlass haben. Es kann also sein, dass das Baby sich von unverarbeiteten Schrecken auch noch Wochen oder Monate nach der belastenden Situation durchs Weinen entlastet. Das Weinen ist dann kein Zeichen einer aktuellen Verletzung, sondern vielmehr ein Zeichen dafür, dass die psychischen Selbstheilungskräfte Ihres Babys funktionieren. Die Entwicklungspsychologin Aletha Solter hat sich mit den verschiedenen Gründen auseinandergesetzt, weshalb Babys weinen: »Obwohl ein Baby oft weint, wenn es direkt etwas braucht, weint es auch, wenn Bedürfnisse in der Vergangenheit nicht erfüllt wurden (…) Möglicherweise weint ein drei Monate alter Säugling darüber, dass er in den ersten drei Monaten nicht genügend berührt wurde. Erfüllt man ein gegenwärtiges Bedürfnis, so erlaubt man dem Baby oftmals dadurch, unerfüllte Bedürfnisse aus der Vergangenheit zu entlasten. Manchmal scheint ein Baby sich gegen eine liebevolle Berührung zu wehren. Aber das Weinen und Wüten während der Berührung heißt nicht, dass man mit dieser Aufmerksamkeit aufhören soll, sondern vielmehr, dass die gegenwärtige liebevolle Situation ihm dabei hilft, die angesammelte Trauer und Wut aus der Vergangenheit loszuwerden.«[7] Solter weist darauf hin, dass Babys beim Weinen nicht allein gelassen werden sollten, sondern einer liebevollen Begleitung bedürfen.

Selbst mit diesem Wissen kann es sehr nervenaufreibend für die Mutter sein (denn sie ist es ja meist, die den ganzen Tag mit dem Kind zusammen ist), das Weinen zu ertragen. Sie wird überdies wahrscheinlich von den verschiedensten Ratschlägen Außenstehender überschüttet, wie diesem Weinen beizukommen ist, sprich, wie das Weinen »abgestellt« werden kann. Nicht selten widersprechen sich die (sicherlich gut gemeinten) Ratschläge sogar. Sheila Kitzinger berichtet von Frauen, die meinten, dass das Baby erst dann ruhiger wurde, als sie ihre Versuche, es davon abzubringen, einstellten: »Der verzweifelte Kampf, das Baby zu beruhigen, hatte irgendwie zum Unbehagen des Babys beigetragen. Wenn eine Frau sich entspannt und ihr Baby so akzeptiert, wie es ist, auch sein Weinen, dann lässt die Spannung nach (...) Doch die Voraussetzung dafür ist die Anwesenheit einer zweiten Person mit der gleichen gelassenen Einstellung, die die volle Betreuung des Babys für eine bestimmte Zeit (...) übernimmt. Wenn eine Frau pausenlos an ihr Baby gekettet ist, ohne dass ein anderer Erwachsener ihr die Verantwortung zeitweise abnimmt, kann es sein, dass es ihr emotional unmöglich ist, das Baby so anzunehmen. Das Weinen fordert zu viel Kraft von ihr.«[8]

Außerdem gibt Kitzinger einen weiteren Grund für häufiges Weinen bei empfindlichen Säuglingen an. Sie erklärt, dass Weinen auch dazu dienen könne, sich vor übermäßigen Außenreizen zu schützen. Die Konsequenz aus dieser Beobachtung ist somit folgerichtig die Ruhe. Kitzinger empfiehlt eine ruhige, feste, langsame und zärtliche Behandlung des Babys. Alles in seiner Umgebung sollte ruhig und gedämpft sein. Sie verweist darauf, dass ehemals frühgeborene Babys es gerne haben, wenn sie eng gewickelt werden und es sehr schätzen – so wie andere Babys auch –, in einem Tragetuch eng am Körper der Mutter getragen zu werden.

Enger Körperkontakt mit der Mutter ist für Frühchen zu Hause genauso wichtig wie für Frühchen im Krankenhaus. Trotzdem werden Mütter häufig noch auf der Intensivstation von Schwestern dazu angehalten, ihr Kind »langsam zu entwöhnen, damit sie zu Hause nicht zu viel verlangen«. Das zeigt, wie suspekt ein enger Körperkontakt vielen noch immer ist. Die vielbeschworene Känguru-Methode wird zwar angewandt (wohl auch, weil es Eltern inzwischen einfordern), aber offenbar nur in genau definiertem Rahmen: Das Kind darf nicht zu instabil sein, aber auch nicht zu stabil, denn dann wird es womöglich noch verwöhnt.

Nur um es nochmals zu betonen, obwohl es sicherlich den meisten Eltern längst bekannt sein dürfte: Sie können Ihr Kind durch zu viel Aufmerksamkeit oder liebevolle Zuwendung, inklusive Körperkontakt, nicht verwöhnen. Sie geben ihm damit nur, was es braucht. Auch der Schlaf im Elternbett ist vielen sogenannten Experten noch immer nicht geheuer. Wenn wir bedenken, dass getrennte Betten von Eltern und Kindern zu haben noch eine recht neue Entwicklung ist, die erst seit zwei- oder dreihundert Jahren besteht, ist es nicht verwunderlich, dass sich viele Kinder im Bett ihrer Eltern am wohlsten fühlen. Damit erübrigt sich auch häufiges nächtliches Aufstehen, denn ein hungriges Kind findet nachts alleine die Brust seiner Mutter.

Das Stillen hat darüber hinaus eine äußerst heilende Wirkung auf Mutter und Kind. Stillen ist mehr als bloße Nahrungsaufnahme. Durch den innigen Körperkontakt fließt auch Liebe von Mutter zu Kind und zurück. Eine Mutter, die einen intensiven Körperkontakt mit ihrem Kind pflegt, erkennt seine kleinen Signale sehr viel rascher. Lassen Sie sich auf die Zeichen Ihres Babys ein. Lernen Sie es kennen, und lernen Sie von ihm. Es wird Ihnen zeigen, was es braucht. So wie sich Dr. med. Marina Marcovich auch auf die Kleinsten eingelassen und von ihnen gelernt hat.

Frühgeborenen-Eltern-Gruppen

In den letzten Jahren sind Selbsthilfegruppen aus der Medizin- und Gesundheitsszene nicht mehr wegzudenken. Gruppenerfahrungen sind eine gute Möglichkeit, die eigenen Erlebnisse in einen größeren Rahmen einzuordnen und zu sehen: »Ich stehe mit diesen Problemen nicht alleine da.« Oftmals haben Betroffene auch das Gefühl, dass jemand, der das jeweilige Problem nicht selbst erfahren hat, sie nicht wirklich verstehen könne. Mütter und Väter, die ähnliches erlebt haben, können daher für »zu früh gewordene Eltern« eine große Hilfe sein. An fast allen Neonatologiezentren haben sich inzwischen Elterngruppen etabliert, wo »neue« Eltern Informationen, aber auch emotionale Unterstützung erwarten können.

In der Gruppe ist es möglich, offen und ohne Scheu Gefühle und Probleme, die mit der Frühgeburt des Kindes aufgetreten sind, zu besprechen. Oft hilft es schon, dabei die Bestätigung zu erfahren, dass es »normal« und »in Ordnung« ist, sich so zu fühlen, und dass es vielen Frühcheneltern ebenso ergangen ist beziehungsweise geht. Dieser Austausch macht deutlich, dass das eigene Schicksal nicht etwas Unnormales ist. Das Gespräch hilft, Gefühle von Schuld und Stigma oder der persönlichen Unzulänglichkeit zu mildern und führt so zu Erleichterung. Eigenes Wissen und eigene Erfahrungen weiterzugeben bedeutet aber auch eine Stärkung des Selbstbewusstseins. Hierbei wird auch das Prinzip der Selbsthilfe deutlich: Dadurch, dass ich anderen helfe, erfahre ich auch selbst Heilung.

Viele Elterngruppen stehen in regem Austausch mit professionellen Berufsgruppen: Neonatologen, Schwestern, Psychologen, Soziologen und sozialpädiatrischen Fachkräften. Durch diesen Dialog werden Eltern auch auf den Intensivstationen stärker mit einbezogen und festigen so ihre Kompetenz. Ein sehr positives Beispiel ist der Bundesverband *Das frühgeborene Kind e. V.*, eine Dachorganisation von Elterninitiativen und Fördervereinen für Frühgeborene und kranke Neugeborene. Durch zahlreiche Workshops, Kongresse und (Fach-)Tagungen zum Thema Frühchen und den dazugehörigen Spezialthemen (Frühförderung, die Entwicklung des Frühgeborenen etc.) hat sich der Verein einen Namen gemacht. Inzwischen kann er als eine wirksame und einflussreiche Lobby für die Belange von Frühgeborenen und deren Eltern gelten, die auch direkt mit Krankenkassen verhandelt oder versucht, durch Kontakte mit parlamentarischen Arbeitsgruppen im Vorfeld Einfluss auf die Gesetzgebung zu nehmen. Durch eigene Broschüren und das vierteljährlich erscheinende Mitteilungsblatt *Das frühgeborene Kind* vermittelt der Verband Informationen, Informationsaustausch und Unterstützung.

Bereits 1980 wurde in den USA eine kontrollierte Studie über die Effektivität von Elterngruppen frühgeborener Kinder erstellt.[9] Die Gruppe traf sich wöchentlich zirka zwei Stunden lang. Der Gruppe wurde eine erfahrene Frühchenmutter zugeteilt, die vor einem Jahr an derselben Intensivstation ein Kind hatte und sich deshalb bestens mit den örtlichen Gegebenheiten auskannte.

Diese Gruppe sollte Eltern ein Forum bieten, auf dem sie sich mit den unterschiedlichen Stressfaktoren, die mit einer zu frühen Geburt verbunden sind, auseinandersetzen konnten. Eine weitere Zielsetzung dieser Elterngruppe sollte es sein, dass die Eltern sich gegenseitig halfen, mit den täglichen Routineabläufen auf der Intensivstation zurechtzukommen. Die Eltern tauschten sich zunächst über ihre Gefühle aus: über akute Depressionen, ihre Ängste und Schuldgefühle. Später wurden auch Erziehungsstile und konkrete Pflegemaßnahmen thematisiert. Die Ergebnisse der Studie waren so vielversprechend – Mütter mit Hochrisikokindern, die die Möglichkeit hatten, sich zu treffen und Erfahrungen auszutauschen, wurden als kompetenter und engagierter, auch im Umgang mit ihren Kindern, beschrieben –, dass dieses Modell inzwischen auf vielen Intensivstationen zum Einsatz kommt. Immer häufiger stehen auf Neugeborenen-Intensivstationen auch Psychologinnen und Psychologen den Eltern beratend zur Seite.

Psychologische Eltern-Interventionsprogramme

An einigen Perinatalzentren werden inzwischen auch sogenannte psychologische Eltern-Interventionsprogramme angeboten. Ziel dieser Maßnahmen ist eine positive Eltern-Kind-Beziehung und -Bindung. Unterschiedliche Studien bescheinigen solchen Programmen gute Ergebnisse, die nicht nur das Wohlbefinden der Eltern erhöhen, sondern sich auch positiv auf die weitere Entwicklung des Kindes auswirken.[10]

Frühere Interventionsprogramme waren primär auf eine Optimierung des Verhaltens und der neurologischen Entwicklung des Kindes orientiert. Neuere Ansätze beziehen die Eltern und andere Familienmitglieder mit ein, weil sie sich durch dieses erweiterte Spektrum eine verbesserte Entwicklung des Kindes versprechen.

Dr. Elaine C. Meyer und ihre Kollegen der *Brown University School of Medicine* wollten durch eine Studie ermitteln, ob familienorientierte Intervention das psychologische Wohlbefinden der Mutter verbesserte und ob sich dies auch positiv auf die oft belastete Situation beim Füttern auswirkte.[11] Das Besondere an dieser Studie war die Berücksichtigung der individuellen Situation und des konkreten Bedarfs. Es wurde also nicht ein für alle Eltern gleiches, genormtes Interventionsprogramm angeboten, sondern die besondere, persönliche Situation war der Ausgangspunkt. Die Familien in der Kontrollgruppe erhielten das standardisierte Pflegeprogramm des Hospitals, zu der Zeit bestehend aus medizinischer und pflegerischer Versorgung des Kindes und Zuordnung eines Sozialarbeiters.

Um das individuelle Interventionsprogramm zu erarbeiten, wurde für jede Familie eine interdisziplinäre Konferenz abgehalten, den Eltern wurde ein schriftlicher Fragebogen zur Beantwortung vorgelegt und ein mündliches Interview wurde durchgeführt.

Das Interventionsprogramm umfasste vier Bereiche:

- das Verhalten und die Charakteristika des Kindes
- die Familienstruktur
- das Pflegeumfeld (inklusive Anweisungen zum Fütterverhalten sowie Eltern-Kind-Sensitivitätstraining)
- die Entlassung nach Hause und die dortige Unterstützungsinfrastruktur

Welche Bereiche durch Interventionen gefördert werden sollten, wurde jeweils individuell ermittelt.

Die Mütter in der Interventionsgruppe beschrieben sich am Ende der Studie als weniger gestresst in Bezug auf die Umgebung der Intensivstation und die Situation ihres Kindes.

Diese Mütter fühlten sich zur Zeit der Entlassung auch im Hinblick auf ihre mütterlichen Fähigkeiten selbstbewusster als die Mütter der Kontrollgruppe. Obwohl zu Beginn der Studie Mütter beider Gruppen ungefähr gleich häufig an Depressionen litten, verringerte sich die Rate zum Studienende bei den Interventionsmüttern wesentlich (Interventionsmütter: 11 Prozent, Kontrollgruppe: 44 Prozent).

Auch in der Fütterungssituation zeigten sich Vorteile der Interventionsgruppe. Die Kinder hier verhielten sich weniger problematisch beim Füttern: Sie verzogen ihr Gesicht seltener und spuckten nicht so häufig Nahrung aus. Dementsprechend reagierten auch ihre Mütter positiver: Sie lächelten und unterhielten sich häufiger mit ihren Kindern und reagierten insgesamt sensibler auf die Bedürfnisse ihres Kindes. Die Forscher zogen daraus den Schluss, dass die Gesamtheit ihres breit angelegten Interventionsprogramms effektiver ist, als die Summe seiner Teile es vermuten ließ. Aus diesem Grund können allerdings individuell angelegte Interventionen auch niemals exakt wiederholt werden, und es lässt sich auch nicht mit Sicherheit feststellen, welche Komponente des Interventionspakets für die Verbesserung der Situation verantwortlich ist.

In der beschriebenen Studie blieben die Langzeitfolgen des Programms ununtersucht. Andere Studien scheinen jedoch zu belegen, dass sich Interventionsprogramme auch im weiteren Verlauf der Eltern-Kind-Beziehung positiv für die Entwicklung des Kindes auswirken.[12]

In Deutschland entstehen an einigen Neonatalzentren ebenfalls Interaktionsprogramme unter der Regie von Psychologen.[13] So sinnvoll diese Elternprogramme sicherlich sind, so gilt es trotzdem bei der Betrachtung einige Faktoren nicht unberücksichtigt zu lassen. Die Effektivität von Interventionsprogrammen insgesamt soll dabei jedoch nicht infrage gestellt werden.

So wie auf der einen Seite Psychologen zu Recht betonen, dass allein die Einführung der Känguru-Methode nicht ausreicht, um die psychische Situation der Frühgeborenen auf der Intensivstation zu verbessern, so dürfen auch psychologische Interventionsprogramme nicht von eventuell unnötigen, ja sogar schädlichen medizinischen Intensivtherapien ablenken. Wird das Eltern-Interventionsprogramm lediglich benutzt, um Eltern zu beruhigen und von den als unmenschlich empfundenen intensivmedizinischen Maßnahmen abzulenken (denn Eltern fordern inzwischen deutlich eine »sanfte Behandlung« ihres Kindes), macht sich die Psychologie (unbewusst und unbeabsichtigt) zum Handlanger einer technikorientierten Intensivmedizin. Ähnliche Trends sind in letzter Zeit auch in anderen Teilgebieten der Intensivmedizin, wie beispielsweise der Fortpflanzungsmedizin, zu beobachten. Fortpflanzungsspezialisten arbeiten zunehmend mit Psychologen zusammen, um die vielfältigen negativen psychischen Begleiterscheinungen einer In-vitro-Fertilisation (IVF) bei ihren Patienten zu mildern und ein Abbrechen der Therapie zu verhindern.[14]

Ein möglicherweise weiteres Problemfeld der Interventionsprogramme könnte darin liegen, dass ein Neonatologe, der um die Existenz eines Interventionsprogramms weiß, meinen könnte, sich selbst nicht mehr um die psychischen Belange der Eltern kümmern zu müssen, da dafür Spezialisten im Team sind. Sinnvoller hingegen ist es, wenn das gesamte Intensivteam das emotionale Empfinden der Eltern in ihr Handeln mit einbezieht – zum Wohle von Kind und Eltern. Dieses Mit-Eltern-und-Kind-Gehen, wie es das Marcovich-Modell gezeigt hat, macht viele »Sensitivitäts-Trainings« überflüssig, denn eine Mutter, die von Anfang an ihr Kind versorgen darf, entwickelt intuitiv und »von allein« ein Gefühl und ein Verstehen ihres Kindes, seiner Signale und Bedürfnisse. Eine solche Mutter ist weniger depressiv, denn sie weiß um die eigene

Wichtigkeit für die Gesundheit ihres Kindes. Sie fühlt sich kompetent, denn sie kennt ihr Kind und wird es deshalb auch zu Hause selbstbewusst und ohne Angst versorgen können. Wird den Eltern hingegen zusätzlich die Möglichkeit gegeben, ihre eventuell bestehenden psychischen und emotionalen Probleme im Zusammenhang mit der zu frühen Geburt unter psychologischer Leitung zu thematisieren und aufzuarbeiten, so ist das nur zu begrüßen.

2
Beim nächsten Mal: Kann eine zu frühe Geburt verhindert werden?

Was kann getan werden, um eine Frühgeburt zu verhindern oder zumindest möglichst lange herauszuzögern? Diese Frage wird besonders dringlich, wenn eine Frau nach einer Frühgeburt erneut schwanger wird. Beantwortet wird sie, auch heute noch, meist mit medizinischen Interventionen. Leider haben sich diese Formen jedoch nicht als besonders erfolgreich erwiesen. Zwar überleben inzwischen immer mehr Frühchen mit sehr niedrigem Geburtsgewicht, die Frühgeborenenrate ist allerdings in den letzten Jahren sogar angestiegen. In den 1980er-Jahren und Anfang der 1990er lag sie recht konstant bei sechs Prozent. Danach stieg sie langsam an – im Jahr 2006 meldete das Statistische Bundesamt eine Frühgeborenenrate von 6,8 Prozent.[15] Der Gynäkologe Prof. Karl-Heinrich Wulf bestätigt, dass die zurzeit angewandten Methoden nicht effektiv genug sind oder womöglich sogar am Problem vorbeigehen: »Es war für uns überraschend und enttäuschend, festzustellen, dass unser bisheriges Vorsorgeprogramm mit Infektionsprophylaxe, Wehenhemmung und Muttermundverschluss die Frühgeburtenrate (…) nicht verändert hat (...) Wir müssen uns in Zukunft bei der Frühgeburtsprävention mehr auf die psychosoziale Betreuung der Frauen mit Risikoschwangerschaften konzentrieren!«[16]

Um Frühgeburtsbestrebungen effektiver begegnen zu können, ist es unumgänglich, sich auch mit den Gründen auseinanderzusetzen. Rein medizinische Ursachen (wie EPH-Gestose, Eklampsie, Plazenta praevia, Plazentalösung etc.) einmal ausgenommen, denn dabei helfen psychosoziale Interventionen allein nicht mehr. Ursachenforschung findet bislang jedoch eher selten – oder sehr pauschalierend – statt. Eine – von Ärztekommissionen gewünschte – eindeutige Liste von Risikofaktoren, die sich verhältnismäßig leicht und routinemäßig abfragen lässt, sogar schriftlich, lässt sich offenbar nicht so leicht erstellen. Die Ergebnisse einer Pilotstudie, die im Rahmen der Bayerischen Perinatalerhebung (BPE) eine solche Risikoliste erstellen sollte, waren dementsprechend wenig aussagekräftig. Die Vorhersagewerte der ermittelten Risikofaktoren lagen deutlich unter 20 bis 30 Prozent: »Wir kommen zu folgendem Schluss: Eine treffsichere Vorhersage von Schwangerschaftsdauer unter 37 vollendeten Wochen, Geburtsgewicht unter 2500 Gramm oder Mangelgeborene unter der 10. Perzentile ist allein anhand von routinemäßig verfügbaren Angaben über die Schwangerschaft mittels Daten der BPE nicht möglich.«[17]

Um den Ursachen auf die Spur zu kommen, ist es nötig, sich wirklich auf die individuelle Situation der Frau einzulassen. Das geht nur durch die Schaffung einer Vertrauensbasis, ohne die wirklich offene Gespräche kaum möglich sind. Doch der Wert des Gesprächs wird in der medizinischen Praxis, sei es in der Gynäkologie oder anderswo, wenig gewürdigt. Gefragt sind Befunde. Die können dann umgesetzt werden in Maßnahmen, sprich eine medikamentöse Verordnung. Der geringe Stellenwert des Gesprächs schlägt sich auch in der Gebührenordnung für Ärzte nieder. Dr. Rupert Linder macht darauf aufmerksam, dass niedergelassene Gynäkologen bei Kassenpatientinnen nur noch sehr eingeschränkt beratend tätig sein können, wenn sie dafür auch bezahlt werden wollen. Leider wird der Wert eines Gesprächs in der Medizin durchgehend unzulänglich honoriert. Diese Entwicklung dürfte ein großes Hindernis auf dem Weg zu einem mehr psychosomatischen und damit effektiveren Umgang mit der drohenden Frühgeburt darstellen.[18] Eine Ultraschalluntersuchung wird weitaus besser dotiert als ein Gespräch, obwohl sie zeitlich betrachtet nicht aufwendig ist. Erst technische Maßnahmen lassen die Kassen klingeln, wen wundert es da noch, dass Ärzte ihre Zeit ungern mit Gesprächen vertun. Bei Privatpatientinnen sieht das ein wenig besser aus.

Damit soll nicht unterstellt werden, dass Ärzten hauptsächlich die Gesundheit ihres Bankkontos am Herzen liegt, vielmehr sollen die systemimmanenten Verhinderungsmechanismen von Arzt-Patienten-Gesprächen verdeutlicht werden. In den meisten Fällen kann es sich tatsächlich kein Arzt leisten, seine Patienten gut kennenzulernen – ein Problem, das sich allerdings quer durch die gesamte Medizin zieht.

Die Auswirkungen dieser Unkenntnis und die mangelnde Bereitschaft, sich einzulassen, sind jedoch in vielen Fällen fatal. Wie positiv sich hingegen Gespräche auswirken und wie wichtig sie sind, zeigen die Erfahrungen, die die Hamburger Gynäkologin Christine Schulz-Züllich mit ihren Patienten in den letzten Jahren machte.[19]

Bereits während ihrer Zeit als Assistenzärztin in einer Großklinik begann sie – oft während der Nachtdienste – gemeinsam mit den Schwangeren die Ursachen für frühzeitige Wehen näher zu beleuchten. Ein Bemühen, das – so beschreibt sie – bislang niemanden zu interessieren schien. Frauen mit vorzeitigen Wehen werden häufig ins Krankenhaus eingewiesen, weil sie dort mehr »Ruhe« bekommen. Dies wurde von betroffenen Frauen allerdings nicht unbedingt so empfunden. Schulz-Züllich berichtet: »So fanden wir heraus, dass im Durchschnitt 63-mal in 24 Stunden jemand ins Zimmer kam, um Essen oder Medikamente zu bringen, Putzdienste zu verrichten, Visiten zu absolvieren, zum CTG abzuholen, Besuche etc. Von Ruhegefühl sprechen diese

Frauen nicht. Dazu kam der extrem verschobene Kliniktagesablauf (wecken 5:30 Uhr), der einen normal lebenden und arbeitenden Menschen schon allein völlig aus dem Rhythmus bringen kann.«[20] Jedoch noch mehr als diese äußere Unruhe des Klinikablaufs beunruhigte Frauen der Gedanke, was wohl zu Hause während ihrer Abwesenheit alles schieflaufen könnte. Nicht immer waren die Dinge dort beruhigend geregelt, insbesondere wenn schon andere Kinder da waren, »konnten die Mütter diese Entfernung von der Belastung weder zulassen noch genießen, sie fühlten sich kribbelig, verstärkt von der Partusistenwirkung (Medikament, das Wehen mindern soll, allerdings kaum Erfolge erzielt und zudem schwere Nebenwirkungen hat, Anm. d. Verf.), die die Klinik mit großzügiger Valiumgabe beantwortete«.

Im Gespräch über diese Gefühle konnten sie auch oft zum ersten Mal damit beginnen, sich mit den Gründen der Wehenbereitschaft auseinanderzusetzen. Sie wurden formuliert als Frage, als Möglichkeit, als Sorge, als Ärger oder Wut. »Das Empfinden ZUVIEL war das Überwiegende. Mal war es ein Zuviel an Arbeit, sei es zu Hause oder im Beruf, mal ein Zuviel an Stress, ein Zuwenig an Entlastung und Rücksichtnahme auf ihren Zustand als Schwangere, mal war es das Kleinkind, das seinerseits das Unwohlsein der Mutter durch die Wehen mit Quengeligkeit und Unausstehlichkeit beantwortete, mal waren es Ängste vor der Geburt, die Sorge, es nicht so zu schaffen, wie erwartet wurde, mal die Angst vor den partnerschaftlichen Konflikten, die sich manchmal schon in der Schwangerschaft abzeichneten, die Angst, dass aus der eher stabilen Zweierbeziehung die instabilste, die Dreierbeziehung werden wird, mal war es der Umzug in eine renovierungsbedürftige Wohnung.«

Die Bandbreite der Sorgen und Nöte zeigt eindrucksvoll, welch unterschiedliche Situationen eine zu hohe Belastung verursachen können. Wohl bei jeder Schwangeren wird es

Phasen geben, in der es zu Konflikten im Zusammenhang mit der Schwangerschaft kommen kann. Zu groß sind die bevorstehenden Veränderungen, als dass sie gänzlich ohne Reaktionen bleiben würden. Auch eine herbeigesehnte Schwangerschaft wird den einen oder anderen Konflikt hervorrufen. Das ist ganz normal. Trotzdem trauen sich viele Schwangere nicht, diese als »negativ« eingestuften Gefühle und Gedanken auch zu artikulieren. Noch immer ist die gesellschaftlich verankerte »Verpflichtung zum Glücklichsein« eine unhinterfragte Norm. Frauen, die sich nicht glücklich fühlen, verdrängen diese Gedanken vielfach oder behalten sie für sich, aus Angst vor sozialer Stigmatisierung. Stauen sich diese beunruhigenden Gedanken längere Zeit, ohne eine Auflösung – und sei es lediglich verbal – zu erfahren, können sie sich auch körperlich äußern.

Diese stark verkürzte und vereinfachte Grundannahme der Psychosomatik bestätigt der Gynäkologe und Psychotherapeut Dr. Rupert Linder: »Ich sehe in meiner Praxis viele leichte Frühgeburtsbestrebungen. Werden sie allerdings bereits in einem frühen Stadium ernst genommen, können sie relativ leicht durch unterstützende, lösungs- und konfliktorientierte Interventionen aufgelöst werden. Meist geschehen Frühgeburten nämlich nicht so plötzlich, wie es häufig den Anschein hat. Oft vergehen Monate von den ersten Anzeichen bis zur tatsächlichen Frühgeburt.«[21] Linder hat in seiner gynäkologischen Praxis seit 16 Jahren eine Frühgeburtenrate von lediglich ca. zwei Prozent. »Die Zahlen von wirklich erfolgten Frühgeburten gingen parallel zum Entstehen meines Behandlungskonzeptes drastisch zurück, obwohl ungefähr die Hälfte der zirka 100 jährlich von mir betreuten Schwangeren einmal im Laufe der Schwangerschaft Tendenzen zur Frühgeburt zeigt.«[22] Diesen Erfolg führt er auf die bewusste Einbeziehung der Patientin zurück. Das mag auf den ersten Blick befremdlich anmuten, schließlich ist die Patientin bei jeder

Therapie selbst beteiligt. Es ist aber offenbar ein Unterschied, ob sie eine Maßnahme »verordnet« bekommt oder ob sie selbst – in Zusammenarbeit mit dem Arzt oder der Ärztin – herausfindet, was ihr guttut und was sie braucht. Das setzt allerdings eine ganz neue Arzt-Patientin-Beziehung voraus.

Eine weitere Komponente ist die gezielte Entlastung der Frau in den verschiedensten Bereichen. Dazu gehören die »Bescheinigung von Arbeitsunfähigkeit, Einhalten einer längeren Mittagspause – möglichst richtig im Bett –, Verordnung einer Haushaltshilfe, insbesondere bei Mehrgebärenden, meistens auch eine stufenweise Wiedereingliederung (täglich einige Stunden) nach der völligen Arbeitsunfähigkeit. Durch diese Maßnahmen hat die Patientin nicht nur Schonung, sondern vor allem Gelegenheit, in sich hineinzuspüren, Dinge wahrzunehmen und zu verändern.«[23]

Frühgeburtssymptome werden – im Unterschied zur üblichen Sichtweise – nicht als Problem gesehen, sondern sie werden als Signale gedeutet, die als Wegweiser zu einem besseren Verstehen genutzt werden sollten. »Die Umdeutung der Beschwerden als Zeichen und die Erkenntnis, was sie der Schwangeren zu verstehen geben wollen, ist aus meiner Sicht ein ganz wichtiger Schritt der Therapie«, betont Linder.

Er ermutigt werdende Mütter, auf ihr inneres seelisches und körperliches Befinden zu achten. Auch leichte Störungen können Hinweise sein, die körperliche Anstrengung, die innerliche Anspannung oder sonstige Verhaltensweisen zu ändern. Durch eine bessere Selbstwahrnehmung kommen Schwangere zu einem besseren inneren Zeitrhythmus und seelischem Gleichgewicht.

Auch Christine Schulz-Züllich betont in ihrer Vorgehensweise die Wichtigkeit der Angstreduzierung. Nur zu häufig liegt es in der Struktur des Krankenhausbetriebs, dass es nicht zu einer Verringerung der Angst, sondern eher zu einer Zunahme kommt: »Wir Medizinerinnen und Mediziner sind in der Ausbildung selten aufgefordert worden, eine mutmachende Haltung einzunehmen. Eine wichtige sorgenvoll hochgezogene Augenbraue beim Ultraschall oder ein Seitenblick zum Kollegen bei der Visite eröffnet ganze Abgründe von Angstmöglichkeiten. Ist das Kind zu klein? Was ist, wenn es jetzt kommt? Überlebt es? Ist es behindert? Warum kann ich nichts tun?«[24]

Im Krankenhaus besteht die Gefahr, dass die Patientin entmündigt wird und sich auch entsprechend ausgeliefert fühlt. Ihr ist die Kontrolle über ihren Körper entzogen worden. Ihr wird gesagt, was gut für sie ist. Was sie jedoch braucht, sind »Informationen, Hinweise, Antworten auf ihre Fragen, Erklärungen der Befunde, Besprechungen von Möglichem. Das alles soll die Visite leisten. Die hierarchische Struktur der Klinik einerseits und die Konzentration auf somatische Befunde andererseits verhindern hier geradezu systemimmanent die adäquate Therapie.«

Die Erfolglosigkeit dieser Herangehensweise bleibt auch der Klinik nicht verborgen. Anstatt allerdings die grundlegenden Bedingungen zu verändern, wird weiterhin medikamentös oder operativ gehandelt. Schulz-Züllich zählt eine lange Liste auf: »Progesteron, Alkohol, Valiumabkömmlinge, Hydration, Prostaglandininhibitoren, Magnesiumsulphat, Diazoxid, Kalziumantagonisten, Betamimetika, Antibiotika und zu 10 Prozent Cerclagen, meines Erachtens alles Therapien, die die Frau unmündig belassen. Gleichzeitig entsteht ein Unwohlsein bei der Frau, weil ihr nicht nur Mediziner sagen, dass sie in der Schwangerschaft keine Medikamente nehmen soll. Im Endeffekt wird also der Frau eine weitere Verunsicherung zugemutet.«

Diese Maßnahmen lösen nicht Grundlegendes. Auch wenn es heute schon längst alle Spatzen von den Dächern pfeifen – dass nämlich das Herumdoktern an den Symptomen nicht die Ursachen beseitigt –, wird noch viel zu selten danach gehandelt.

Christine Schulz-Züllich hatte den Mut, einen anderen Weg zu gehen. Sie begann in ihrer Praxis, die Schwangeren mit ihrem eigenen Stress zu konfrontieren, indem sie wahrgenommene Beobachtungen und die Befunde offensiv mit der Frau besprach. Dies ist unter anderem auch möglich, weil sie jeder Schwangeren bereits zu Beginn der Schwangerschaft beibringt, schon die ersten Wehenzeichen auch als solche zu erkennen. Dabei lernen die Frauen auch, dass sie bei den ersten Wehen nicht einen Schmerz erwarten sollten – ein häufige Missverständnis, besonders bei Erstgebärenden, die ja noch nicht wissen können, wie sich Wehen anfühlen. Dies frühzeitige Erkennen der Wehen ist eines der wichtigsten Kriterien, um rechtzeitig lindernde Maßnahmen einleiten zu können: »Nicht selten weiß keiner der Beteiligten, wovon die Rede ist. Die Erstgebärende trifft auf einen Arzt und eine Hebamme, die gerade aus der Ausbildung kommen, und alle drei sind in derselben Lage. Sie wissen nicht, wie sich Wehen anfühlen.

Aus meinem eigenen Erleben ziehe ich den Schluss, der Frau klare Kriterien für das Erkennen beizubringen und diese auch abzufragen.« Bei mehr als 15 erspürten Wehen soll die Frau in die Praxis kommen. So lernt sie, auf die Signale ihres Körpers zu hören. Vorzeitige Wehen sind Zeichen für ein Zuviel. Werden sie dann auch bei der Untersuchung in der Praxis diagnostiziert, ist das für die Frau zunächst eine Bestätigung ihrer eigenen Wahrnehmung und trifft sie nicht unerwartet.

Aufgrund des Befunds bespricht Christine Schulz-Züllich zusammen mit den Schwangeren mögliche Gründe für die Überbelastung und auf welche Art Entlastung erzielt werden kann. Eine Krankenhauseinweisung wird fast nie notwendig. »Oft genüge schon ich als Mitwisserin des Problems; allein das Sprechen über die Belastung ist eine Erleichterung. Manchmal ist eine Aussprache mit den Beteiligten, zu der ich

Mut mache, erfolgreich. Mal rufe ich auch den Partner an mit der Aufforderung, an einer Entlastung mitzuwirken. Mal ist eine Woche Pause gut, mal eine neue Babysitterregelung, mal ein Besuch bei einer Freundin, mal das Wegschicken der helfen wollenden Mutter. Jedenfalls habe ich den Eindruck, dass die Mitverantwortlichkeit und vor allem die Veränderbarkeit eines einmal gefassten Konzepts das wichtigste Mittel ist, die Ruhe herzustellen.«

Schulz-Züllich versucht mit einer mutmachenden Grundhaltung, die Situation in den Griff zu bekommen. Sie macht Frauen aber auch das Angebot engmaschiger Überwachung, beispielsweise vor dem Wochenende oder vor einem wichtigen Termin. Dadurch weiß die Frau, dass ihre Lage ernst genommen wird und dass, wenn nötig, auch gezielt therapiert wird.

Das Therapieangebot wird allerdings genau erklärt und besprochen, sodass die werdende Mutter in der Lage ist zu entscheiden: »das will ich nicht«, »das kann ich noch« oder »das kann ich nicht mehr«. Selbst über die Dosierung der eventuell notwendigen Medikamente kann die Frau – in genauer Absprache und Einweisung mit der Gynäkologin – selbst entscheiden. »Die Stärkung des eigenen Ichs, anstatt sich immer von anderen sagen zu lassen, was für sie gut ist, führt die Frau wieder zu sich selbst. Sie kann nach der Irritation durch die Diagnose des vorzeitigen Wehenbeginns selber oder mit Hilfe herausbekommen, in welcher Konfliktlage sie sich befindet und (...) den Konflikt rauslassen. Dann können die Wehen und der Schmerz deutlich nachlassen (...) Das oft verschüttete Körpergefühl hat eine gute Chance, in dem Prozess zwischen Mutter, Uterus und Kind wieder erlebt und wieder belebt zu werden.«

Unnötige Beunruhigungen sollten vermieden werden. Die Betonung soll auf der Normalität, nicht auf der Pathologie liegen. Lob ist wichtig. Christine Schulz-Züllichs Grundtenor liegt darin, aufzubauen, statt Gründe für zusätzliche Sorgen zu geben: »Ich möchte vermeiden, dass die Vorfreude auf diese Lebenssituation, die nicht selten einmalig im Leben vorkommt, aus medizinischen Gründen durch Angst verdorben wird.« Auch in ihrer Praxis kommen Geburten vor der 36. Woche so gut wie nicht vor. »Ich habe den Eindruck, dass die Vorgehensweise richtig ist: Zeit zu haben für die emotionale Konfliktlage der Patientin, an welcher Stelle auch immer, sie ernst zu nehmen, sie lassen zu können und sie zu beteiligen an Entscheidungen, die notwendig sind. Nur zusammen finden wir eine Lösung und erhalten die schönen Seiten dieses wunderbaren Lebensabschnitts, ein Kind zu bekommen.«

Nicht alle Gynäkologen sehen das so. Psychosoziale Unterstützung und das Eingehen auf emotionale Belange der Patientin sind in einem wissenschaftlich ausgerichteten Medizinverständnis nur schwer miteinander zu vereinbaren. Wissenschaftliches Arbeiten, so lernen angehende Ärzte und Ärztinnen auch heute noch, ist die Ausschaltung der Emotionen, um durch messbare, nicht subjektive Methoden zu zuverlässigen Ergebnissen zu kommen. Die Parallelen zur Neonatologie sind offenkundig. Patientinnen werden mit ihren Emotionen oft nicht ernst genommen. Selbst wenn durchaus eingestanden wird, dass psychischer und psychosozialer Stress in Zusammenhang mit physischen Problemen stehen, scheut sich die konventionelle gynäkologische Fachschaft noch davor, an den Wurzeln der Probleme anzusetzen. Prof. Dr. Erich Saling begründet seine Ablehnung wie folgt:

»Nach in unserem Institut durchgeführten neueren Untersuchungen liegen konkrete Hinweise dafür vor, dass bei Frauen mit Frühgeburtssymptomatik, von denen 65 Prozent belastende Stress-Situationen angegeben haben, Beeinträchtigungen des Immunstatus bestehen und dadurch möglicherweise aszendierende (aufsteigende, Anm.d.Verf.) Infektionen begünstigt werden. Daraus lässt sich auch folgern, dass gerade

Schwangeren mit kritischem sozialem Status und deshalb beeinträchtigter Immunitätslage durch gezielte Aufklärung und durch sehr früh einsetzende präventiv-medizinische Maßnahmen (...) eher und wirkungsvoller geholfen werden kann, als dies durch die so aufwendige und zwangsläufig kostspielige Intensivierung sozialer und psychologischer Fürsorge zu realisieren ist. (...) Derartige Aktivitäten müssten, um die Ergebnisse auch im ganzen Land entscheidend günstig zu beeinflussen, auf entsprechend breiter Ebene stattfinden, und das ist allein schon wegen des dafür erforderlichen personellen und damit auch immensen finanziellen Aufwandes nur schwer zu realisieren. Durch die von uns neu erschlossenen Wege bahnen sich durch den Einsatz einfach praktikabler medizinischer Maßnahmen Lösungen an, besonders diesem belasteten Patientenkreis – mit unvergleichlich wesentlich geringerem Aufwand – wirksam zu helfen.«[25]

Saling entwickelte 1989 ein Frühgeburten-Vermeidungs-Programm, das auf dem Prinzip der Früherkennung von Risikofaktoren für die häufigste Frühgeburtenursache beruht: die der aszendierenden Infektion. Gezielte Messungen des Scheiden-pH-Wertes im Rahmen von Schwangerschaftsvorsorgeuntersuchungen können Aufschluss darüber geben, ob das Scheidenmilieu für Infektionen anfällig ist. Unterschreitet der vaginale pH-Wert einen bestimmten Säurewert, wird mit Lactobacillus-Präparaten versucht, das normale, saure Scheidenmilieu wiederherzustellen, da dieses einen sehr wirkungsvollen natürlichen Schutz vor Infektionen bietet.

Bislang hat Saling mit diesem Früherkennungsprogramm gute Erfolge erzielen können. Er betont die Notwendigkeit, Frühgeburtsbestrebungen schon frühzeitig zu diagnostizieren und zu behandeln, auch in finanzieller Hinsicht, denn die Betreuung auf der NIPS ist mit immensen Kosten verbunden. Um Störungen des vaginalen Milieus noch früher zu erkennen, als dies durch die turnusmäßigen Vorsorgeuntersuchungen gewährleistet werden kann, hat Saling eine Selbst-Vorsorge-Aktion für Schwangere entwickelt. Dabei sollen die werdenden Mütter ein- bis zweimal wöchentlich mittels Teststreifen pH-Selbstmessungen in der Vagina vornehmen. Inzwischen werden spezielle Handschuhe angeboten, mit denen Frauen ihr Scheidenmilieu selbst überprüfen können. Bei abweichenden pH-Werten soll sich die Schwangere an ihre behandelnde Ärztin bzw. ihren behandelnden Arzt zur weiteren diagnostischen Klärung und zur eventuellen Behandlung wenden.[26]

Positiv ist sicherlich die aktive Einbindung der Schwangeren in die Vorsorge. Andererseits beinhaltet dieses (notwendigerweise) stark genormte Verfahren die Gefahr, dass individuelle Unterschiede sofort zu Verunsicherung und Angst führen können. Das bedeutet einen weiteren Unsicherheitsfaktor in der Schwangerschaft. Auch die emotionalen und subjektiven Empfindungen der Schwangeren werden bei diesem Modell nicht berücksichtigt. Es führt also nicht dazu, dass die Schwangere ihren Körper und ihre Psyche besser kennenlernt, sondern dazu angehalten wird, sich mit genormten Messtabellen zu vergleichen. Dadurch liefert sie sich wieder ein Stück weiter aus. Sie gibt die Kontrolle an eine Tabelle ab. Dies ist im Sinne einer selbstbestimmten Schwangerschaft nicht uneingeschränkt zu begrüßen.

Vielleicht sollten diese Selbsttestmethoden nur im Rahmen eines psychosomatisch orientierten gynäkologischen Konzepts angewandt werden, und zwar nur dann, wenn die Frau von sich aus Unregelmäßigkeiten entdeckt. Auf diese Weise hat sie zu Hause eine Messmethode zur Hand, die ihr eine Bestätigung ihrer eigenen Beobachtungen geben kann. Es ist allerdings durchaus möglich, dass die Frau bereits zu einem frühen Zeitpunkt etwas beobachtet und die körperliche Symptomatik noch fehlt. Das heißt, die Teststäbchen zeigen erst dann einen positiven Befund, wenn die Probleme schon recht manifest geworden sind. Schwangere sollten daher dazu ermutigt werden, ihre eigenen, intuitiven Warnsysteme zu erkennen und ernst zu nehmen. Damit dies auch wirklich realisiert werden kann, ist eine Aufwertung des Gesprächs in der gynäkologischen Praxis dringend erforderlich. Das kann mit weitaus weniger Kosten verbunden sein als angenommen.

Schlussbemerkungen

In der Neonatologie geht es immer wieder um Grenzerfahrungen. Durch den High-Tech-Einsatz in der Medizin ist es immer kleineren Kindern möglich zu überleben. Zurzeit wird überwiegend noch die 24. Schwangerschaftswoche als »Grenze« fürs Überleben akzeptiert. Allerdings gibt es inzwischen Diskussionen und Versuche, bereits Kinder der 23. Woche am Leben zu erhalten. Fragen der Fortpflanzung werden mehr und mehr »gemanagt«. In einen ehemals zutiefst emotionalen, ja fast mythischen Bereich ist die Wissenschaft mit ihrem Anspruch auf Überprüfbarkeit, Sachlichkeit und Machbarkeit getreten. Aus dieser Verlagerung der »Zuständigkeiten« ergeben sich zahlreiche Folgen.

Zum einen wird die Position der Mütter und Väter mehr und mehr geschwächt. Der Begriff, geprägt von W. Ernest Freud, *Whose-Baby-Syndrom*, beschreibt eindringlich, wie Kinder zu »Kindern der Ärzte und Krankenschwestern« geworden sind, wenn von deren Behandlung das Wohlergehen und das Leben der Kleinen abhängt. Eltern trauen sich in diesem Zusammenhang immer weniger zu, »das Richtige« für ihr Kind zu (er)kennen oder gar umzusetzen. Dies wiederum hat eine Entfremdung und Fremdbestimmung zur Folge, die durch den Einsatz von Technologie verschärft wird. Kein Laie kann nachvollziehen, welche Maßnahmen sinnvoll und helfend sind oder welche unter Umständen sogar die Genesung seines Kindes behindern. Auch an dieser Stelle werden Grenzen deutlich. Eltern bleibt letztendlich nur übrig, den Therapieentscheidungen der Ärzte zu vertrauen. Aber sie können sich so viel wie möglich an der Pflege ihres Kindes beteiligen und immer wieder den Dialog mit den Ärzten suchen.

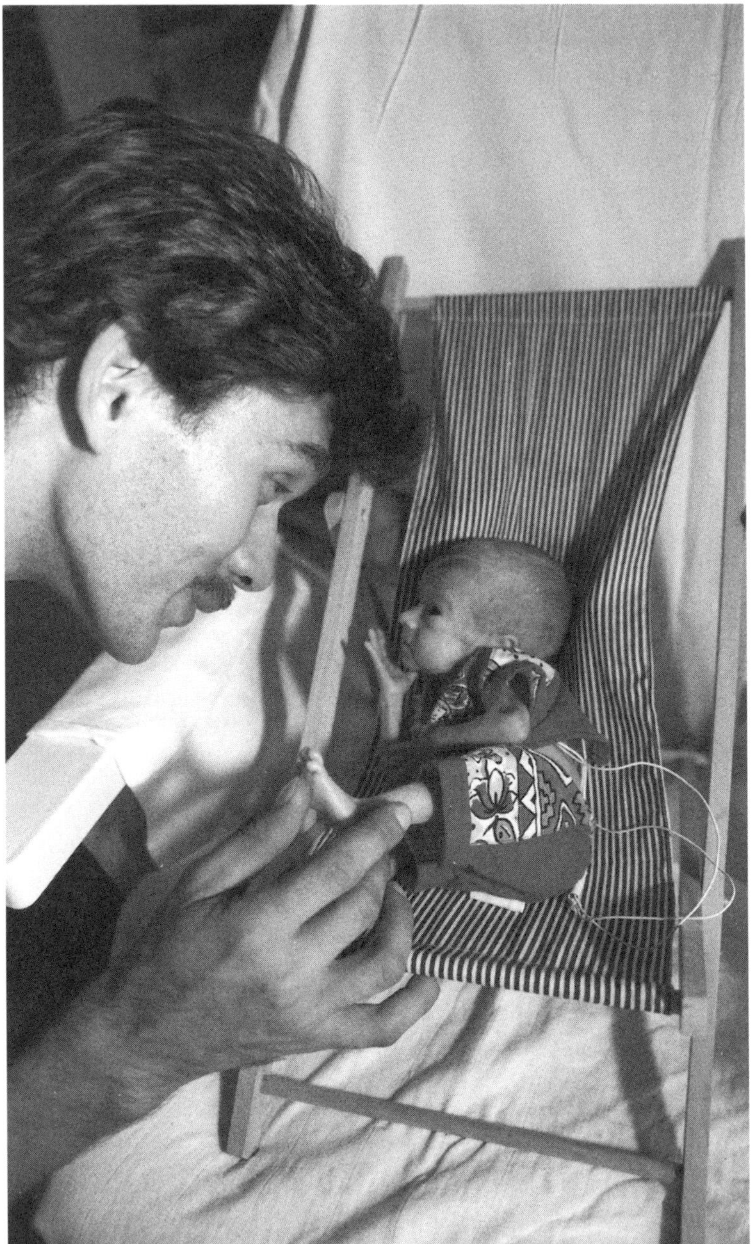

Anmerkungen

Teil I

1 Name geändert
2 Vgl. Gloger-Tippelt; Klaus u. Kenneil; Bibring
3 Nöcker-Ribaupierre, Monika: *Auditive Stimulation nach Frühgeburt. Ein Beitrag zur Musiktherapie*, Stuttgart 1995
4 Hunziker, U.A.; Largo, Remo: »Betreuung von Risikokindern: Eltern-Kind-Beziehung im ersten Lebensjahr. Eine deskriptive Studie«. In: *Monatsschr. Kinderheilkunde*, Bd. 134, 1986
5 Ebenda
6 Ebenda
7 Siehe de Jong, Theresia Maria; Kemmler, Gabriele: *Kaiserschnitt. Wie Narben an Seele und Bauch heilen können*, München, 4. Aufl. 2007
8 Eva Schindele beschreibt in ihrem Buch *Schwangerschaft – Zwischen guter Hoffnung und medizinischem Risiko*, Hamburg 1995, eindrucksvoll, mit welchen Belastungen Schwangere heute konfrontiert werden.
9 Mütterbericht auszugsweise aus *Das frühgeborene Kind*, Mitteilungsblatt des Bundesverbandes »Das frühgeborene Kind e. V.« 2/96, mit freundlicher Genehmigung
10 Yogman, Michael W.: »Father-infant caregiving and play with preterm and full-term infants«. In: Berman, P.W; Pedersen, F.A. (Hrsg.): *Men's transitions to parenthood*, Hillsdale, New Jersey 1987
11 Yogman, Michael W.: »The father's role with preterm and fullterm infants«. In: *Frontiers of Infant Psychiatry*, Vol. 2, New York 1984
12 Mit freundlicher Genehmigung aus *Das frühgeborene Kind*, Mitteilungsblatt des Bundesverbandes »Das frühgeborene Kind e. V.« 3/96
13 Meyer, Elaine C. et al.: »Psychological Distress in Mothers of Preterm Infants«. In: *Developmental and Behavioral Pediatrics*, Vol. 16, No. 6, Dez. 1995
14 Ebenda
15 Sarimski, Klaus: »Interaktionsprobleme mit frühgeborenen Säuglingen«. In: *Int. J. Prenatal and Perinatal Studies*, Vol. 4, No. 6, 1992
16 Janus, Ludwig: *Wie die Seele entsteht. Unser psychisches Leben vor und nach der Geburt*, Heidelberg 1997
17 Ebenda
18 Bayerische Perinatalerhebung, *Jahresbericht 1995*

19 Ausführungen im Folgenden nach de Jong, Theresia Maria; Kemmler, Gabriele: *Kaiserschnitt. Wie Narben an Seele und Bauch heilen können*, München, 4. Aufl. 2007
20 Vgl. Eldering, Gerd; Selke, K.: »Wassergeburt – eine mögliche Entbindungsform?« In: *Geburtshilfe u. Frauenheilkunde*, Jahrg. 56, Heft 12, 1996
21 Ebenda
22 Vgl. Wolke, Dieter: »Psychobiologische Aspekte der Pflege von Frühgeborenen«. In: *Deutsche Krankenpflege-Zeitschrift* 7/1991
23 Als, H. et al.: »Individualized developmental care for the very lowbirthweight preterm infant«. In: *JAMA*, 272,1994
24 Wolke, Dieter
25 Vgl. Wolke, ebenda; sowie Hainline, Louise; Krinsky-McHale, Sharon: »Hurting while Helping? The Paradox of the Neonatal Intensive Care Unit«. In: *Children's Environments*, 11 (2), 1994
26 Wolke, Dieter: »The preterm responses to the environment – long term effects?« Unveröffentlicht, vgl. auch Wolke, a.a.O.
27 Wolke, a.a.O.
28 Zahr, Lina Kurdahi; Balian, Sossi: »Responses of Premature Infants to Routine Nursing Interventions and Noise in the NICU«. In: *Nursing Research*, Vol. 44, No. 3, 1995
29 Walton, J.P.; Hendricks-Munoz, K.: »Profile and stability of sensorineural hearing loss in persistent pulmonary hypertension of the newborn«. In: *American Journal of Speech and Hearing Research*, Vol. 34, 1991
30 Vgl. Wolke, a.a.O.
31 Glass, P. et al.: »Effect of bright light in the hospital nurserey on the incidence of retinopathy of prematurity«. In: *New England Journal of Medicine*, 313, 1985
32 Glotzbach, S.F. et al.: »Light variability in the modern neonatal nurserey: chronobiologic issues«. In: *Medical Hypotheses*, Vol. 41, No. 3, 1993, und Lotas, M.J.: Effects of light and sound in the neonatal intensive care unit environment on the low birth weight infant«. In: *Clinical Issues of Perinatology, Women's Health and Nursing*, Vol. 3, No. 1, 1992
33 Stevens, Bonnie et al.: »Factors that influence the behavioral pain responses of premature infants«. In: *Pain*, 59, 1994
34 Beaver, P.K.: »Premature infants response to touch and pain: Can nurses make a difference?« In: *Neonatal Network*, Vol. 6, 1987
35 Vgl. Owens, M.E.; Todt, E.N.: »Pain in infancy: neonatal reactions to heel lance«. In: *Pain*, 20, 1988
36 Vgl. McGrath, P.J.; Craig, K.D.: »Developmental and psychological factors in children's pain«. In: *Pediat. Clin. N. Am*, 36, 1989

37 Mcintosh, N. et al.: »The pain of the heel prick and its measurement in preterm infants«. In: *Pain*, 52, No. 1, 1993

38 Name geändert

39 Stevens, Bonnie J.; Franck, Linda: »Special Needs of Preterm Infants in the Management of Pain and Discomfort«. In: *Journal of Obstetric, Gynecologic and Neonatal Nursing*, 24 (9), 1995

40 Zimmermann, Manfred: »Schmerzen beim Kind und Fetus: Neurophysiologie, Psychophysiologie und Ontogenese«. In: Petermann, Franz u.a.: *Schmerz im Kindesalter*, Göttingen 1994

41 Ebenda

42 Anand, K.J.S.: »The applied physiology of pain«. In: Anand, K.J.S. und McGrath, P.J. (Hrsg.): *Pain in Neonates*, Amsterdam 1993

43 Grunau, R.V. E. et al.: »Early pain experience, child and family factors, as precursors of somatisation: a prospective study of extremly premature and fullterm children«. In: *Pain*, 56, 1994

44 Stevens, Bonnie J. et al.: a.a.O.

45 Vochem, M.: »Medikamentenüberdosierung bei Neu- und Frühgeborenen«. In: *pädiat. prax.* 47, 1994

46 Ebenda

47 Mit freundlicher Genehmigung des Mitteilungsblatts *Das frühgeborene Kind*, in dem dieser Bericht in voller Länge nachzulesen ist. Ausgabe: 3/1996

48 Der Bericht ist in voller Länge im Mitteilungsblatt des Bundesverbandes »Das frühgeborene Kind e. V«, Ausgabe 2/96 nachzulesen. Abdruck mit freundlicher Genehmigung der Herausgeber.

49 Jacobsen, T. et al.: »›Minitouch‹ treatment of very low-birth-weight infants«. In: *Acta Paediatr.* 82, 1993 und Long, J.P. et al.: »Excessive handling as a cause of hypoxaemia«, Pediatrics, 65, 1980

50 Wolke, Dieter: »Premature Babies and the Special Care Baby Unit/ Neonatal Care Unit: Environmental, Medical, and Developmental Considerations«.

51 Riegel, Klaus u.a.: *Die Entwicklung gefährdet geborener Kinder bis zum fünften Lebensjahr*, Stuttgart 1995

52 Poets, Christian F.; Sens, Brigitte: »Changes in Intubation Rates and Outcome of Very Low Birth Weight Infants: A population-based Study«. In: *Pediatrics*, Vol. 98, No. 1, Juli 1996

53 Wagner, Martin: »Surfactantsubstitution beim Atemnotsyndrom des Frühgeborenen«. In: *kinderkrankenschwester*, 13. Jg. Nr. 5, 1994

54 Ebenda

55 Wright, Kelly et al.: »Broken Promises: Has the incidence of Bronchopulmonary Dysplasis (BPD) increased in the Post-Surfactant Era?« In: *Pediatric Research*, Jg. 37, Heft 4, 1995

56 Poulain, F.; Clements, J.: »Pulmonary Surfactant Therapie«. In: *Western Journal of Medicine*, Vol. 162, Iss. 1, 1995. Sowie: Swischuk, L. et al.: »The lungs in immature infants – how important is surfactant therapie in preventing chronic lung problems«. In: *Pediatric Radiology*, Vol. 26, Iss. 8, 1996. Sowie: Toti, P. et al.: »Pulmonary pathology in surfactant-treated preterm infants with Respiratory-Distress Syndrom – an autopsy study«. In: *Biology of the Neonate*, Vol. 70, Iss. 1, 1996

57 Fenton, A. et al.: »Chronic Lung-Disease following neonatal ventilation. Incidence in 2 geographically defined populations«. In: *Pediatric Pulmonology*, Vol. 21, Iss. 1, 1996. Sowie: Zupancic, Z.; Prinmozic, J.: »Trancheobronchomegaly in preterm infants on mechanical ventilation«. In: *Pediatric Radiology*, Vol. 25, Iss. 5, 1995. Sowie: Françoise, M. et al.: »Necrotizing Tracheobronchomegaly in ventilated neonates«. In: *Archives de Pédiatrie*, Vol. 1, Iss. 12, 1994

58 Riegel, Klaus u.a.: a.a.O.

59 Roos, R. et al.: »Letalität und Komplikationen von Frühgeborenen heute«. In: *Archives of Gynecology and Obstetrics*, Vol. 257, Iss. 1-4, 1995

60 Wolke, Dieter: »The Psychology of Reproduction«. In: *Current Issues in Infancy and Parenthood*, Vol. 3

61 Riegel, Klaus, a.a.O.

62 Ebenda

63 Wolke, Dieter: »Premature Babies and the Special Care Baby Unit/ Neonatal Care Unit: Environmental, Medical and Developmental Considerations«.

64 Riegel, Klaus u.a.: *Die Entwicklung gefährdet geborener Kinder bis zum fünften Lebensjahr*, Stuttgart 1995. Die folgenden Ergebnisse beziehen sich auf diese Studie. Für eine Kurzfassung siehe auch: Wolke, Dieter; Meyer, Renate: »Psychologische Langzeitbefunde bei sehr früh Geborenen«. In: *Perinatal Medizin*, Bd. 166, 1994

65 Journal of Pediatrics, Bd. 145, S. 242

66 Siehe Gerald Hüther: »Pränatale Einflüsse auf die Hirnentwicklung«. In: Krens und Krens (Hrsg): *Grundlagen einer vorgeburtlichen Psychologie*, Göttingen 2005

67 Ebenda

68 www.aerztlichepraxis.de/rw_News_gynaekologie_NewsID_1152782730. Artikel vom 17. Juli 2006

69 Sehr zu empfehlen ist auch Bettina Albertis Buch: *Die Seele fühlt von Anfang an*, München 2007

Teil III

1 Hunziker, U. A. und Largo, Remo: »Betreuung von Risikokindern: Eltern-Kind-Beziehung im ersten Lebensjahr. Eine deskriptive Studie«. In: Monatsschrift *Kinderheilkunde*, Bd. 134, 1986

2 Ebenda

3 Ebenda

4 Nach Papousek, M. und H.: »Intuitive parenting: a dialectic counterpart to the infant's integrative competence«. In: Osofsky, J. (Hrsg.): »Handbook of infant development«, New York, 1987. Zitiert nach Sarimski, Klaus: »Interaktionsprobleme mit frühgeborenen Säuglingen«. In: *Int. J. Prenatal and Perinatal Studies*, Vol. 4, No. 3/4, 1992

5 Sarimski, a.a.O.

6 Kitzinger, Sheila: »Wenn mein Baby weint«, München 1997

7 Solter, Aletha J.: »Warum Babys weinen. Die Gefühle von Kleinkindern«, München 1998

8 Kitzinger, a.a.O.

9 Vgl. Rossetti, Louis: »High-Risk Infants: Identification, Assessment and Intervention«, Boston 1986. Rossetti beschreibt eine Studie von Minde aus dem Jahre 1980.

10 Vgl. Kang, Rebecca et al.: »Preterm infant follow-up project: a multi-site field experiment of hospital and home intervention programs for mothers and preterm infants«. In: *Public Health Nursing*, Vol. 12, No. 3, 1995. Und: Meyer, Elaine C.: »Family-based intervention improves maternal psychological well-being and feeding interaction of preterm infants«. In: *The Journal of the American Academy of Pediatrics*, Vol. 93, No. 2, 1994. Als Literaturüberblick nützlich: Sarimski, Klaus: »Interaktionsprobleme mit frühgeborenen Säuglingen«. In: Int. Journal of Prenatal and Perinatal Studies, Vol. 4, No. 3/4, 1992.

11 Siehe Meyer, Elaine C, a.a.O.

12 Vgl. Beckwith, L. und Cowan, S.: »Home environment and cognitive competence in preterm children during the first five years«. In: Gottfried, A. (Hrsg.): »Home environment and early cognitive development: Longitudial research«, New York 1984. Sowie: Beckwith, L. und Cowan, S.: »Responsitivity and preterm infants«. In: Bornstein, M. (Hrsg.): »Maternal responsiveness«, San Francisco 1989. Sowie: Patterson, D. und Barnard, K.: »Parenting of low birthweight infants: A review of issues and interactions«. In: *Infant Mental Health Journal*, Vol. 11, 1990

13 So in München, Heidelberg, Augsburg, Bremen, Oldenburg etc.

14 Vgl. de Jong, Theresia M.: »Vielleicht klappt es beim nächsten Mal«. In: *Psychologie Heute*, Heft 2, 1995

15 Vgl. Statistisches Bundesamt, Lebendgeborene insgesamt nach dem Geburtsgewicht und Ländern, Wiesbaden 2007

16 *Ärzte-Zeitung* vom 2.10.1996

17 Bayerische Perinatalerhebung, Jahresbericht 1993

18 Linder, Rupert: »Erfahrungen mit einem psychosomatischen Konzept in der Praxis«, Podiumsdiskussion auf dem 51. Kongress der *Deutschen Gesellschaft für Gynäkologie und Geburtshilfe*, Dresden 1996

19 Vgl. Schulz-Züllich, Christine: »Neue Wege im Umgang mit vorzeitigen Wehen in der geburtshilflichen Praxis«. In: *Int. J. Prenatal and Perinatal Psychology and Medicine*, Vol. 8, No. 2, 1996

20 Ebenda

21 Aussage während eines Gesprächs

22 Linder, Rupert, a.a.O.

23 Linder, Rupert: »Psychosomatische Aspekte der drohenden Frühgeburt«. In: *Int. J. Prenatal and Perinatal Psychology and Medicine*, Vol. 8, No. 2, 1996

24 Schulz-Züllich, Christine, a.a.O.

25 Saling, Erich et al: »Frühgeburten-Vermeidungs-Programm und Selbstvorsorge-Aktion für Schwangere«. In: *Der Frauenarzt*, Jg. 35, Heft 1, 1994

26 Ebenda

Glossar

Alveolen: Lungenbläschen

Apnoe: Ein Atemaussetzer bzw. eine Atempause von mindestens 15 bis 20 Sekunden. Der Begriff kommt aus dem Griechischen und bedeutet so viel wie »Windstille«.

Azidose: Übersäuerung des Blutes

Bradykardie: Bezeichnet den Abfall der Herzfrequenz um mehr als ein Drittel auf Werte unter 80 bis 100/min. Die Normalfrequenz beträgt 120 bis 160/min. Durch eine Bradykardie besteht die Gefahr einer Verminderung des Blutflusses im Gehirn.

Bronchopulmonale Dysplasie (BPD): »Beatmungslunge«. Die BPD ist eine chronische Lungenerkrankung bzw. Lungenschädigung, verursacht durch Beatmungs- oder Sauerstofftherapie. Es kommt dabei zu einer narbigen Veränderung des Lungengewebes. Als Folgen können bei den Kindern vermehrt Atemwegsinfekte oder auch asthmatische Zustände entstehen.

Cerebralparese: Bewegungsstörungen der unterschiedlichsten Art (Bein- oder Armlähmungen, Spastik).

Schweregrad I:	Leichte Cerebralparese. Wird deutlich bei temporeichen Bewegungen. Diese Störung ist jedoch kaum beeinträchtigend.
Schweregrad II:	Freies Gehen ist möglich, jedoch deutlich funktionelle Beeinträchtigungen, auch der Handmotorik.
Schweregrad III:	Kein freies Gehen möglich, aber Robben oder Krabbeln.
Schweregrad IV:	Keinerlei aktive Fortbewegung möglich (Schweregradeinteilungen analog zu Riegel et al.).

CPAP: Die Abkürzung steht für Continuous positive airway pressure. Das heißt wörtlich: Kontinuierlicher positiver Atemwegsdruck. Gemeint ist eine dauernde Offenhaltung der Lungenbläschen durch den Druck des Beatmungsgerätes, wodurch die Entfaltung der Lunge und damit die (Be-)Atmung des Kindes erleichtert werden soll.

Ductus: Der physiologische Kurzschluss des fetalen Kreislaufs zur Umgehung der noch funktionslosen Lunge. Wird normalerweise beim ersten Atemzug des Neugeborenen stillgelegt und bildet sich zurück. Diese Rückbildung ist bei Frühgeborenen häufig etwas verzögert.

Hydrocephalus: Ansammlung von Gehirnflüssigkeit im Schädelinneren (»Wasserkopf«).

Hypoxämie: Eine Sauerstoffuntersättigung im Blut mit Werten unter 80 bis 85 Prozent wird als Hypoxämie definiert. Die Normalwerte liegen bei 90 bis 95 Prozent oder darüber.

Hypoxie: Sauerstoffmangel

Nekrotisierende Enterokolitis (NEC): Loch im Darm, das häufig operativ behandelt wird.

Neonatologie: Neugeborenenmedizin

Pneumothorax: Lungenkollaps. Das Zerreißen von Lungenbläschen ist eine Folge von (zu) hohem Beatmungsdruck. Dabei tritt Luft aus der ansonsten geschlossenen Lunge in den Brustraum. Dort kann die Luft nicht mehr entweichen, deshalb wird dann eine Kanüle gesetzt, um die Luft abzuführen. In Notsituationen muss punktiert werden, das heißt, die Luft wird mittels einer eingestochenen Nadel abgelassen.

Pulsoxymeter: Messgerät. Misst nicht invasiv und daher völlig schmerzlos die Sauerstoffsättigung durch eine kleine, permanent angebrachte Manschette am Fuß, die die Bewegungsfreiheit des Kindes nicht beeinträchtigt.

Surfactant: Surfactant ist ein Kunstwort, zusammengesetzt aus *surface active agent*, was so viel heißt wie oberflächenaktive Substanz. Dieses Medikament soll die Lungenbläschen stabilisieren und vor dem Zusammenfallen bewahren.

Nützliche Adressen

Deutschland

Bundesverband »Das frühgeborene Kind« e.V.
Speyerer Straße 5-7
60327 Frankfurt/Main
Tel.: 069/58 70 09 90, Fax: 069/85 70 09 99
Web: www.fruehgeborene.de, E-Mail: info@fruehgeborene.de
(Gibt auch Broschüren und Faltblätter heraus.)

Verein zur Förderung von Früh- und Risikogeborenen
»Das Frühchen e. V.«
Christa Jando
Postfach 1224
68521 Ladenburg
Tel.: 06203/20 77
Web: www.dasfruehchen.de, E-Mail: info@dasfruehchen.de

Aktionsgruppe Babynahrung e.V.
Untere-Masch-Straße 21
37073 Göttingen
Tel.: 0551/53 10 34
Web: www.babynahrung.org, E-Mail: info@babynahrung.org

Aktionskomitee »Kind im Krankenhaus« e.V.
AKiKBundesverband, Geschäftsstelle:
Theobald-Christ-Straße 10
60316 Frankfurt/Main
Tel.: 0180/52 54 528, Fax: 0180/52 54 539
Web: www.akik.de, E-Mail: info@akik.de

Arbeitsgemeinschaft freier Stillgruppen (AFS) Bundesverband e.V.
Geschäftsstelle
Bornheimer Straße 100
53119 Bonn
Tel.: 0228/350 38 71, Web: www.afs-stillen.de

Arbeitskreis Kunstfehler in der Geburtshilfe e.V. (AKG)
Münsterstraße 261
44145 Dortmund
Tel.: 0231/52 58 72, Fax: 0231/52 60 48
Web: http://www.arbeitskreis-kunstfehler-geburtshilfe.de,
E-Mail: AKGeV@web.de

Bund Deutscher Hebammen e.V. (BDH)
Geschäftsstelle
Gartenstraße 26
76133 Karlsruhe
Tel.: 0721/98 18 90, Fax: 0721/98 18 920
Web: www.bdh.de, E-Mail: info@bdh.de

Bund freiberuflicher Hebammen Deutschlands e.V. (BfHD)
Geschäftsstelle
Kasseler Straße1a
60486 Frankfurt/Main
Tel.: 069/79 53 49 71, Fax: 069/79 53 49 72
Web: www.bfhd.de, E-Mail: geschaeftsstelle@bfhd.de

Bundesinteressengemeinschaft Geburtshilfegeschädigter e.V. (BIG)
Nordsehler Straße 30
31655 Stadthagen
Tel.: 05721/723 72, Fax: 05721/81 783
Web:_www.big-ev.de, E-Mail: big-stadthagen@t-online.de

Deutsche Arbeitsgemeinschaft Selbsthilfegruppen e.V.
Friedrichstraße 28
35392 Gießen
Tel.: 0641/994 56 12, Fax: 0641/994 56 19
Web: www.dag-shg.de, E-Mail: dagshg@gmx.de

Gesellschaft für Geburtsvorbereitung – Familienbildung und Frauengesundheit – Bundesverband e.V. (GfG)
Ebersstraße 68
10827 Berlin
Tel.: 030/45 02 69 20, 030/45 02 69 21
Web: www.gfg-bv.de, E-Mail: gfg@gfg-bv.de

Internationale Studiengemeinschaft für Pränatale und Perinatale Psychologie und Medizin (ISPPM)
Sekretariat der deutschsprachigen Mitglieder:
Julitta und Axel Bischoff
Friedhofweg 8
69118 Heidelberg
Tel.: 06221/89 27 28, Fax: 06221/89 27 30
Web: www.isppm.de, E-Mail: secretary@isppm.de

La Leche Liga Deutschland e.V. (Stillgruppen)
Gesellenweg 13
32427 Minden
Tel.: 0571/48 94 6, Fax: 0571/40 49 480
Web: www.lalecheliga.de, E-Mail: beratung@lalecheliga.de

Mütterzentren Bundesverband e.V.
Geschäftsstelle:
Müggenkampstraße 30 a
20257 Hamburg
Tel.: 040/40 17 06 06, Fax: 040/49 03 826
Web: www.muetterzentren-bv.de, E-Mail: info@muetterzentren-bv.de

NAKOS – Nationale Kontakt- und Informationsstelle zur Anregung und Unterstützung von Selbsthilfegruppen
Wilmersdorfer Straße 39
10627 Berlin
Tel.: 030/31 01 89 60, Fax: 030/31 01 89 70
Web: www.nakos.de, E-Mail: selbsthilfe@nakos.de
(Kostenloses Informations- und Aufklärungsmaterial über Selbsthilfegruppen sowie Kontaktadressen von bundesweit tätigen Selbsthilfevereinigungen und solche von professionellen Selbsthilfekontaktstellen auf örtlicher Ebene.)

Pro Familia (Bundesverband)
Stresemannallee 3
60596 Frankfurt/Main
Tel.: 069/63 90 02, Fax: 069 / 63 98 52
Web: www.profamilia.de, E-Mail: info@profamilia.de

Schatten & Licht – Krise nach der Geburt e.V.
c/o Sabine Surholt
Obere Weinbergstraße 3
86465 Welden
Tel.: 08293/96 58 64, Fax: 08293/96 58 68
Web: www.schatten-und-licht.de, E-Mail: info@schatten-und-licht.de

SOS Kinderdorf e.V.
Postanschrift:
Renatastraße 77
80639 München
Tel.: 089/126 06-0, Fax: 089/126 06-404
Web: www.sos-kinderdorf.de, E-Mail: info@sos-kinderdorf.de

Österreich

Dachverband der unabhängigen Eltern-Kind-Zentren (EKiZ)
Praterstraße 14/8
1020 Wien
Web: www.ekiz-dachverband. at, E-Mail: info@ekiz-dachverband.at

La Leche Liga Österreich
Kontaktadresse:
Marion Thaler
Kaiserweg 20
6336 Langkampfen
Tel.: 05332/81 290
Web: www.lalecheliga.at, E-Mail: info@lalecheliga.at

NANAYA – Zentrum für Schwangerschaft, Geburt
und Leben mit Kindern
Zollergasse 37
1070 Wien
Tel.: 01/523 17 11, Fax: 01/523 17 64
Web: www.nanaya.at, E-Mail: rundumgeburt@nanaya.at

Österreichisches Hebammen-Gremium
Postfach 438
1060 Wien
Tel./Fax: 01/597 14 04
Web: www.hebammen.at, E-Mail: oehg@hebammen.at

Verein Mobile Kinderkrankenpflege (MOKI)
c/o Renate Hlauschek
Hanuschgasse 1
2540 Bad Vöslau
Web: www.moki.at

Schweiz

GIFA (entspricht Aktionsgruppe Babynahrung in Deutschland)
P. O. Box 157
CH-1211 Genf 19
Tel.: 022/798 91 64

La Leche League Schweiz
Postfach 197
CH-8053 Zürich
Tel.: 044/940 10 12, Web: www.stillberatung.ch

Pro Juventute
Seehofstr. 15
CH-8032 Zürich
Tel.: 044/256 77 77, Web: www.pro-juventute.ch

Schweizerischer Hebammenverband
Geschäftsstelle: Rosenweg 25 C
CH-3000 Bern 33
Tel.: 031/332 63 40, Web: www.hebamme.ch

Literaturempfehlungen

Bettina Alberti: *Die Seele fühlt von Anfang an. Wie pränatale Erfahrungen unsere Beziehungsfähigkeit prägen*. München: Kösel, 2. Aufl. 2007

Theresia Maria de Jong: *Dialog mit dem Ungeborenen*. Petersberg: Via Nova 2004

Theresia Maria de Jong / Gabriele Kemmler: *Kaiserschnitt. Wie Narben an Bauch und Seele heilen können*. München: Kösel, 4. Aufl. 2007

Thomas Harms: *Die neuen Baby-Therapien*. Berlin: Zentner 2000

Gerald Hüther: *Das Geheimnis der ersten neun Monate*. Düsseldorf: Patmos 2007

Yvonne Jansen-Schulze: *Ayurvedische Babymassage*. München: Kösel 2007

Evelin Kirkilionis: *Bindung stärkt*. München: Kösel 2008

Evelin Kirkilionis: *Ein Baby will getragen sein*. München: Kösel, 9. Aufl. 2007

H. Klaus Marshall / John H. Kennell / Phyllis H. Klaus: *Der erste Bund fürs Leben. Die gelungene Eltern-Kind-Bindung und was Mütter und Väter dazu beitragen können*. Reinbek bei Hamburg: Rowohlt 1997 (Mit einem ausführlichen Kapitel über frühgeborene und behinderte Kinder)

Monika Nöcker-Ribaupierre: *Auditive Stimulation nach Frühgeburt. Ein Beitrag zur Musiktherapie*. München: Urban & Fischer 1995

Heidi Rinnhofer (Hg.): *Hoffnung für eine Handvoll Leben. Eltern von Frühgeborenen berichten*. Erlangen: Harald Fischer 1995

Sonja Stacherl: *Nähe und Geborgenheit. Durch Körperkontakt Säuglinge fördern*. Düsseldorf: Walter 1997

Kornelia Strobel: *Frühgeborene brauchen Liebe. Was Eltern für ihr »Frühchen« tun können*. München: Kösel, 4. Aufl. 2006